刘 彩 编著

保护动机与二类疫苗接种行为的理论与实证研究

以成人乙肝疫苗为例

清華大學出版社
北京

内容简介

疫苗接种这一健康行为受到众多因素的影响。本书以“乙肝疫苗”为例，从供需双方系统探讨如何提高二类疫苗接种率的策略构建问题。从需方角度，在综述二类疫苗接种行为影响因素、健康行为和健康教育理论基础上，采用实证研究，基于保护动机理论和跨理论模型探讨个体认知水平的内部结构，为开展科学有效的健康教育活动提供参考；从供方角度，分别从二类疫苗的生产、流通、监督、管理和接种服务的一系列流程，阐述各个环节存在的问题及原因，并提出建议。这对于完善我国二类疫苗监管、提高居民二类疫苗接种率、形成免疫屏障具有重要意义。

图书在版编目（CIP）数据

保护动机与二类疫苗接种行为的理论与实证研究：以成人乙肝疫苗为例 / 刘彩编著. —北京：清华大学出版社，2020.8

ISBN 978-7-302-54609-2

Ⅰ.①保… Ⅱ.①刘… Ⅲ.①乙型肝炎抗原－预防接种－研究 Ⅳ.① R392.11

中国版本图书馆 CIP 数据核字（2020）第 002527 号

责任编辑：李 君 周婷婷
封面设计：何凤霞
责任校对：赵丽敏
责任印制：宋 林

出版发行：清华大学出版社
网 址：http://www.tup.com.cn http://www.wqbook.com
地 址：北京清华大学学研大厦 A 座 **邮 编：**100084
社 总 机：010-62770175 **邮 购：**010-62786544
投稿与读者服务：010-62776969, c-service@tup.tsinghua.edu.cn
质量反馈：010-62772015, zhiliang@tup.tsinghua.edu.cn
印 装 者：三河市龙大印装有限公司
经 销：全国新华书店
开 本：185mm×260mm **印 张：**16.5 **插 页：**1 **字 数：**373 千字
版 次：2020 年 8 月第 1 版 **印 次：**2020 年 8 月第 1 次印刷
定 价：198.00 元

产品编号：079927-01

前　言

随着社会经济的飞速发展和医学模式的转变，人民群众的健康需求逐步提高。疫苗是满足这种健康需求的工具之一。疫苗在诞生后，就成为人类与疾病斗争的一大利器。世界各国根据自身的国情制定了针对性的预防保健、免疫规划等相关疫苗接种政策。我国作为传统的乙肝大国，在与乙肝斗争的过程中取得了一定的成绩，但仍然面临很多问题，这些问题与各种社会问题紧密联系，值得深入探讨和思考。

本研究以“乙肝疫苗”为例，从供方和需方两个角度，系统探讨了如何提高二类疫苗接种率的策略构建问题。乙肝疫苗既涉及“一类疫苗”的管理与服务问题，又涉及“二类疫苗”的供应与监管问题，为提高乙肝疫苗接种水平，形成全人群免疫屏障的目标而言，就需要从供方和需方两个角度，按疫苗类别、按人群、按行为阶段多角度、多层面、多阶段进行分析，从而落脚于改善疫苗管理机制和健康教育模式的可操作层面。具体来讲，从需方看，由于个体的乙肝疫苗接种行为特别是成人的乙肝疫苗，作为二类疫苗，在没有国家计划免疫政策的影响下，很大一部分是由个体的健康知识、健康意识等决定其是否接种乙肝疫苗，所以在综述了以往关于二类疫苗接种行为的影响因素和当前国内外健康行为和健康教育理论后，采用实证研究方式，基于保护动机理论和跨理论模型，详细探讨个体认知水平的内部结构，分析影响成人乙肝疫苗接种行为和意愿的因素，并对其自身子女新生儿乙肝疫苗首针及时接种的问题也进行了探讨，从而发现目前基于需方角度，对如何开展科学有效的健康教育活动提供参考；从供方看，围绕二类疫苗的生产、流通、监督、管理和接种服务的一系列流程，分别阐述各个环节存在的问题及其原因。在疫苗生产、流通、监督和管理方面，主要着眼于对近几年出现的“问题疫苗”事件进行梳理；在二类疫苗的服务提供方面，从农村预防接种服务的提供者——乡村医生和村卫生室展开深入探讨，主要就如何提高乡村医生的预防接种服务能力和激励机制进行分析。

本书从构思、撰写到定稿，历经七八载。期间，国计民生、社会政策、热点时事风云变幻，“问题疫苗”事件健康教育与健康管理兴起等，在《“健康中国 2030”规划纲要》和“健康中国”战略的号角下，我们的医疗卫生体制已经开始逐步从“以治病为中心”向“以健康为中心”进行转变，健康教育和健康管理是必然的趋势。所以，如何提高健康教育和健康管理的效率，提高人民群众的健康素养，使老百姓养成健康的生活行为方式，成为需要我们深入思考，并付诸实践的课题，这坚定了笔者一定要完成这一研究的决心。研究生期间，很幸运参与了乙肝疫苗接种行为的相关研究，系统跟踪了社会经济因素与个体乙肝疫苗接种意愿和接种行为的相关研究；工作以后，也一直致力于该方面研究，一直以来的积累和不断深化的认识，加强了笔者在充满挑战和极具魅力的疫苗接种领域深入理论研究和实践探索的信念。

值此著述出版之际，首先感谢笔者的恩师，山东大学公共卫生学院的王健教授，本著述大量得益于研究生期间师从恩师时的积累，感谢他和挪威奥斯陆大学的克努特·雷达尔·万根（Knut Reidar Wangen）教授对整个课题的设计和协调，开启了笔者学术研究之门，并为本著述打下了坚实的基础；感谢笔者的研究团队，在艰苦的调研环境和繁忙的学业下，依然努力克服困难，特别感谢笔者的研究生王晓方、李莹和陆文静同学，从她们的身上我也学到了很多；感谢笔者的家人，本书构思和撰写期间，既收获了研究成果，也诞下爱子，是他带我认识了更新的世界，带来了崭新的思维方式。特别是笔者爱人和婆婆，感谢他们的宽慰体谅和理解分担。感谢颇多，无以言表，唯“日趋於新、精益求精、密益加密”。

衷心希望本书研究内容能够给读者带来启发，能够和各位学术同仁开展交流，能够给相关从业者带来些许思考。本书中的疏漏谬误恳请各位专家学者和读者多提宝贵意见！

刘　彩
2019 年 3 月于天津中医药大学文华园

目　录

第1章

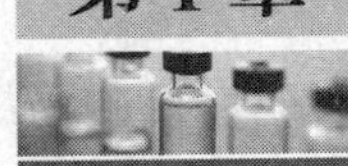

导　论

经济社会高速发展的同时，人们不再满足于病后求医问药，而是选择从源头预防疾病，抵御外界环境的侵害及不良生活习惯，疫苗是实现这一健康需求的有效手段之一。从疫苗诞生起至今已然成为人类与疾病斗争的一大利器。疫苗指为了预防、控制传染病的发生、流行，用于人体预防接种的疫苗类预防性生物制品。从疾病的起源着手，找到预防疾病的方法，截断疾病发生的路径，实现对疾病的预防和控制。世界各国根据自身的国情制定了针对性的预防保健、免疫规划等相关疫苗接种政策。我国作为传统的乙肝大国，在与乙肝斗争的过程中取得了一定的成绩，但仍面临很多问题。本章将围绕乙肝疫苗研究开展的政策背景、研究背景引出主要的问题，深入探讨乙肝疫苗研究的理论意义、现实意义及所要实现的研究目标。

第1节　研究背景

一、一类疫苗与二类疫苗

1974年的世界健康大会上，世界卫生组织（World Health Organization，WHO）在全球使用疫苗成功消灭天花的基础上，提出在全世界范围内建立扩大免疫规划项目，建议各国将卡介苗、百白破疫苗、口服脊髓灰质炎疫苗和麻疹疫苗纳入日常免疫程序，旨在使世界各国的所有儿童能够从这些拯救生命的疫苗中获益。为响应该号召，我国于1978年开始实施计划免疫，纳入了上述4种疫苗，按照统一的免疫程序为适龄儿童接种，即最初的“4苗防6病”。“4苗”接种率分别在1988年、1990年、1995年实现了省、县、乡层面达到85%的目标。此后，我国儿童免疫规划疫苗种类又历经两次扩容：2002年将乙肝疫苗纳入儿童免疫规划；2007年实施扩大国家免疫规划，将脑膜炎球菌疫苗、乙脑疫苗、甲肝疫苗、麻腮风（麻疹、流行性腮腺炎、风疹）疫苗等纳入儿童免疫规划。

一类疫苗和二类疫苗的概念来自于我国2005年颁布的《疫苗流通和预防接种管理条例》（以下简称《疫苗条例》）中对疫苗的划分和管理规定。按照《疫苗条例》，上述已经纳入儿童免疫规划的疫苗，称为第一类疫苗，即政府免费提供，公民应当遵照政府规定接种疫苗；免疫规划之外的疫苗称为第二类疫苗，是由公民自费自愿受种的疫苗。一、二类疫苗的划分依据于国家制定的免疫计划，其重点考虑某种传染病对国家的整体影响及财政支出情况，范畴并非一成不变。随着免疫规划的调整，二类疫苗可能转变为一类疫苗，同时，二类疫苗是对一类疫苗的补充，甚至一、二类疫苗对同种传染病均具有预防、控制作用，二者可能存在替代关系。

在我国，一、二类疫苗的资金筹集渠道截然不同，一类疫苗接种完全由各级政府财政支持，而二类疫苗完全由使用者付费。虽然筹资方式不同，但一、二类疫苗的提供主体基本一致，一般开展一类疫苗接种服务的基层卫生服务机构内所设置的“免疫规划接种点”也同时提供二类疫苗接种服务。在东、中部多数省份中，“免疫规划接种点”一般设置在社区卫生服务中心或乡镇卫生院内，“免疫规划接种点”内有专职的疫苗接种服务人员开展疫苗接种服务。在有些省份，尤其是西部省份，如甘肃和新疆的农村地区，免疫规划接种工作主要由乡村医生开展，乡镇卫生院则负责管理和督导。乙肝疫苗相对于儿童来讲属于一类疫苗，而本研究探讨的成人乙肝疫苗则属于二类疫苗范畴，而15岁以下儿童的乙肝疫苗则属于国家计划免疫范围内的一类疫苗。

二、乙肝及其流行趋势

乙型病毒性肝炎（hepatitis B，HB）（简称乙肝）是病毒性肝炎中危害最严重的一种传染性疾病，全世界约有2.57亿人感染过乙肝病毒（hepatitis B virus，HBV），即乙肝表面抗原（hepatitis B surface antigen，HBsAg）为阳性。2015年，乙肝导致了全世界88.7万人死亡（其中绝大多数是乙肝导致的并发症，即肝硬化和肝癌）。目前我国是亚洲唯一的HBV高流行国家。据估算，我国乙肝病毒携带者约9 000万人，其中约2 800万人为慢性乙肝患者，每年新发急性乙肝病例约54万，每年因肝癌死亡的人数超过15万，其中归因于HBV感染的占80%，由于HBV感染，每年约24万人早逝，并因此导致400多万健康人年的损失，造成206.17亿元的直接医疗费用。由此可见，乙肝病毒感染已成为严重危害我国人民健康的公共卫生问题。不同于西方国家的HB传染模式，我国的HB绝大多数（60%～80%）源于垂直传染，主要是围生期感染，不足3岁幼儿HBsAg阳性率达12.5%，其中85%发展为慢性携带者，也是我国人群HB慢性感染的主要原因。

自2002年，我国将新生儿普遍接种乙肝疫苗纳入国家免疫规划后，新生儿的乙肝疫苗接种率显著提升，为切断乙肝病毒的垂直传播、阻断围生期感染起到了良好的作用。国家卫生健康委员会在其官网发布的最新调查结果显示，我国1～14岁儿童乙肝表面抗原流行率较2006年下降均超60%。其中，1～4岁儿童的乙肝表面抗原的流行率降到0.32%，与2006年相比下降了66%，而5～14岁的青少年乙肝表面抗原流行率降到0.94%，与2006年相比下降了61%，提前实现世界卫生组织西太平洋区域乙肝控制的目标。

但是，我国人群乙肝病毒携带人数仍然庞大，中国肝炎防治基金会副理事长、中国疾病控制中心副主任冯子健研究员强调，达到并保持高水平乙肝疫苗接种率是我国乙肝防控中的重点工作。在此背景下，成人的乙肝病毒传播问题逐渐被凸显出来，同时，卫生统计年鉴显示，我国总人群病毒性肝炎的发病率和死亡率并没有明显下降，反而存在上升的趋势，总人群中的HBsAg携带率和HBV感染率也未明显下降，2016年病毒性肝炎在所有

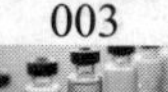

甲、乙类传染病发病率中仍高居榜首。而且，由于我国人口众多，随着人均寿命的提高，乙肝病毒感染率随着年龄的增长而上升，成人的乙肝表面抗原携带率不会出现明显下降。而且，某些地区成人乙肝病毒的传播趋势存在死灰复燃的现象。在 2016 年举行的第 69 届世界卫生大会上，世界卫生组织确定了 2030 年消除病毒性肝炎作为重大公共卫生威胁的总体目标，即在 2015 年数据的基础上将新发病毒性肝炎感染减少 90%，慢性乙肝和丙肝治疗覆盖达 80% 的患者，并将病毒性肝炎引起的死亡数减少 65%。

三、我国乙肝疫苗接种政策及其演变

（一）国际背景

疫苗免疫被广泛认为是 20 世纪最重要的公共卫生干预措施，是控制相应传染病的最有效武器，疫苗的推广使用可以带来显著的经济效益和社会效益。据 WHO 2012 年的估计，疫苗免疫每年防止 200 万～300 万人的死亡。哥本哈根共识中心于 2012 年所发布的应对世界主要挑战最具有成本 - 效益的措施排名中，扩大儿童免疫覆盖位列第三。美国疾病与预防控制中心评价儿童预防接种产生的成本效益比约为 1∶16，即每投入 1 元，即可产生 16 元的社会经济效益。在我国的研究中，也有学者运用卫生经济学评价工具对乙肝疫苗的成本效益比进行了核算。如 2005 年，深圳市乙肝疫苗成本效益评价得出的成本效益比为 1∶15。乙肝发病率从该疫苗纳入计划免疫管理前的 82/10 万下降到 14/10 万，下降了近 83%。

目前对乙肝病毒携带者尚无有效的根治方法，将乙肝疫苗纳入计划免疫，给新生儿于出生 24 小时内及时接种乙肝疫苗，是目前世界范围内公认的预防和控制乙肝最有效的策略。1992 年 WHO 提出，到 1997 年世界各国都要把乙肝疫苗纳入本国的计划免疫项目，以期几代人之后，在世界范围内消灭乙型肝炎，进一步减少肝硬化及原发性肝癌的发病率。乙肝疫苗纳入现有的儿童计划免疫是最易于实行、降低接种成本的途径，这是在自乙肝疫苗诞生后，WHO 总结各国接种干预实践及效果得出的结论。WHO 倡导人群 HBsAg 携带率超过 5% 的国家均应实施全体新生儿免疫。目前世界许多国家结合本国的具体情况和研究结果已将乙肝疫苗免疫接种纳入到本国扩大免疫计划（expanded programmer of immunization，EPI）中实施。

1983～1990 年，WHO 在江苏省的启东市设计和进行了一次规模比较大的临床对照实验，为 80 000 名新生儿接种了乙肝疫苗并进行后续的观察。研究发现乙肝疫苗对该地区新生儿的有效保护率达到 75%。每年我国新生儿的数量大约为 2 000 万，这就意味着乙肝疫苗可以保护 1 500 万新生儿免受乙肝的困扰。

（二）我国乙肝疫苗免疫政策演变及成效

为了控制乙肝的传播，我国采取了一系列的防控措施，其中最主要的是乙肝疫苗接种策略。

自 1987 年起，我国就开始有计划、有步骤地推行新生儿乙肝疫苗免疫工作。1992 年卫生部将乙肝疫苗纳入儿童计划免疫管理，并颁布了《全国乙肝疫苗免疫接种实施方案》，要求自 1992 年 1 月 1 日起，对所有新生儿按 0、1、6 月程序（即出生 24 小时内、出生后 1 个月和 6 个月）分别接种 3 针乙肝疫苗，但不同于其他计划免疫疫苗，家长需支付乙型肝炎疫苗及其接种费用。

在 2002 年，我国将新生儿普遍接种乙肝疫苗纳入国家免疫规划，全国 0～4 岁的儿童基本都能够接种由中央财政支持的免费乙肝疫苗，家长仅需支付少量的注射费即可。同时，2002 年原卫生部与全球疫苗免疫联盟（The Global Alliance for Vaccines and Immunization，GAVI）开展了一项为期 5 年的乙肝疫苗合作项目，即每年为中国西部 12 个省和中部 10 个省的贫困县大约 5600 万新生儿提供免费的乙肝疫苗。

我国在《国民经济与社会发展第十一个五年规划纲要》中，将乙肝纳入重点控制的传染病之中。2009 年，根据《中央关于深化医药卫生体制改革的意见》和《医药卫生体制改革近期重点实施方案（2009～2011 年）》确定的重点工作，确定于 2009～2011 年在全国范围内对 8～15 岁（1994 年 1 月 1 日～2001 年 12 月 31 日出生）的少年儿童实行免费接种乙肝疫苗政策，由医疗保险承担接种费用。6 月 17 日，《2009 年补种乙肝疫苗项目管理方案》正式印发。方案称，全国 1994 年 1 月 1 日～2001 年 12 月 31 日出生的未接种或未完成乙肝疫苗全程接种的少年儿童，将被分为 3 个年龄段，在今后 3 年时间里分批接受免费补种，即俗称的 15 岁以下儿童“查漏补种”政策。具体规定：2009 年，将开展社会宣传动员、人员培训以及接种对象摸底调查，对在 1994 年 1 月 1 日～1995 年 12 月 31 日出生的未接种或未完成 3 针次乙肝疫苗接种的少年进行接种；2010 年，对在 1996 年 1 月 1 日～1997 年 12 月 31 日出生的少儿进行接种；2011 年，对在 1998 年 1 月 1 日～2001 年 12 月 31 日出生的少儿进行接种。同时，中国疾病预防控制中心免疫规划中心梁晓峰主任称，医务人员由于其职业的特殊性，感染风险较高，计划在 3 年内完成全国医疗卫生人员的乙肝疫苗补种工作，具体政策也正在论证之中。与此同时，我国针对成人乙肝问题，也开始做出了一些积极有效的探索：2012 年出台了《中国成人乙型肝炎免疫预防技术指南》，2013 年北京市出台了《北京市乙型肝炎高危人群乙型肝炎疫苗免疫接种技术指南（试行）》等。这些政策的颁布和措施的实施，有力地推动了乙肝预防工作的深入展开，取得了显著的成效。1992 调查显示，我国人群乙肝病毒感染率为 57.6%，乙肝病毒表面抗原（HBsAg）携带率为 9.75%；2006 年调查结果和 1992 年的全国病毒性肝炎血清流行病学调查结果相比，1～14 岁儿童的 HBsAg 流行率比 1992 年低很多。尤其是 5 岁以下儿童，流行率仅为 1.0%，比 1992 年（9.8%）降低了 90%。15～19 岁人群，HBsAg 流行率也相对降低。对新生儿实施乙肝疫苗计划免疫后，我国 HBV 母婴传播的发生率明显下降。1999 年对我国 31 个省、市、自治区 25 878 名 3 岁以下儿童调查表明，12 月龄以下儿童的乙肝疫苗覆盖率城市为 88.5%，农村为 62.7%。接种组儿童的 HBsAg 平均阳性率为 1.1%，明显低于对照组（15.8%）。2014 年的血清流行病学调查显示，1～4 岁人群乙肝表面抗原流

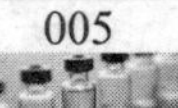

行率降为 0.32%，5～14 岁人群为 0.94%，已经使乙肝病毒新感染者减少了 3 000 万，同时，长期免疫地区，母婴垂直传播率以及 HBsAg 阳性率的家庭聚集性分布发生了根本性变化。

（三）我国的典型国际乙肝项目

1. GAVI 项目

（1）全球疫苗免疫联盟简介：全球疫苗免疫联盟（The Global Alliance for Vaccines and Immunization，GAVI）是一个公私合作的全球卫生合作组织，成立于 1999 年，工作宗旨是与政府和非政府组织合作促进全球健康和免疫事业的发展，为维护儿童获得免疫的权利，保证每个儿童均有机会得到免疫接种，免疫疫苗可预防疾病的侵袭；工作职责是提供技术和财政支持；推广的疫苗目前有乙型肝炎、流感、黄热病。参与成员包括发展中国家和捐助国政府、世界卫生组织、联合国儿童基金会（United Nations International Children's Emergency Fund，UNICEF）、世界银行、比尔和梅琳达·盖茨基金会、帕斯适宜卫生科技组织（Program for Appropriate Technology in Health，PATH）、洛克菲勒基金会、疫苗生产企业和相关研究与技术开发院（所）等。

GAVI 疫苗基金（Vaccine Fund）成立于 2000 年 1 月，旨在改善发展中国家免疫服务状况，提高疫苗免疫接种覆盖率，扩大新疫苗使用的可及性。GAVI 疫苗基金是独立于 GAVI 的一个机构，其职责为筹集资金。该组织根据 GAVI 理事会的决议，为符合支持条件的国家提供资金，以改善其免疫服务质量及支持新疫苗的应用。疫苗基金资金主要来源于比尔和梅琳达·盖茨基金以及挪威、英国、美国、荷兰等国家政府及其他合作伙伴。GAVI 疫苗基金对发展中国家的支持领域主要包括：①改善免疫服务系统基础设施；②推广新疫苗的应用；③开展引入和开发新疫苗相关研究。

（2）我国 GAVI 项目概况：GAVI 的资助对象是由各国的计划免疫接种率所决定的，而我国由于在全国范围内已建立了良好运作的计划免疫系统，常规免疫接种率达到并保持在较高水平，因此不属于 GAVI 在免疫服务领域的资助对象。但由于我国特殊的城乡二元结构等社会背景，20 世纪 90 年代我国乙肝疫苗免疫接种工作发展并不平衡，正如前所述，乙肝疫苗的接种率水平根据经济发展水平呈现出较大的差距，同时，乙肝疫苗的接种率在某些地区虽然达到了较高水平，但是乙肝疫苗的全程接种率、乙肝疫苗首针及时接种率仍处于不容乐观的接种情况，特别是贫困地区的儿童，其乙肝疫苗接种率、乙肝疫苗全程接种率和乙肝疫苗首针及时接种率都处于相对较低的水平。同时，由于偏远地区的经济发展水平和技术限制，安全注射尚面临较大的挑战。基于以上考虑，我国于 2001 年 6 月向 GAVI 提出申请并递交了项目建议书，希望 GAVI 支持我国西部省份和其他省份贫困地区的乙肝疫苗免疫工作及在预防接种中引入自毁型注射器。

GAVI 接到申请后，在对项目申请研究地区的现场考察、深入调研和充分讨论基础上，借鉴中国肝炎基金会乙肝疫苗扶贫项目实施经验，2002 年与我国政府经过协商达成共识，确立了乙肝疫苗免疫及安全注射合作项目，我国政府、全球疫苗免疫联盟和疫苗基金三方签署了《中华人民共和国 / 全球疫苗免疫联盟（GAVI）/ 儿童疫苗基金合作项目谅解备忘录》(简称《谅解备忘录》)。项目合作历时5年，合作双方共同资助该项目，由原卫生部代表我国政府参与该项目。

（3）项目基本内容：为保证项目实施质量、加强管理、有效利用项目资金、达到预期目标，原卫生部、财政部和国家食品药品监督管理局联合下发了《中国政府与全球疫苗免疫联盟（GAVI）/ 儿童疫苗基金合作项目实施方案》(简称《实施方案》)，确立项目总目标：通过项目的实施，促进西部12个省份和其他省份国家级扶贫工作重点县（又称国家级贫困县）乙肝疫苗纳入儿童计划免疫工作的落实，使项目地区所有的新生儿能够接种乙肝疫苗，推行预防接种安全注射，降低乙肝病毒表面抗原携带率和乙肝发病率，加强项目地区乙肝控制工作。项目实施的具体目标：将乙肝疫苗预防接种全部纳入儿童计划免疫，项目结束时，实现以下具体目标：在乙肝疫苗接种方面：①以县为单位12月龄内儿童乙肝疫苗三针全程免疫接种率达到85%；②以县为单位新生儿出生后24小时内乙肝疫苗首针及时接种率达到75%以上；③以省为单位3岁以下儿童乙肝病毒表面抗原携带率低于2%；在安全注射方面：④全面推行自毁型注射器，确保预防注射安全。

此处，GAVI项目地区包括：四川、贵州、云南、西藏、重庆、陕西、甘肃、青海、宁夏、新疆、广西、内蒙古12个省、自治区、直辖市所有县（市、区）和湖南、湖北、山西、江西、安徽、河南、黑龙江、海南、河北、吉林10个省份（以下通称10个非西部省）的国家级贫困县。项目目标人群为项目实施期间上述地区所有新出生儿童。根据2003年公布的相关数据，项目共覆盖22个省、自治区、直辖市的1 301个县，项目地区总人口为4.7亿人，全年出生儿童数为584万人。GAVI项目期限为2002～2007年，为期5年。

（4）项目资金来源：GAVI项目的资助内容包括提供乙肝疫苗、接种计划免疫疫苗用自毁型注射器以及安全盒，这些资助的所需经费按照《谅解备忘录》由中国政府和GAVI各承担50%。在项目期间，我国政府所承担经费由中央财政和省级财政共同承担。中央财政在“十五”期间每年提供3 600万元专项资金，5年共计118亿元人民币。根据双方签署的协议（《谅解备忘录》）有关条款，GAVI理事会承诺在2002～2007年财政年度提供37 878 918美元（3 113亿元人民币）项目经费，用于购买乙肝疫苗、自毁型注射器和安全盒，此外另提供80万美元用于中央级项目办公室的直接运转费用，两项合计38 678 918美元。

根据《实施方案》，GAVI项目为西部12个省所有县（市、区）以及中部6省的国家级贫困县提供全部乙肝疫苗，并提供70%乙肝疫苗用注射器材和其他计划免疫疫苗用注射器材，上述省份省级财政配套其余的30%。GAVI经费为黑龙江、海南、河北、吉林省4省的国家级贫困县提供50%的乙肝疫苗、接种乙肝疫苗的其他计划免疫疫苗用注射器材，省级财政配套其余50%经费。

（5）项目执行框架：GAVI项目的顺利实施，依托于多部门的合作。原卫生部为项目的实施主体，负责项目的总体规划、领导和组织实施；中国疾病预防控制中心为项目的技术支持单位，负责提供技术指导，开展监测与评价；财政部、国家食品药品监督管

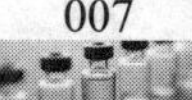

理总局为项目的成员单位，亦是 GAVI 项目采购协调委员会（PCC）的主要成员，财政部负责拨付中央级专项经费、监督项目经费的使用以及相关招标采购工作，国家食品药品监督管理总局对项目用乙肝疫苗和注射器材进行质量监督管理。另一方面，GAVI 项目的执行过程也充分体现了国际合作的理念，其中三种工作机制在该项目实施中发挥重要的作用。

1）免疫协调委员会（immunization coordination committee，ICC）制度：ICC 由原卫生部、中国疾病预防控制中心、有关国际组织（包括世界卫生组织、联合国儿童基金会）等成员组成，其职责为协助制定项目实施计划、组织协调项目相关活动、帮助筹集项目活动经费，对项目进展提供咨询、建议。

2）采购协调委员会（purchase coordination committee，PCC）制度：PCC 由原卫生部、财政部、国家食品药品监督管理局、联合国儿童基金会、世界卫生组织和世界银行组织，职责为审核各省疫苗需求计划、选定合格招标公司、审核标书、监督招标构成并批准中标厂商，协调采购过程。

3）项目执行咨询小组（project operation advisory group，POAG）制度：该小组是建立在 ICC 基础上，由原卫生部 2 人、中国疾病预防控制中心 1 人、项目办公室 1 人、GAVI 全球代表 1 人和 ICC 推举的 2 人组成，职责是为项目的实施提供建议和指导，推动项目的顺利开展。

为规范项目管理，根据《谅解备忘录》，原卫生部成立了国家级项目办公室，该办公室设立于中国疾病预防控制中心免疫规划中心。各省相应成立了省级项目办公室，设立于省级疾病预防控制中心。各级项目办公室负责项目的具体实施并承担日常项目管理工作，其主要职责包括：①制定项目实施方案以及工作年度计划；②开展项目督导、监测、评价；③提供技术支持；④准备项目年度进展报告；⑤疫苗、自毁型注射器分发、监测与管理。

（6）项目可持续发展问题：GAVI 项目支持贫困地区乙肝疫苗纳入儿童计划免疫以及预防接种安全注射，支持方式为提供乙肝疫苗以及接种计划免疫疫苗用自毁型注射器和安全盒，但按照协议，项目不提供任何工作经费。现场的调研揭示，多数项目所在省有能力落实省级工作经费，部分地市也可争取到本级工作经费；但大部分项目县在财政困难的情况下难以获得专项工作经费投入，致使一些核心工作难以持续开展，如培训、技术指导和现场督导，不能切实保证工作质量。基层缺乏专项工作经费投入成为制约 GAVI 项目工作推进的一个不容忽视的因素。因此，在项目实施期间，提高领导层的认识和重视，加强政府对乙肝疫苗免疫接种和预防接种安全注射工作的领导力度，增加政府投入，对项目在贫困地区的推行和可持续发展具有重要的作用。GAVI 项目周期为 5 年，项目结束后，贫困地区乙肝疫苗纳入儿童计划免疫和预防接种安全注射工作的可持续发展问题受到关注。根据原卫生部、财政部联合下发的通知，所有新生儿所需的乙肝疫苗购置费用由各省、自治区、直辖市人民政府组织实施。项目结束后应由项目所在地政府解决乙肝疫苗经费，如果财政压力仍然很大，则需要继续争取中央财政或国际项目对局部地区的支持。

项目实施中的焦点问题：项目结束后在项目覆盖的贫困地区能够继续在计划免疫预防接种中推行自毁型注射器，而这一推行举措及相关材料的费用由谁承担成为一个重要的问题。对此，国家已经在保障安全注射方面有一些举措和进展，也出台了相关政策、法规，对推动预防接种安全注射具有积极意义。

GAVI 理事会对于该项目所产生的积极效果能否在项目结束后持续给相关地区带来乙肝疫苗免疫接种和安全注射方面的效果也给予了相应的关注和安排，要求所有 GAVI 支持国家需要在规定时间递交可持续发展计划，积极争取政策和财政支持，保证 GAVI 项目结束后工作能够持续发展。GAVI 要求我国于 2004 年 11 月递交了财政持续计划，该计划在原卫生部的组织领导下开展了相关的卫生经济学调查研究工作，探究计划免疫工作成果和投入状况，确定资金需求与缺口；在此基础上，制定出适合我国国情以及社会、经济、公共卫生工作未来发展的财政持续发展计划，保障乙肝疫苗预防接种工作和预防接种安全注射工作能够健康、持续地发展。

2. ALCSU 项目

（1）项目概况：项目全称为斯坦福大学亚裔肝脏中心——青海、甘肃医务人员与孕产妇乙肝教育干预项目。2013 年，青海、甘肃医务人员与孕产妇乙肝教育干预项目启动，该项目由美国斯坦福大学亚裔肝脏中心（Asian Liver Center at Stanford University，ALCSU）发起，在原国家卫生和计划生育委员会的支持下，由青海和甘肃两省卫生厅及疾控中心等多部门共同合作实施。美国斯坦福大学亚裔肝脏中心，是美国第一个针对亚洲人和亚裔的乙肝防治而成立的非营利机构，致力于消除全球乙肝和肝癌。在甘肃和青海的两个试点项目中，一方面，通过对医务人员的培训、加强对孕产妇和公众的健康教育从而提高其认知水平，而另一方面，在卫生部门系统内部，项目通过加强妇幼保健与计划免疫的跨部门合作，从而达到消除乙肝母婴传播的目的。

（2）项目背景：在我国除了乙肝疾病所引起的社会经济问题外，对于乙肝认识不足，对于乙肝患者的偏见和歧视也成为遮蔽视野、阻碍乙肝有效防控的重要推手。事实上，乙肝只通过母婴、血液和性三种方式传播，其中母婴传播是最主要的途径之一，而前述的偏见造就的盲区让许多孕妇忽略了这一重要的事实，从而耽误了乙肝母婴阻断和疫苗接种的最佳时期，人们对阻断母婴传染的认识和相关工作还远未到位。世界卫生组织提出最新规划，到 2030 年力争消除全球新生儿乙肝，彻底阻断母婴途径的传染。

在我国，控制母婴途径传染，尤其在欠发达地区的实施，是我国阻断乙肝在下一代蔓延的重要环节，应列为我们抗击“乙肝”的战略之一。基于上述事实，斯坦福大学亚裔肝脏中心在充分调研之后提出设想，与卫生主管部门通力协作，利用自身在科研和教育推广上的经验，开展以提高乙肝母婴阻断率为中心、提升基层医护水平、普及乙肝健康教育的综合性防控项目；通过在预设时间内的努力，帮助推动中国乙肝防控进程，响应世界卫生组织提出的到 2030 年力争实现全球新生儿的乙肝灭绝，彻底阻断母婴途径传染的远景目标。

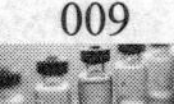

（3）项目成果：青海、甘肃乙肝教育干预项目通过政府、社会团体、社区和高校的四方连动，发展这一全新的乙型肝炎防控体系，旨在达成全面消除乙肝和消除乙肝歧视的双重目标。两年以来，该项目选取两省 12 个县区试点开展，在降低乙肝感染率、切断母婴传播途径、提高乙肝医护水平和普及乙肝健康教育等方面收获了丰硕的成果。

2015 年 4 月 17 日，斯坦福大学亚裔肝脏中心，青海、甘肃医务人员与孕产妇乙肝教育干预项目成果在北京大学斯坦福中心发布，全面展示该项目运作两年以来的阶段性成果。项目统计报告表明，2014 年青海省乙肝报告发病率为 147.27/10 万，较 2013 年下降了 36.29%。大部分项目县区的发病率下降都较为明显，远低于全省平均水平；新生儿首针及时接种率为 97.81%，全程接种率达到了 99.69%。其中检测出的 491 名乙肝妈妈所生的新生儿中，97.56% 注射了乙肝免疫球蛋白，实现了母婴阻断。通过该项目，甘肃省在试验区完成了 100% 的孕产妇乙肝检测，12 小时内接种首针乙肝疫苗和免疫球蛋白的及时率为 99.29%，环比上涨明显；完成了 727 家医院合计 9 091 名医务工作者的在线培训，同时还开发全新的宣传网络，通过孕妇学校、短信、网络、电话热线、电视讲座和户外宣讲等各种方式推广普及乙肝健康教育，建立全方位的防控一宣教体系网络。

（4）项目评价：世界卫生组织全球肝炎项目提出，在 2030 年前，根除乙肝母婴传播。2015 年，国家卫生健康委员会疾病预防控制局免疫规划处处长李全乐发言指出："斯坦福大学亚裔肝脏中心青海、甘肃乙肝教育干预项目建立了一个孕产妇乙肝干预项目的范本，通过该项目积累的丰富一线经验，收集的翔实的数据以及有效的、可持续的模式，使得全国更多的省市可以此为基础尝试推广并发展出适合本地的乙肝防治模式，受益更多人群。但是我国幅员辽阔，人口众多，长期积累的乙肝病毒携带者基数巨大，疾病负担十分沉重，防治任务仍十分艰巨。一方面，我们面临来自文化、自然、环境、科技、政策和社会发展多样化和不均衡等方面的挑战；另一方面，我国的卫生服务能力仍较薄弱，群众的防病意识仍有待提高，随着传染病发病的显著下降，社会关注点发生转移，公众更加关注疫苗安全性。2013 年发生的乙肝疫苗事件后，我国免疫规划疫苗接种工作曾一度受到影响，中国疾病控制中心当时对 10 个省份监测显示，因公众对疫苗安全信任度降低，造成新生儿乙肝疫苗接种率下降 30%，其他免疫规划疫苗也随之下降，造成的后果十分严重。我们既为取得的成绩感到振奋，也感受到未来的使命依然任重道远，需要全社会共同关注、支持和参与。"

世界卫生组织驻华代表处疾病控制组扩大免疫规划医学官员兰斯· 罗德瓦尔德博士表示："中国生产的乙肝疫苗，以及包括乙肝疫苗在内的其他疫苗，都是非常安全有效的，尤其是中国按照现行的国际标准，世界卫生组织在 2010 年和 2014 年通过了一个完整的评估，评估的结果表明，目前中国的疫苗在国家卫生健康委员会以及国家食品药品监督管理局的监管之下，所生产的疫苗都已经达到了世界卫生组织以及全球的标准"。青海、甘肃乙肝教育干预项目在两省卫生厅选取了 12 个县市作为试点区域，由所在地卫生医疗机构直接负责落实，斯坦福大学亚裔肝脏中心提供技术、资金和推广支持。两年的项目进程中，双方携手建立了覆盖全部试点区域的网络医护培训系统，为乙肝病毒携带母亲所生的新生儿提供免费的免疫球蛋白，通过媒体平台和社交网络在主流媒体广泛宣传，支持当地高校学生团体和社会组织开展教育活动，开展几乎覆盖试点区域所有孕妇的乙肝筛查，不断创新手段，丰富项目，取得了超预期的成绩。

第 2 节　国内外研究现状述评

一、我国乙肝疫苗接种现状及存在的问题

（一）新生儿乙肝疫苗首针及时接种率水平仍需引起重视

乙肝疫苗首针及时接种指新生儿出生后 24 小时内接种第 1 针乙肝疫苗。目前在我国母婴传播是最主要的传播方式，占乙肝病毒传播的 40%～50%。研究表明，在婴儿出生 24 小时内及时接种乙肝疫苗为切断母婴传播的主要措施，可预防 70%～95% 的母婴垂直传播，对于母亲未感染乙型肝炎病毒的婴儿，接种乙肝疫苗也可避免早期暴露带来的危险。因此，乙肝疫苗首针及时接种是预防乙肝感染的最重要环节。2006 年原卫生部在 1～14 岁儿童乙肝血清流行病学调查中发现，有乙肝疫苗接种史的儿童占 81.56%，而 1～4 岁和 5～14 岁儿童的乙肝疫苗首针及时接种率分别为 73.37% 和 43.91%，提示儿童乙肝疫苗首针及时接种率还有待提高。我国与全球疫苗免疫联盟的项目报告也显示，项目所在省儿童乙肝疫苗接种率都已在 95% 以上，而首针及时接种率仅维持在 70% 左右，且地区间差异较大，所以提高新生儿首针及时接种率是今后免疫策略重点之一。

关于新生儿乙肝疫苗首针及时接种的研究发现，儿童出生地是新生儿乙肝疫苗首针接种及时率的重要影响因素，即产妇住院分娩率越高，儿童首针及时接种率越高。而在家出生的新生儿的预防接种仍是重点和难点。同时，以往研究也发现，户口也是显著影响因素，对于农村“黑户”儿童，家长多选择费用较低的医疗机构进行分娩或是直接在家分娩，由此会耽误首针及时接种。其次，父母文化程度是另一个影响因素，只有其认识到首针及时接种的重要性，才能选择正规医疗机构，及时实现儿童接种。

（二）成人依然是乙肝疫苗免疫政策需要关注的群体

尽管我国在儿童乙肝疫苗接种工作方面取得了较好的效果，但是，我国总人群病毒性肝炎的发病率和死亡率并没有明显下降，并且还存在上升的趋势，而且我国总人群的 HBsAg 携带率和 HBV 感染率也没有出现很明显的下降，直到 2016 年病毒性肝炎在所有甲、乙类传染病发病率中仍高居榜首（表 1-1）。

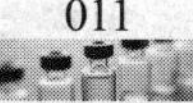

表 1-1　2001～2016 年我国病毒性肝炎的发病率、死亡率与病死率及其排名

年份	2001	2002	2003	2004	2005	2006	2007	2008
发病率（/100 000）	65.46	66.10	68.55	88.69	91.42	102.09	108.44	106.54
在其他传染病#中的排名	—	—	1	1	2	1	1	1
死亡率（/100 000）	0.06	0.08	0.08	0.08	0.09	0.10	0.09	0.08
在其他传染病#中的排名	—	—	3	4	4	3	4	5
病死率（/100）	0.09	0.12	0.12	0.09	0.10	0.10	0.08	0.07
在其他传染病#中的排名	—	—	15	14	15	13	12	14
年份	2009	2010	2011	2012	2013	2014	2015	2016
发病率（/100 000）	107.30	98.74	102.34	102.48	92.45	90.25	89.47	89.11
在其他传染病#中的排名	1	1	1	1	1	1	1	1
死亡率（/100 000）	0.08	0.07	0.06	0.06	0.05	0.04	0.03	0.04
在其他传染病#中的排名	4	5	5	5	4	4	4	3
病死率（/100）	0.07	0.07	0.34	0.05	0.06	0.04	—	—
在其他传染病#中的排名	14	15	14	16	15	13	—	—

#：其他传染病指甲、乙类法定报告传染病；自 2013 年 11 月 1 日起，人感染 H7N9 禽流感纳入法定乙类传染病进行管理，甲型 H1N1 流感从乙类调整至丙类，并归并至流行性感冒进行统计（数据来源：国家统计年鉴，http://www.stats.gov.cn/tjsj/ndsj/）

2006 年全国乙肝调查结果也显示，1～4 岁、5～14 岁、15～59 岁人群 HBsAg 流行率分别为 0.96%、2.42% 和 8.57%，大年龄组人群 HBSAg 流行率明显高于低年龄人群。2005～2010 年报告全国乙肝病例中急性乙肝发病率高的人群为 20～34 岁（发病率为 7.05/10 万～10.36/10 万），慢性乙肝发病率高的人群为 20～49 岁（发病率为 55.73/10 万～70.76/10 万）。江西省 1990～2010 年调查结果显示，15～65 岁人群乙肝发病率明显高于其他年龄组，最高发病率达 118.89/10 万。这些报道提示我国成人乙肝发病水平仍然维持在较高水平。

与成人较高的乙肝发病率相对应的，成人的乙肝疫苗接种率并不高，2006 年我国 15～59 岁人群乙肝疫苗接种率仅为 21%，其中西南地区仅为 7.03%。如甘肃省 15～59 岁人群乙肝疫苗接种率为 20.18%，福建省乙肝高流行区育龄妇女乙肝疫苗接种率为 28.29%。而且，我国成人尚无常规免疫程序，主要靠自愿和单位组织接种，由于我国成人对接种乙肝疫苗的重要性普遍认识不足，主动接种乙肝疫苗较为困难。

成人由于社会活动频繁，一些特殊职业及行为暴露风险增多，乙肝水平传播风险较高。我国针对新生儿以外人群乙肝疫苗免疫也陆续开展了一些探索，如2009～2011年完成全国15岁以下人群乙肝疫苗补种工作，2012年出台了《中国成人乙型肝炎免疫预防技术指南》，2013年北京市出台了《北京市乙型肝炎高危人群乙型肝炎疫苗免疫接种技术指南（试行）》等，这些措施为制定我国成人乙肝免疫策略做出了积极的探索。

（三）重点人群应成为今后乙肝疫苗免疫政策的工作重点

对于成人而言，由于缺乏统一的组织，普遍接种乙肝疫苗实施难度较大，所以，美国、英国、澳大利亚等乙肝低流行区均采用高危人群乙肝疫苗免疫的策略。根据目前我国乙肝流行及防控现状和国家的财力安排，在继续做好新生儿乙肝疫苗免疫策略的基础之上，可以借鉴以上发达国家的策略，首先在医务人群、乙肝病毒感染者家属、特殊群体等高危人群中推广乙肝疫苗接种，减少乙肝新发感染，可能是在目前各种资源有限的条件下，我国防控乙肝的可行性策略选择。同时，国家应尽快制定符合我国国情的成人乙肝免疫规范及防控策略，使我国的乙肝防控体系更加完善。

在我国的《慢性乙型肝炎防治指南》（2015年版）中定义的乙肝高危人群包含：医务人员、经常接触血液的人员、器官移植患者、经常接受输血或血液制品者、免疫功能低下者、易发生外伤者、HBsAg阳性者的家庭成员、男性同性恋者或有多个性伴侣者以及静脉注射毒品者，等等。一般认为乙肝高危人群属于成人接种乙肝疫苗的重点人群。乙肝疫苗重点接种人群是指除自身更易感染HBV外，还包括当他们感染HBV后易形成慢性肝炎或携带并造成HBV传播的人群。

（1）医务人员：医务人员因职业暴露感染HBV的风险较一般人群要高，特别是锐器刺伤，如美国职业暴露造成的HBV感染最高时占全国HBV新发病例的4.5%。所以在美国及欧洲部分国家免费为医务人员及医学生提供在上岗前第1针的乙肝疫苗接种政策，近年来，医务人员职业暴露导致的HBV感染新发病例已降至0.5%。基于此，WHO（2015西亚太地区工作会议）建议对有职业暴露风险的新入职和在职医务工作者进行乙肝疫苗的接种。同时，若医务人员出现了意外暴露后的紧急情况，要尽快进行风险评估和采取紧急措施，必要时注射乙肝免疫球蛋白。

（2）存在暴露感染风险的人群：性传播是成人HBV感染的重要途径之一，特别是男男同性恋者、多性伴侣者、性伴侣不固定者、性伴侣为HBsAg阳性者及性传播疾病患者的HBV感染率普遍高于一般人群。该人群虽然绝大部分自身的免疫力较为正常，但却经常出现合并感染性传播疾病（如HIV、梅毒），而且由于这部分人群中又会存在诸如吸毒等情况，所以使该人群的免疫情况比较复杂，有可能导致常规免疫效果低于健康人群。国外一些研究发现该人群的乙肝疫苗接种依从性较普通人群也较差，一般按乙肝疫苗常规免疫方案前2针完成率较好，但第3针多数都不能完成，所以，应针对性地提供快速接种方案，以保证免疫接种率和成功率。

（3）HBV感染者的家庭成员：HBV感染者的家庭成员由于与HBV感染者共处一室或居于同一生活空间中，接触到的乙肝传播途径较多，面临的危险因素也较多，所以属于

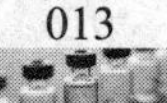

乙肝高危人群。郭晓芹等研究发现 HBsAg 携带者家属 HBsAg 阳性率高达 37.5%，提示乙肝患者及 HBsAg 携带者家庭内具有高度聚集性。HBV 感染者的家庭成员应及时接种乙肝疫苗，尽早切断乙肝病毒的传播途径，形成有效的免疫保护屏障。

（4）血液透析患者：HBV 的血液传播途径使血液透析患者由于接触血液制品、共用透析机等原因，感染 HBV 的概率增加，同时由于该类疾病使自身的免疫功能受损，对 HBV 感染的抵抗力下降，所以感染 HBV 的风险远高于普通人群。美国的一项研究发现，透析患者接种乙肝疫苗后乙肝发病率由 1976 年的 3.0% 下降到 1997 年的 0.05%。所以，对于血液透析患者也应该尽早接种乙肝疫苗，从而有效减少乙肝发病率。

（四）流动人口群体成为乙肝疫苗免疫策略的重点和难点

《中国流动人口发展报告 2017》指出：我国流动人口总量在 2011～2014 年持续增长，自 2015 年流动人口总量开始下降，但规模依然很大，家庭化流动趋势明显，家庭户平均规模保持在 2.5 人以上，2 人及以上的流动人口家庭户占 81.8% 以上，在流入地生育、就医、养老的比例不断上升，对相关公共服务需求持续增长。健康中国战略下，要为人民群众提供全方位、全周期健康服务，流动人口作为弱势群体不容忽视。作为社会发展进程中的特殊群体，流动人口流动性大、传染源多，疫苗组织接种难度较大，同时居住、工作和医疗卫生条件普遍较差，又因为收入水平相对较低、卫生防护知识匮乏，导致流动人口传染病发病率普遍为常住人口的 2 倍左右，最高时达 3.8 倍，同时，流动人口有近 70% 选择与家人一起外出务工，从而使流动人口随迁子女疫苗接种的问题日益突出。

二、乙肝疫苗接种意愿和接种行为研究现状

几乎所有对乙肝疫苗接种意愿和接种行为的研究都发现：人群对于乙肝和乙肝疫苗知识的匮乏影响了其乙肝疫苗接种意愿，而且在同一政策背景下的人群中，个体的认知水平有时会起着关键性的作用。国外对乙肝疫苗的接种意愿和接种行为的研究并不多，但对其他疫苗的研究对乙肝疫苗也有一定的借鉴意义。这些研究将阻碍疫苗接种的因素归结为父母对于子女疫苗接种的不重视、没有关于疾病的充足信息、接种服务的可及性较差等。而监护人对于疫苗接种的不重视以及信息收集的不主动，很大程度上也是由于对疾病和预防疾病的疫苗没有一个正确性的认识所造成的。国外也有研究从供方的角度探讨了这个问题，得出乡村工作人员的自由流动的工作方式对儿童监护人进行免疫知识宣传方面具有积极、灵活的优势，从而导致乡村的乙肝疫苗接种率大于城市。

这也启示我们，要系统地探讨乙肝疫苗接种的影响因素，需要从供方和需方两个角度进行全面和深入的探讨，并落实到可执行的层面。

国内对于乙肝疫苗接种意愿影响因素的研究也可以从供给和需求两个层面展开，需方的主要因素：①个体特征，如与接种免疫政策密切相关的变量——年龄以及性别等；②社会经济学特征：教育水平、婚姻状况、经济收入、医疗保障状况等；③认知水平：对乙肝

严重程度、传播途径等知识的认知，对乙肝疫苗有效性、接种信息等知识的认知等。供方的主要因素为可及性、医疗服务水平和质量等。我国1999年对31个省（市、自治区）的调查显示：接种服务提供不足和缺乏接种服务信息也是阻碍我国乙肝疫苗接种的重要因素。这也从一个侧面反映了提高个体对乙肝和乙肝疫苗认知的重要性，而要提高个体认知水平需要从供方和需方共同发力。同时，大量的研究表明对疾病病因和严重程度的认知会影响其对疫苗的接受性。国内几乎所有对儿童和成人乙肝疫苗接种意愿和行为的研究都表明监护人以及个体自身对乙肝和乙肝疫苗认知都起着重要的作用。

以往研究存在三个方面的问题：首先，虽然将认知作为一个变量，但对个体认知水平的测量方法并不完善，仅仅采用单一问题或者几个问题的赋分来进行衡量，并没有科学的、经过实证检验的理论基础和在这个基础上比较系统的测量方法，从而很难检验个体综合的认知水平及这个认知水平在个体接种意愿和接种行为中是否具有影响及其影响程度；其次，所有研究都仅研究接种意愿，或者仅研究接种行为，没有一个统一的理论将二者结合在一起，探讨样本人群中个体从“意愿—行为”的影响因素的差异程度，从而提出针对性政策建议；最后，研究的层面一般是单维度的，要么围绕需方，要么围绕供方，鲜有研究从影响乙肝疫苗接种的因素入手，深入探讨隐藏在供方和需方的深层次原因，从而落实到现实的政策制度和实际操作的层面。

三、保护动机理论及其在疫苗接种领域的研究现状

保护动机理论（protection motivation theory，PMT）由罗格（Rogers）等在1975年提出。PMT理论假设保护动机是个体所认知威胁的严重性、个体对威胁的易感性、保护行为在抵御威胁方面的有效性、个体采取保护行为的能力及成本5个个体认知因素的线性函数。其中，减少不良行为反应的因素包括健康威胁的严重性、易感性和采取保护措施的反应成本，而保护措施的反应效能和自我效能可以有效地促进个体健康行为。保护动机理论应用在疫苗接种领域的研究主要是针对个体认知水平，这个理论使个体的认知水平有了理论基础。对文献进行综述发现，保护动机理论在疫苗接种领域应用的研究无论是在国内还是国外都还比较少。

国外将保护动机理论应用于疫苗领域的研究出现在澳大利亚、英国、墨西哥、美国等发达国家及非洲地区。在早期的研究中，都是根据疫苗的特点，采用保护动机理论一个或几个变量作为影响疫苗接受性的因素来分析，这些变量都显示出很强的解释力度。有学者在对乙肝疫苗接种意愿研究中发现，被调查对象对自身或其子女暴露的风险因素的感知程度是影响其接受乙肝疫苗的最主要因素。而在对Ⅱ型疱疹病毒疫苗的临床试验研究和肯尼亚关于艾滋病疫苗接种行为研究中则发现，疫苗的有效性及个体对于自身所面临的危险因素的评估是主要的影响因素，这与美国青少年对艾滋病疫苗接受性影响因素的研究结果一致，而在另一项对艾滋病疫苗全面覆盖计划的研究中提到疫苗的特征和个体的健康信念是影响艾滋病疫苗计划免疫的主要因素。

在近期的一些研究中，学者开始将保护动机理论完整的结构应用于疫苗接种行为或意

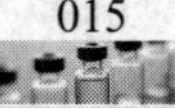

愿的相关研究中。如有学者运用保护动机理论的完整结构在瑞士对政府计划免疫的麻疹、腮腺炎和风疹疫苗的接种意愿进行了研究，通过李克特量表对理论的各个组成部分进行了测量，并基于结构方程模型探究了研究对象的保护动机之间的影响路径和影响程度，同时测量保护动机对疫苗接种意愿的影响；澳大利亚的学者将完整的保护动机理论机构运用到流感疫苗的接种意愿预测研究中，最后运用线性回归模型探究研究对象的保护动机对其流感疫苗接种意愿的影响。这些研究在保护动机理论基础之上都为特定群体、特种疫苗的健康教育和健康行为干预策略提供了思考和借鉴。

在国内关于保护动机理论的应用绝大多数集中于对于慢性病患者的健康教育方式干预方面，如糖尿病患者、慢性心脑疾病患者等领域，而应用于疫苗领域接种领域的研究尚少，仅发现了两篇学位论文运用了保护动机理论，一个是在广西壮族自治区的关于伤寒疫苗支付意愿的研究，另一个是在河北省按照保护动机理论的框架，运用理论的各个组成部分并加入调节因素来研究个体对菌痢疫苗的接种意愿及其影响因素的定性研究。目前，还没有发现将保护动机理论应用于个体疫苗接种意愿和接种行为领域的定量研究。

四、国内外研究述评

通过对检索到的关于乙肝疫苗接种意愿和行为、保护动机理论在疫苗接种领域应用等研究进行分析，我们对现有研究述评如下。

1. 认知变量缺乏理论基础和表达工具

以往研究对于影响乙肝疫苗接种意愿和接种行为的重要因素——个体的乙肝和乙肝疫苗认知这一变量都未进行系统、全面、科学的界定和分析，仅是采取一个或几个相关问题直接作为变量，或简单运用知识打分的方式转化成变量进行研究，这样可能会难以定量、具体并具有针对性得到认知变量的作用和作用程度。本研究试图以保护动机理论为基础，对个体对乙肝和乙肝疫苗的认知水平进行量化并检验和探索其在乙肝疫苗接种意愿和接种行为中的影响和作用程度。

2. 保护动机理论应用不完整，缺乏定量研究

文献检索发现，保护动机理论在疫苗接种领域的研究大部分都未囊括保护动机理论的所有组成变量，仅是采用保护动机理论一个或几个变量作为影响疫苗接种意愿或接种行为的因素来进行分析，而这些变量都显示出很强的解释力度。而且，直至目前，保护动机理论在疫苗领域的研究还比较少，大部分研究都是定性研究，文献检索只发现了一项保护动机理论在乙肝疫苗接种领域的研究，即检索（Bodenheimer）在 1986 年的研究。过往保护动机理论在疫苗领域的研究中，即使是定量研究，也未从接种意愿和接种行为两个方面分层研究，而且单因素方法居多，只对保护动机理论每个组成部分的测量指标进行了描述性研究，并未就疫苗接种意愿、行为及其影响因素进行多因素分析。

3. 尚无从接种意愿到接种行为的整体研究

心理学中关于人类行为的跨理论模型将个体行为过程分为“无意愿”“意愿”“行为”

三个相互连贯的过程，而现有乙肝疫苗接种研究将意愿和行为割裂开来分别研究，没有对疫苗的接种意愿和行为进行综合评价。另一方面，个体行为的改变会受到其自身知识和认知水平的影响，居民对乙肝和乙肝疫苗的认知会影响其接种意愿和接种行为。然而目前关于认知水平对乙肝疫苗接种意愿和行为的研究多数仅以二分类的认知变量（是否知晓）为关注点，缺乏对个体认知水平的定量测量和系统表达，从而无法定位认知水平的盲点。因此，需要采用科学的方法系统测量居民对乙肝和乙肝疫苗的认知水平，进而评价个体认知水平对乙肝疫苗接种意愿和行为这一连贯过程的影响。

个体处于社会中，乙肝疫苗供方和预防接种服务提供的需方都会对个体的乙肝疫苗接种行为产生影响，所以国家宏观政策、社会环境为代表的疫苗和接种服务的供方，以及基于健康行为相关理论框架下需方健康行为形成的深入研究和探讨显得尤为必要。

个体乙肝疫苗的接种意愿与接种行为会受到国家和社会宏观政策及社会环境的影响，所以基于供方角度涉及的问题，从理论到政策的剖析，从而深入对个体乙肝疫苗的接种意愿和接种行为影响因素进行深入挖掘显得较为重要。

第 3 节　研究内容、研究目的与意义

一、研究内容与研究目的

基于目前研究现状，归纳本研究的研究内容和研究目的包括：

（1）从供方角度作为切入点，探寻疫苗，特别是二类疫苗在供应与监管方面存在的问题，这些问题会对疫苗的发展和预防接种产生怎样的影响，分析背后隐藏的原因，即本书第 2 章第 1 节内容。

（2）综述以往研究，归纳和总结影响个体二类疫苗及乙肝疫苗接种意愿和接种行为的因素有哪些，从而分析二类疫苗和乙肝疫苗接种中的阻碍因素。即第 2 章第 2 节和第 3 节内容。

（3）梳理个体健康行为的相关理论，描述这些理论的基本内容、应用现状、优点和缺点，并分析这些理论之间的联系和区别，重点归纳保护动机理论和跨理论模型的相关内容，以及在本研究中搭建的理论框架。即第 3 章内容。

（4）着眼于需方角度，基于保护动机理论，分析如何测量农村居民个体乙肝和乙肝疫苗的认知水平，构建不同分层人群的保护动机理论因子；并在实证研究的基础上，以河北省石家庄市和保定市作为样本地区，探讨保护动机理论各变量因子是否影响个体乙肝疫苗接种意愿和接种行为及其作用程度。即第 4 章内容。

（5）以成人乙肝疫苗接种服务的可及性作为突破点，分析预防接种服务的提供方——村级医疗卫生机构和乡村医生所处的农村公共卫生服务体系，描述目前农村公共卫生服务体系中存在的问题和原因。即第 5 章内容。

（6）综合归纳供方和需方角度阻碍农村居民以乙肝疫苗为例的二类疫苗接种的因素，搭建起政策干预框架，分别从：提高农村居民对乙肝和乙肝疫苗的认知水平是否会影响其接种意愿和接种行为，具体的政策干预点在哪里？改善二类疫苗的供应和监管体制的政策干预点在哪里？提高农村预防接种服务能力的关键点在哪里？从以上三个角度进行系统总结。即第 6 章内容。

根据以上内容，本研究的研究思路如图 1-1 所示。

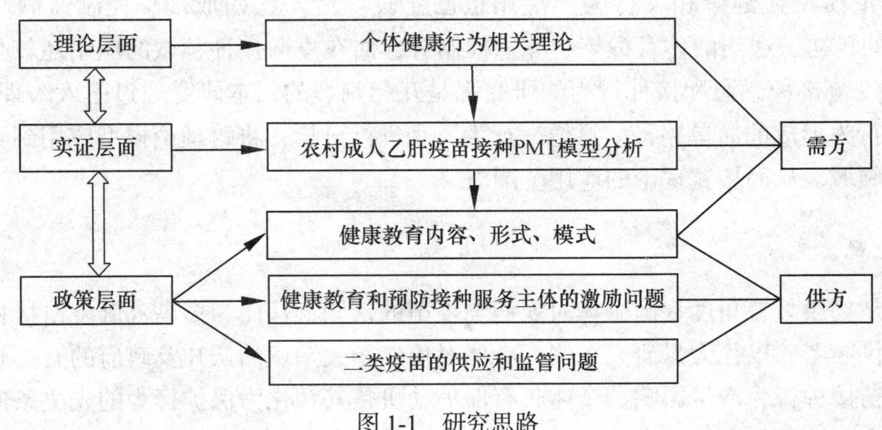

图 1-1　研究思路

二、研究意义

（一）理论意义

1. 个体健康行为理论的比较和综述

健康行为改变理论可以有效地解释和预测个体健康行为的发生和改变。当前国际上的健康行为的相关研究，也越来越重视运用以理论为依据的方法。因而，回顾这些理论在发达国家的起源、发展脉络及理论之间的关系，具有重要借鉴意义。本研究在系统归纳个体健康行为理论（包括保护动机理论、健康信念模型、理性行动理论、计划行为理论、联合行为模型、跨理论模型、采取预防措施模型）的基础之上，比较和分析了个体健康行为理论之间的联系、区别和各自的优缺点，为理论的发展方向提出参考，能够为个体健康行为理论做好清晰定位和应用引导，特别是在实践操作层面起到一定的参考作用。

2. 保护动机理论的应用

文献综述已表明，认知水平对个体乙肝疫苗接种意愿和接种行为有重要影响，这也为我们引入保护动机理论，为这一具有很强解释力度的变量提供理论基础奠定了依据。保护动机理论在其他健康相关行为方面，比如吸烟、饮酒、体育锻炼等领域的研究已比较系统，并已形成较为科学、成熟的方法体系。而在疫苗接种领域，虽有研究已经将其引入，但大部分并没有完整应用，只是提取了一个或几个变量，比如疾病的严重性和疫苗的有效性，而且这些变量也都显示出很好的解释力度。在乙肝疫苗接种意愿和接种行为领域还未出现应用保护动机理论的定量研究。所以，本研究试图总结之前研究的经验，结合乙肝疫苗的特点，应用保护动机理论在这些研究未涉猎的方面进行完善。通过引入控制变量，详细剖析个体的乙肝疫苗接种意愿和行为，运用相对比较完善的理论方法，构建乙肝疫苗接种意愿与接种行为及其各自影响因素的关系及作用程度，试图填补保护动机理论在乙肝疫苗接种领域定量研究的空白。

3. 跨理论模型的应用

跨理论模型在健康相关行为的应用也已比较广泛，比如戒烟、控制饮酒、艾滋病（AIDS）的预防、适当的体育锻炼、体重控制等，而在疫苗接种领域的应用还较少。以往对于乙肝疫苗接种意愿和接种行为的研究都是互相割裂的，本研究通过引入跨理论模型，通过个体行为形成的简单路径“意愿—行为”来进行分析，将跨理论模型应用到个体乙肝疫苗接种领域，从而拓宽理论的应用范围。

（二）现实意义

（1）从健康教育角度提高个体对疾病与疫苗的认知，从而为提高乙肝疫苗接种率的干预策略提供参考。以往大量研究表明，个体对疾病相关知识的认知及政府的有关政策会对其二类疫苗接种行为产生影响，个体具有保护动机是其转化为保护行为的先决条件。研究也已表明在理论指导下的健康教育干预政策更具有针对性、效果更佳。国家一类疫苗计划的实施对相关疾病的防治起到了良好的效果，在我国资源有限的背景下，通过对个体二类疫苗接种行为的影响因素进行研究，定位其健康教育和行为转化中的关键环节，从而通过健康教育干预政策的改进和相关卫生服务政策的制定提高其认知水平、由保护动机转化为接种行为是具有经济效益和社会效益的措施。本研究以成人乙肝疫苗为例，通过引入保护动机理论，构建个体保护动机理论和实证模型，分析个体保护动机的产生背景和机制，探讨成人乙肝疫苗接种行为的影响因素，以期为提高成人乙肝疫苗接种率及其他二类疫苗接种率，从健康教育和卫生服务政策设定等方面提供相关政策建议。

目前，我国新生儿首针及时接种率水平远远落后于乙肝疫苗接种率，而首针及时接种是切断乙肝母婴传播最关键的手段。如果通过提高新生儿监护人的认知水平，在儿童出生之前就提前通知村医或其他接种服务人群，从而保证新生儿在出生 24 小时内接种，这对阻断我国乙肝病毒的母婴传播具有重要的现实意义。而且，由于我国经济水平和资源配置的限制，实现全人群的免费接种还不太现实，所以在现有条件下，提高成人对乙肝和乙肝疫苗的认知水平，使其克服经济条件、时间成本等阻碍因素，主动选择接种乙肝疫苗具有现实可行的意义。

（2）从供方和需方两个角度剖析乙肝疫苗接种行为和意愿的影响因素——从疫苗供应、监管和预防接种服务提供等多角度、系统性地进行分析，并落脚到政策干预的关键点。从需方的角度主要是分析个体的社会特征、个体认知水平的影响因素，而从供方主要着眼于二类疫苗的供应和监管中存在的问题，特别是近年来出现的“疫苗事件”会对个体的疫苗接种行为和意愿产生的影响，以及在预防接种服务提供主体的乡村医生方面存在的

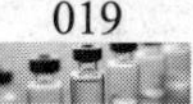

阻碍个体乙肝疫苗接种的因素，比如乡村医生对健康教育、公共卫生服务的工作动机激励机制不够强，“轻预防、重治疗”的工作模式等，以此来提出提高以乙肝疫苗为例的二类疫苗接种行为和接种意愿的政策干预框架。

第 4 节　资料来源与研究方法

本研究在理论研究的基础上，结合政府层面的相关政策背景进行探究和深化，并通过实证研究进行验证和分析，以期理论成果和实证研究能够互相补充、完善，实证丰富理论，理论指导实践，经验转化为政策，政策落地为实践。

一、资料来源

本研究的资料包括理论、实证数据和政策三个层面，介绍如下。

第一部分是个体健康行为相关理论文献。这部分资料是通过文献检索的方式，以“健康行为理论”“健康行为”“健康教育理论”以及搜集到相关理论名称后，又分别以各理论的名称，包括“健康信念模型”“保护动机理论”“理性行动理论”“计划行为理论”“联合行为模型”“跨理论模型”“采取预防措施模型”为检索词进行文献检索、综述和归纳，对各个健康行为理论的基本内容、主要观点、应用范围进行阐述，同时通过比较归纳个体健康行为理论之间的优点和缺点，为个体健康行为理论的发展提出建议。

第二部分是乙肝疫苗接种意愿和接种行为的影响因素研究，该部分研究包括文献和实证两部分的资料。在文献研究中，同样是在各大数据库采用“乙肝疫苗”“接种”“行为”“意愿”“二类疫苗接种”等检索词，进行排列组合作为关键词，分别归纳不同人群的乙肝疫苗接种意愿和接种行为的影响因素，并为实证研究的问卷设计提供参考。在实证研究中，调查地区在河北省开展。从河北省的石家庄市和保定市分别抽取 2 个县，每个县抽取 3 个村，在每村采用多阶段与概率比例规模抽样结合的方法抽取家庭住户进行入户调查，各住户所有家庭成员均为调查对象，剔除拒绝回答、举家迁移住户，共得到 5 126 名居民信息，其中，16～60 岁成人共计 4 020 名。实证研究资料来源于国家自然科学基金委资助的青年项目“基于保护动机理论的农村居民乙肝疫苗认知干预策略与实证研究”。该项目自 2014 年 1 月开始收集现场调研数据，共调查了河北省石家庄和保定市的农村地区。本研究实证资料是该课题数据的一部分，家庭入户问卷调查是实证研究主要信息来源。

第三部分是政策资料。主要包括了国际上和我国关于乙肝疫苗接种的相关文件，包括乙肝疫苗在内的“二类疫苗”的相关文件和文献，包括乙肝疫苗接种服务提供方的“乡村医生”“村医”“村卫生室”“村级医疗卫生机构”等相关的政策文件和研究文献等。这些资料的研究主要是从乙肝疫苗接种的供方角度，探讨目前在政策设定和运行方面，对乙肝疫苗接种产生影响的因素。

二、研究方法

（1）文献研究法：利用 PubMed、Medline 等外文数据库，中国知网、万方等中文数据库检索和查阅相关的健康行为和健康教育理论、二类疫苗和乙肝疫苗的接种意愿和接种行为、二类疫苗供应和监管问题、乡村医生和村级医疗卫生机构、健康教育等相关的文献，结合本研究主题进行归纳、总结和概括。

（2）实证研究：如上所述，实证研究的研究地区为河北省的石家庄市和保定市，分别抽取 2 个县，每个县抽取 3 个村，在每村采用多阶段与概率比例规模抽样结合的方法抽取家庭住户进行入户调查，各住户所有家庭成员均为调查对象，剔除拒绝回答、举家迁移住户，共得到 5 126 名居民信息，其中，16～60 岁成人共计 4 020 名，并对当地的村医进行深度访谈。调查采用封闭式结构访谈，对回答问题情况进行量化分析。调查工具为项目基线调查研究小组设计的“居民乙肝及乙肝疫苗认知、接种及保护动机调查表”，对村医的访谈主要围绕目前开展的工作内容，工作中存在的主要问题等方面。

（3）归纳法：由于乙肝疫苗的接种意愿和接种行为影响因素较多，需要对这些因素及其背后涉及的理论及政策进行归纳，从而梳理出包括乙肝疫苗在内的二类疫苗的流通渠道、供应链和监管机制等问题，从而进行归纳总结。

（4）比较法：个体健康行为的理论众多，但是每种理论都有自己的特色、优点和缺点，需要根据所研究行为、研究人群等进行选择，那么就需要对理论之间进行比较，从而选择合适的理论。

本 章 小 结

本章首先对本研究的选题背景进行了简要地介绍，从成人乙肝疫苗和儿童乙肝疫苗不同的疫苗属性——一类疫苗和二类疫苗分类开始，在当前乙肝仍然是我国主要公共卫生问题的背景下，我国自 20 世纪 90 年代起采取了一系列的政策和措施防控乙肝，取得了一定的成效，但仍面临一些问题；然后从国内外关于乙肝疫苗接种现状及存在的问题、乙肝疫苗接种意愿和接种行为的相关研究、保护动机理论在疫苗接种领域的相关运用三个方面对该问题的研究现状进行了述评；最后阐述了本研究的内容、研究目的、研究思路、研究意义和研究方法，提纲挈领，使读者对本研究先有一个全面整体的把握。

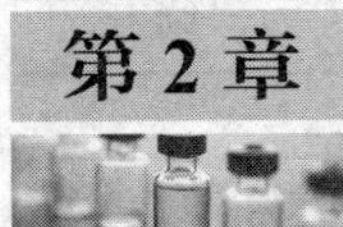

第2章 二类疫苗接种意愿和接种行为相关研究

个体是否具有疫苗接种的意愿或行为受到多方面因素的综合作用，社会、经济、文化等因素是影响疫苗接种意愿和行为的重要因素，但一般不易被量化，而且每一因素的影响程度和作用方向也不相同。因此，对疫苗接种意愿和行为及其影响因素的研究应该是多方面的综合性研究。本章将从供方和需方两个角度分别探讨二类疫苗接种现状及其影响因素的相关研究。具体来说，供方角度的研究从二类疫苗的运作机制和管理模式角度为我们更好地理解二类疫苗的接种提供背景框架，而需方二类疫苗接种相关研究为我们更深层次地理解乙肝疫苗的接种意愿和行为提供了参考依据。

第1节　供方角度的二类疫苗接种行为研究

一、供方角度的二类疫苗管理现状

随着社会经济的不断发展，社会大众的健康理念和自我保健意识不断增强，尤其是严重急性呼吸综合征（SARS）、手足口病以及甲型H1N1流感的暴发，使疫苗在防控流行病、传染病中发挥的决定性作用再次进入大众的视线。同时，连续发生的疫苗安全事件引发了信任危机，出现了所谓的“问题疫苗”话题，引起了社会的强烈反应，也使疫苗的安全，包括生产、供应、接种和监管再次成为社会关注的焦点。2010年3月17日，媒体曝出山西问题疫苗事件，4月2日，国家食品药品监督管理局通报延伸、福尔两家企业生产的7个批次21万人份人用狂犬病疫苗低于国家标准；2013年乙肝疫苗事件，2016年山东疫苗事件，2018年长生生物和武汉生物的疫苗事件……表2-1列举了2005～2018年发生的部分疫苗安全事件。

表2-1　2005～2018年我国部分疫苗安全事件

事件时间	事件名称	所涉疫苗	疫苗类别	问题环节
2005年6月	安徽泗县大庄镇疫苗违规接种事件	甲肝减毒活疫苗	二类疫苗	疫苗来源存在问题，供应商不具备经营疫苗的资质；部分接种村医没有经过接种培训，不具备接种资质
2007年5月	河北涿州市人用狂犬病疫苗事件	人用狂犬病疫苗	二类疫苗	乡镇卫生院以现金结算方式从不具备药品经营资格的个人处购入假疫苗
2007年7月	黑龙江假狂犬病疫苗事件	人用狂犬病疫苗	二类疫苗	用蒸馏水、淀粉等廉价原料制贩假疫苗，假冒“福尔博”牌人用狂犬病疫苗销售

续表

事件时间	事件名称	所涉疫苗	疫苗类别	问题环节
2009 年 2 月	辽宁大连市金港安迪生物制品有限公司疫苗违法添加事件	人用狂犬病疫苗	二类疫苗	生产人用狂犬病疫苗过程中违法添加核酸物质，其疗效最低的只有合格疫苗的 49%
2009 年 12 月	广西来宾市假狂犬病疫苗事件	人用狂犬病疫苗	二类疫苗	乡镇卫生院、村卫生所从非法渠道购进“问题”疫苗
2009 年 12 月	河北福尔生物制药股份有限公司和江苏延申生物科技股份有限公司人用狂犬病疫苗造假事件	人用狂犬病疫苗	二类疫苗	生产过程中故意掺入添加物，使疫苗出厂时检测达标，但实际效用远低于国家标准
2012 年 9 月	山东潍坊非法经营疫苗案	流感疫苗、乙肝疫苗、狂犬病疫苗、水痘疫苗等	一类疫苗 二类疫苗	疫苗储存，运输过程中未使用规范的冷藏设备和工具，极易导致疫苗变质
2014 年 8 月	辽宁依生生物制药疫苗不合格事件	狂犬病疫苗	二类疫苗	企业的无菌保障关键环节存在重要问题，无菌生产区的微生物检测结果造假
2016 年 3 月	山东济南非法经营疫苗系列事件	冻干人用狂犬病疫苗、脊髓灰质炎灭活疫苗等 12 种疫苗	二类疫苗	未按照国家相关法律规定运输、储存疫苗，销售给疫苗非法经营人员及少量疾控部门基层站点
2017 年 11 月	长春长生和武汉生物百白破疫苗效价指标不符合标准规定事件	百白破疫苗	一类疫苗	疫苗储存、运输过程中未使用规范的冷藏设备和工具，极易导致疫苗变质
2018 年 7 月	长春长生和武汉生物狂犬病疫苗生产存在记录造假事件	人用狂犬病疫苗和百白破疫苗	一类疫苗 二类疫苗	企业对所生产的疫苗的相关信息进行造假

引自：张帆，侯艳红. 新《条例》下疫苗流通解读及思考［J］. 现代商贸工业，2017（4）：129-131.

关于一类疫苗和二类疫苗的规定，2016 年 4 月之前主要依据 2005 年 6 月 1 日起开始实施的《疫苗流通和预防接种管理条例》(以下简称《疫苗条例》)。2005 年版的《疫苗条例》施行已经有十多年的时间。《疫苗条例》及有关标准、办法明确了政府的责任，同时对疫苗生产、经营企业和疾病预防控制机构、接种单位的行为做了相应的规范，在疫苗流通和预防接种的管理，预防，控制传染病的发生、流行、保障人体健康和公共卫生等方面起到了重要作用。

《疫苗条例》中将疫苗分为两类：一类疫苗或称第一类疫苗，亦称“预防接种”疫苗，是指政府免费向公民提供，公民应当依照政府规定受种的疫苗，包括国家免疫规划确定的疫苗，省、自治区、直辖市人民政府在执行国家免疫规划时增加的疫苗，以及县级以上人民政府或者其卫生主管部门组织的应急接种或者群体性预防接种所使用的疫苗，包括乙肝疫苗、卡介苗、麻疹疫苗、脊髓灰质炎疫苗和百白破联合疫苗。根据《关于实施扩大国家免疫规划的通知》规定，纳入国家免疫规划以及国家确定的群体性预防接种和重点人群应急接种所需疫苗和注射器购置费用，由中央财政承担，省及以下人民政府确定的群体性

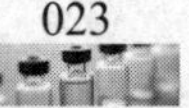

预防接种和重点人群应急接种所需疫苗和注射器购置费用，由地方财政承担。二类疫苗或称第二类疫苗，是没有列入国家免疫规划的疫苗，是指由公民自费并且自愿受种的其他疫苗，其费用由受种者或者其监护人承担，如甲肝疫苗、狂犬病疫苗、乙脑疫苗等。据此，《国家发展改革委定价药品目录》将所有一类疫苗纳入政府定价范围，定价形式为政府定价，定价内容为出厂价格。2009 年 7 月，国家发改委发布了《国家发展改革委办公厅关于制定重组乙型肝炎疫苗等 14 种国家免疫规划疫苗出厂价格的通知》。

也正是由于一类疫苗全部由政府出资免费接种，而二类疫苗由民众自愿自费接种。一类疫苗全部由省级卫生计生行政部门进行集中招标采购，逐级进行配送。二类疫苗实行市场化管理，导致问题疫苗事件频发，从而产生了强烈的社会反响。山东济南非法经营疫苗系列案件发生后，李克强总理高度重视，做出重要批示，要求彻查“问题疫苗”的流向和使用情况，抓紧完善监管制度，落实疫苗生产、流通、接种等各环节监管责任，堵塞漏洞，保障人民群众生命健康。汪洋副总理、杨晶国务委员也明确要求研究完善长效机制，抓紧修改《疫苗流通和预防接种管理条例》。2016 年 4 月 13 日，国务院常务会议审议通过，4 月 23 日正式公布施行，着力完善二类疫苗的销售渠道、冷链储存、运输等流通环节法律制度，建立疫苗全程追溯法律制度，加大处罚及问责力度。

《国务院关于修改〈疫苗流通和预防接种管理条例〉的决定》中规定：药品批发企业经营疫苗将不被允许。自愿接种的二类疫苗也将和一类疫苗一样，全部纳入省级公共资源交易平台集中采购。国家卫生健康委员会、国家食品药品监督管理总局表示，二类疫苗由省级疾病预防控制机构组织集中采购，由县级疾控机构向疫苗生产企业采购后供应给辖区内接种单位，接种单位不得直接向疫苗生产企业购买第二类疫苗。生产企业直接向县级疾控机构配送第二类疫苗，或者委托具备冷链储存、运输条件的企业配送，减少流通环节。这些举措的目的也是为了有效保证疫苗接种者的安全。

二、供方角度的二类疫苗管理存在的问题

（一）疫苗流通领域

在 2016 年 4 月 13 日之前，相对于一类疫苗的省级卫生健康行政部门集中招标采购、逐级配送的方式，二类疫苗实行的是市场化经营流通模式。即疫苗生产企业作为流通环节的开端，向疾病预防控制机构、接种单位、疫苗批发企业销售二类疫苗，而疫苗批发企业又可以向疾病预防控制机构、接种单位、其他疫苗批发企业进行二次销售。在市场化模式之下，由于价格因素、逐利行为的影响，二类疫苗呈现出多途径供应的复杂趋势，不再是单一渠道，而是生产或经营企业和市、区级疾病预防控制机构、接种单位之间形成多渠道多主体的供应模式，从而导致采购流通渠道混乱。一类疫苗由于实行统一购销模式，从省级的疾病预防控制机构逐级下发到下一级的疾病预防控制机构或医疗卫生机构，同时排除其他单位和个人的持有，而统一购销的流通模式有利于监管部门的监管，使一类疫苗的流

通安全得到相对可靠的保障。从流通模式和以往曝光的疫苗安全事件看，二类疫苗在流通环节中的安全性相较于一类疫苗更加难以保证。虽然《疫苗条例》和《疫苗储存和运输管理规范》对疫苗流通环节的安全监管作出了一些规定，但由于执行力度不够和监管主体的监管力度弱，相关法规的实施无法实现预期的效果，疫苗安全事件屡屡发生。

很多学者对这种流通模式进行了深入研究，发现其优势在于：接种单位可通过二类疫苗的接种来创收弥补国家财政投入的不足，同时也可为疫苗市场注入更多的活力，但是其弊端也比较明显，在于：第一，在市场化经营流通模式下，二类疫苗的进货渠道变得更加纷繁复杂，需要经历从疫苗生产、流通、采购、接种等诸多环节，涉及的利益主体众多，疫苗流通环节中的参与主体增多，监管的对象就会分散化，监管部门的工作难度也会增加，从而导致二类疫苗在流通环节中监管漏洞颇多。在监管力度不够和利益的驱使之下，一些利益主体就会罔顾疫苗的安全和质量。第二，疫苗的流通过程尚缺乏具体和可操作性强的规范和标准可依。《疫苗条例》中规定了疫苗生产企业和疫苗经营企业都必须提供相关的证明文件与真实完整的购销记录，但对相关企业购销过程的规范性，如何进行及时和严格的审查并未做出具体的说明，这就为疫苗在流通过程中的“暗箱操作”和“灰色地带”行为埋下了安全隐患，从而使疫苗的质量难以得到有效保障。第三，由于国家财政和地方政府部门对接种单位的经费补贴投入不足，接种单位为了弥补机构和工作人员的成本支出，在对二类疫苗采购的选择上，往往会关注于二类疫苗的创收上，而忽视了对疫苗销售方的相关证书、记录等的严格检查，可能会为“问题疫苗”打开“通道”。第四，疫苗经营企业和代理商为了加速资金回笼，往往不会按照层级模式逐步向下销售二类疫苗，而是直接向接种单位销售。一些疫苗生产企业和经营企业为了争取更多销售机会，会以恶意低价与回扣作为竞争手段，创造差价利润。而低价格优势与回扣的背后，必然存在削减成本支出的代价，例如减少冷链储存设备运行的经费。而疫苗作为一种特殊的药品，必须经过严格的冷链储存才能保证其质量，削减冷链设备成本会让疫苗失去合格的储存条件，从而减弱疫苗的效果，甚至令疫苗完全失效。比如在山东济南的疫苗事件中，犯罪嫌疑人庞某某经由网络批发出去的疫苗每支加价 0.5～2 元不等，为降低进货成本，甚至购买临近保质期限的疫苗。警方现场查获的疫苗中，最近的保质期距离案发时仅有不足两个月。这些黑心商家销售临近保质期的疫苗就是为了减少损失，由于急于出手，价格往往更低，而其则可从中赚取更高利润，丝毫不顾及临近过期疫苗可能存在的安全风险。也正是因为这些不规范的流通方式和缺乏强度的监管力度，给非法流通的二类疫苗提供了市场和环境。

（二）疫苗销售领域

1. 疫苗差价已成为各级防疫部门的重要资金来源

医改以来，很多预防机构和医疗卫生机构虽然在名义上是属于政府预算管理、全额拨款的事业单位，但是历年来，约 70% 的相关机构财政拨款严重不足、政府投入较少，个别县财政拨款仅占支出的 50%。所以，在二类疫苗市场化的条件下，疫苗的差价成为各级

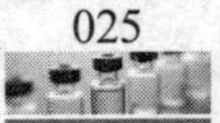

防疫部门的无奈之举。各级预防控制机构为了自身的生存和发展会进行加价，而疫苗生产企业和经营企业，为了利益也会对疫苗进行价格提升，这就导致国家物价部门规定的二类疫苗出厂价格与零售价格之间相差幅度较大，这部分的差价就在流通过程中由疫苗经营公司、省市县三级疾病预防控制机构或卫生防疫站、乡镇卫生院等进行分享。而近年来，这种现象愈演愈烈，二类疫苗的接种收入已经成为各级疾控机构和卫生防疫部门的主要经济来源之一，是补贴行政费用和奖金，甚至是工资的重要资金来源。所以，基于上述原因，当二类疫苗经过了一系列的流通渠道来到基层接种点时已经成为高价疫苗，所以，会导致有的乡村级机构通过其他渠道购进低价疫苗，由此一方面会使各级疾控部门难以科学地、有针对性地安排疫苗接种，也难以掌握二类疫苗的接种率和评价接种效果的问题；另一方面，也为疫苗的安全和质量埋下了隐患。

2. 疫苗的销售渠道缺乏科学规范的管理，存在资金链断裂的隐患

目前身为防疫部门主体的疾病预防控制机构，是由原来的卫生防疫站改制而来。虽然在行政和财政上隶属于当地政府，但是卫生防疫系统各级之间的关系一直持续，长期以来在二类疫苗供应中形成的体系尚且存在，在这种体系中，已经形成了一定的“潜规则”，即只要存在业务账户，诸如预付款和销售合同等都可以不作要求而先发货，待销售后有钱的时候转账还款就行，也不存在垫付资金贴利息问题。长期以来，二类疫苗的销售渠道已经形成了这种靠传统的上下级关系和信誉来进行维系的做法。而由于基层卫生院接种点疫苗收入和其他业务收入实行统一核算。一部分县级疾病控制机构和很大比例的卫生院已经处于资金短缺、入不敷出的经营状态，疫苗进货数量较多，但是存在严重的欠款现象。个别地方甚至出现下任领导不承担前任所欠的疫苗账，拖欠资金数额已如滚雪球一样越滚越大，资金链断裂的隐患越来越严重。由此看来，整个二类疫苗的销售渠道在流程和财务等各个方面都缺乏科学规范的管理制度，这给疫苗流通埋下了巨大的经济风险。

（三）疫苗质量方面

疫苗是一种特殊的药品，其质量问题至关重要，任何一个环节出现差错都会产生严重的影响，轻则起不到预防传染病的作用，重则还可能引发传染病的流行，甚至危害人类身体健康。疫苗的质量问题与其冷链系统有非常紧密的关系，减毒疫苗一般需要放置在2～8℃的环境中，即在运输过程中都需要“冷链”。但我国目前的疫苗冷链系统运行并不完善，存在着冷链系统不健全和冷链系统投入不足的现象，尤其是在县级以下存在严重的不足，很多地方甚至还存在防疫人员骑自行车背书包运送疫苗的现象，这些会严重影响疫苗从生产企业到接种单位流转过程中的质量。近年来产生的“问题疫苗”几乎无不与疫苗的冷链运输、冷链储藏有关。

我国的冷链系统不健全主要表现在：目前我国使用的冷链系统对市场需求变化的反应能力较差、适应能力低、冷链药品物流系统在数量与服务能力上远远滞后于市场发展，无法满足市场对冷链药品的需求、冷链系统支持不足，很容易导致二类疫苗流通质量难以得到保障。同时，冷链药品物流系统建设与运营成本高、效益低，如果监管部门的监管力度

不够或要求不高，企业则会“偷工减料”。

由于疫苗对储运条件的严格要求，我国于20世纪80年代初期逐步在疾病预防控制系统内建立了完善的供疫苗储运的冷链系统，以保证疫苗的质量，但由于二类疫苗供应混乱，若是疫苗来自于非疾病预防控制机构的其他渠道供应，其储运条件则无法得到保证。因为《疫苗条例》规定，药品批发企业经批准后可以经营二类疫苗，并允许独立储存、运输疫苗，接种二类疫苗导致异常反应的补偿费用，则由疫苗生产企业来承担。所以，对于这部分被批准的有资质从事二类疫苗经营业务的疫苗生产企业，由于监管部门对其冷链系统运转情况的日常监督缺失，它们为了降低成本、增加利润，也对疫苗的冷链系统投入和使用不加重视，如山东疫苗事件中就凸现出了流通领域关于冷链系统的现实问题。

（四）疫苗价格方面

在2016年4月13日之前，在我国注册上市的一、二类疫苗共约40个品种，生产企业近50家。二类疫苗市场主要集中在预防季节性流行性感冒、乙肝、水痘等不足十种常见病、多发病的疫苗，相比药品而言，市场竞争存在但尚不激烈。因此，其价格问题主要表现为：

1. 疫苗加价过高

一类疫苗由于实行政府定价、政府招标采购的模式，行业基本处于垄断竞争的微利状态；二类疫苗供应体制变为市场供应后，自主定价的空间较大。由于二类疫苗固有的公共产品属性，加之市场垄断“市场失灵”现象的存在，市场对其价格的调节作用十分有限。2009年7月，国家发改委发布了《国家发展改革委办公厅关于制定重组乙型肝炎疫苗等14种国家免疫规划疫苗出厂价格的通知》。根据该通知，包括重组乙型肝炎疫苗、脊髓灰质炎减毒活疫苗糖丸、吸附百白破联合疫苗、麻疹减毒活疫苗、麻腮风三联减毒活疫苗、乙型脑炎减毒活疫苗等在内的14种国家免疫规划疫苗的出厂价格进行了微调，并公布了具体的出厂价格。二类疫苗价格由市场来决定，由于不受具体的价格管制，在这种简单市场化理念的指导下，部分疫苗接种单位为弥补财政经费不足，用提高二类疫苗价格的方式来补亏创收。具体来讲，在疫苗被推向市场后，疾控系统就一直延续着“123”的利润分配规则——即从出厂价到零售价之间的利润空间由省，地（县）疾控中心和疫苗接种单位按照1、2、3的比例分摊。为激发经营、推销疫苗的积极性，生产企业自主确定的零售价格一般较高，为后环节预留充分的利润空间。这就导致二类疫苗流通加价过高的情况时有发生，如在安徽、河南等地就出现了省价格主管部门经请示当地人民政府同意出台限制疫苗流通差率临时措施的现象。有学者对天津市2008年由市疾病控制中心统一采购并逐级下发的31种二类疫苗销售利润进行统计，其中间环节加价率达到45.58%，几乎接近零售价格的一半。据调查，部分经济欠发达省份的加价率还要更高一些。

2. 价格竞争不充分，销售价格不统一

2005年《疫苗条例》实施后，疫苗垄断经营的局面才开始逐渐被打破，但省级疾控中心仍掌握二类疫苗销售的主渠道，价格竞争依然不够充分。经专家论证，部分省疾病预防控制中心每年度会通过专家论证后，向下级机构推荐使用二类疫苗及其生产厂家的名单，但是这张名单并不是要求下级单位"照单执行"，只是"推荐"和"建议"，多数下级单位会照单采购，有的则选取名单中的部分产品，有的则完全脱离名单，自行采购并向接种单位销售，也有的自行从疫苗生产、批发企业采购。由此，流通渠道和进货价格差异造成价格秩序混乱，同种疫苗在不同接种单位间的销售价格不统一，甚至相差悬殊。

（五）疫苗监管方面

1. 监管力度不够

二类疫苗的市场化运作方式带来了利益的空间，很多医药生产和经营主体为了逐利进入疫苗市场，所以对其监管显得尤为重要。但在现实中，由于监管力度不够、监管职能不到位，出现了很多的问题，有的地方甚至存在部分接种点不经审批、不根据传染病流行现状和预测、不按照科学的免疫接种程序擅自入校、入村开展群众性接种活动，相关职能部门监管不力或不知情、不阻止。如 2006 年 5 月 30 日，范县某乡防保人员入校接种乙脑疫苗，造成 100 多人群体性心因反应的事件，该事件再次反映出群体性接种缺乏有效的监督和管理。

监管应该渗透到疫苗生产、流通和接种服务的全过程、全链条。每一个取得疫苗经营资质的企业都要符合药监部门的规定，即必须具有管理疫苗的专业技术人员、储存和运输疫苗的专业设备和工具以及合法的疫苗管理制度。然而现实并非如此，很多商家在利益的驱使下失去了基本的商业道德，特别对于不具备资历和符合药检部门标准的企业，在销售中存在着消减设备成本、低买高卖的手段获得利润的现象，这些为疫苗的销售、管理和使用安全埋下了巨大的隐患。

2. 疫苗接种缺乏监测预警系统

目前，我国行政机构未能充分掌握疫苗生产、流通和接种等环节的动态信息，信息化建设尚处于较低阶段，疫苗的质量和安全问题往往都是通过其他途径得到曝光，而这时事情已经发生并且已经产生了不良的社会影响，这时候的监管是一种被动的监管和处置，主要原因就在于我国尚未建立起完善的疫苗管理全程跟踪系统和疫苗接种不良反应监测预警系统，缺乏预见性，对相关事件的发现和处理仍停留在个案水平，而不能对监管控制在事前以及对全国范围内相似问题进行综合分析。

3. 问责机制不健全

疫苗企业为了逐利产生违背企业道德的行为，监管部门监管职能不到位、力度不够，究其背后的原因主要就是我国的法律对非法经营、非法处理疫苗的违法犯罪行为规定的处罚不够明确、不够严厉。《疫苗条例》中追究行政主体法律责任的条文数量少，规定较为笼统，缺乏针对性和可操作性，违法犯罪成本过低，这也导致某些地方政府盲目追求疫苗产业对经济的拉动作用，对一些疫苗违法行为纵容默许，出现问题后又隐瞒违法情况，处理不及时不严厉，这些都是问责机制不健全的后果。

《疫苗条例》第 49 条规定：接种单位、疾控部门、疫苗批发企业发现问题疫苗时不得违规擅自处理，须向上级报告。但是对于违规处理问题疫苗者如何处罚，怎样承担相关责任，并没有具体详细的规定。再如《疫苗条例》第 54 条规定对卫生机构和药监部门的失职、渎职行为予以通报批评，严重的则给予相关人员以行政处罚，构成犯罪的则予以刑事处罚。在这一条中只对卫生机构和药监部门两个监督主体失职、渎职行为说明了相关的处罚种类，但未就造成问题疫苗的不良经营主体规定相关的责任和处罚措施，所以无法起到对监管和监管对象双向的规范和威慑作用。

条例第 50 条虽然规定了卫生主管部门应对卫生机构购买和分发疫苗的情况进行检查和监督，亦规定了检查的方式，但缺乏可操作性，使监管职能流于形式。山东非法疫苗案中，庞某被吊销营业执照后，在缓刑期间继续从事非法经营疫苗的犯罪活动，说明之前的处罚力度较轻，并未对庞某起到威慑作用。同时，隐蔽的流通方式方便了黑暗交易的进行，监督主体未能监督到庞某再次犯罪的行为。非法疫苗被销往各省市基层接种站点，各地卫生主管部门没有及时发现这些非法行为，而是在疫苗案件被破获后才开始检查购销记录和反馈消息。这就暴露出来了很大的问题：在实际的业务工作中，卫生主管部门对于医疗卫生机构购入和分发疫苗的记录应该有预先的检查流程，为什么事后有问题才采取检查？对卫生机构和接种单位从非法渠道购入疫苗的情况发生后，该如何追究监督主体未能尽到及时的发现和处理责任进行处理监管职责并没有在规章制度中有详细的规定。

4. 监管法规尚不完善

条例第 17 条规定："疾病预防控制机构、接种单位在接收或者购进疫苗时，应当向疫苗生产企业、疫苗批发企业索取前款规定的证明文件（由药品检验机构依法签发的生物制品每批检验合格或者审核批准证明并加盖企业印章的复印件）。"而在山东疫苗案件中，基层接种站点购入非法疫苗时，并没有遵守条例的规定，对销售主体的相关证明文件进行严格的审查，若审查过，一定可以查出问题；而监管部门对基层接种站点购入疫苗的过程亦缺乏监督，致使非法疫苗的购销行为得以进行。冷链储存设备和冷链运输设备属于经营企业的硬件，专业技术人员的素质和企业制度属于经营企业的软件。有过非法经营疫苗的犯罪前科的庞某再次将疫苗未经冷链储存售出的行为，体现了监管部门对疫苗经营主体监管不到位。监管部门应该如何保证有足够的人力、物力（设备）来具体地实施监管？全程电子记录监管的方案能否实现，该如何实现？这些都是亟待解决的问题。

所以，《疫苗条例》的颁布，虽然为疫苗管理提供了法律保障，但正如在疫苗问责机制不健全中提到的，目前的规定对二类疫苗的管理过于粗放和宏观，如关于二类疫苗的销售渠道、冷链储存、运输等流通环节法律制度规范以及全程追溯制度尚不明确，缺乏可操作性，缺少全国性统一的标准化工作流程，容易导致基层单位在具体工作中出现"无法可依"的局面。

（六）疫苗接种实施方面

预防接种单位是各类疫苗接种服务的承担者和实施者，而不少预防接种单位对疫苗的市场化存在一定的误区认识，认为疫苗放开经营就是随意经营和接种，忽视了《预防接种规范》和《疫苗条例》的要求，片面追求经济利益，从不具备经营资格的单位和个人盲

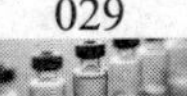

目购进并接种二类疫苗，甚至过于推崇二类疫苗的销售，对一类疫苗产生了“替代效应”，而由于二类疫苗的价格要显著高于一类疫苗，从而加重了社会大众的经济负担。

过去，中国的疫苗产品流通和接种基本上都集中在疾控中心系统，所有疫苗由省级疾控中心购买，通过系统内层层加价销售，预防接种工作主要靠收取接种劳务费、耗材加成等来弥补工作经费的不足，其经营收入还享受免税待遇。《疫苗条例》实施后，国家实行一类疫苗免费接种，不得收取任何费用，切断了接种单位以往的补充来源，而应由地方政府承担的劳务补贴未能及时到位，致使预防接种经费紧缺。一是当前实行免费接种劳务、耗材补贴的配套政策尚未出台，补助尚未到位；二是保证实施国家免疫规划的预防接种所需的工作经费以及按规定对从事预防接种工作的乡村医生和其他基层预防保健人员给予适当补助尚未纳入财政预算；三是基层预防接种门诊建设、冷链储存养护、疫苗分发运转等成本投入还未明确，这在很大程度上影响了预防接种工作。因此，《疫苗条例》实施后，对一类疫苗即预防接种部分的投入难以保证，而二类疫苗的销售和接种，成为基层卫生防疫机构的重要收入来源。这种通过经营性创收弥补投入不足的做法，被世界卫生组织称为我国独有的“成本回收机制”。

“成本回收机制”所反映的，正是我国财政对公共卫生投入不足所导致的基层卫生防疫的尴尬处境。卫生防疫等公共卫生投入严重不足，始终是困扰我国疾病预防控制的首要问题。据世界卫生组织测算，在我国，为一个儿童提供全程免疫需 30～50 美元，而公共财政的投入只能达到 40%～50%。2003 年对贵州、黑龙江、浙江三省预防接种成本的筹资现状进行调查和分析，结果发现，这三个不同经济水平的省份有着共同的状况——各级政府对预防接种的投入与所需的成本相比存在明显缺口，而且越到基层缺口越大。

三、供方角度的二类疫苗接种存在问题原因分析及对策

（一）原因分析

1. 疫苗生产企业产能过剩

从疫苗的产业属性来看，疫苗的开发和生产被认为是高科技和高附加值产业的代表，因为新疫苗的研发需要尖端的生物技术、制药技术和强大的资金实力作保证。因此，疫苗产业的门槛很高，新品的研发周期较长。近十年来，仅有十几种新疫苗上市，而且几乎全部由国外企业开发，并通过进口或其设立的合资企业进入我国市场。相比之下，国内疫苗生产企业科研投入不足，产品结构老化，过剩产能集中于低端产品市场，这就必然导致恶意价格竞争和高额回扣成为主要销售手段。进口或合资企业虽然拥有技术垄断和质量疗效优势，但为了扩大市场份额和压制国内仿制厂家，也要通过学术推广、技术培训等手段变相促销。其结果是就是疫苗价格逐年攀升，而扩大的利润空间被流通环节层层瓜分。

2. 卫生防疫服务的准公共物品性质

按照卫生服务的内容和经济特性，可将卫生服务分为预防服务、保健服务、康复服务

和医疗服务四类，将卫生服务产品分为准公共物品、公共物品、个人物品。卫生领域所处的市场经济大环境的影响，卫生防疫服务也不可避免地受到市场因素的影响，但由于卫生防疫服务属于准公共产品，即一部分人对这种产品的消费对不消费这种产品的人会产生间接的有益影响。具体而言，在一个特定的群体范围内，一部分人接种了预防某种传染病的疫苗，接种者患病的可能性会大大降低，当接种率达到一定程度时能够形成免疫屏障，阻断传染病的流行，群体内该病发病率下降，传染源减少，未接种者受到传染的机会也会减少，结果是不仅接种者受益，未接种者也受益，因而接种者对于未接种者而言具有正外部效应。

但准公共物品具有的非排他性和非竞争性，导致在自由经济条件下供给短缺，因而造成市场经济机制不能实现卫生资源的有效配置。在政府向基层授权和多元供给背景下，政府需要通过促使提供者私人收益和社会收益相等的制度激励，来提高各供给主体的积极性和社会、公民的参与水平，并运用各种法律规章制度等保证服务的质量和水平，在市场失灵的情况下，一旦政府的相关调控和监管职能有所疏漏，就会产生一系列问题。

3. 分类疫苗下，信息不对称可能引发二类疫苗的诱导需求

与其他卫生服务市场一样，在卫生防疫市场，由于受种者的信息缺乏，供需双方之间存在着明显的信息不对称，受种者无足够的信息来做出自己的消费选择，受种者对于卫生防疫服务的消费是由接种门诊的医生来决定的。医生在提供接种服务时，不仅考虑到受种者的利益，同时也会考虑到自身的经济利益，因此在一定条件下可以诱导受种者更多地接种某种疫苗，从而产生诱导需求的现象。

《疫苗条例》规定，对于第一类纳入国家免疫规划的指定疫苗，疫苗费用和接种费用均由政府承担，对于符合接种对象的受种者而言是全部免费的。但在部分地区对于负责接种的门诊医生或接种点乡村医生而言，虽然政策到位，但保障预防接种工作的公共经费尚未到位，造成医生不得不从增加医院或个人收入的角度考虑，选择为受种者提供更多的价格高于成本的疫苗，以便增加收益。这种现象一般出现在一类疫苗有可替代的二类疫苗时。例如，服务提供者在为受种者提供第一类疫苗的接种服务时，告知受种者可以选择“质量更好更安全”的二类疫苗，但是需要自费，诱导受种者产生对二类疫苗的需求，这时受种者对接种服务的选择所依据的信息几乎全部来自医生，而医生也会在提供二类疫苗的接种时获取更多的收益。这种诱导需求虽然可以增加医生的收益，但对受种者的影响却并非都是有益的。在二类疫苗质量的确优于一类疫苗时，选择的结果可能有益于受种者健康，但是可能会造成低收入人群的经济负担，但当二类疫苗质量低于一类疫苗时，直接增加了受种者的负担。而且这种选择的结果会影响第一类疫苗的接种质量，可能会由于第二类疫苗使用计划性不够强而导致按目标人群计算的第一类疫苗出现积压和浪费现象，不利于有限资源的合理配置。

4. 接种服务人员的激励机制不足

激励理论着重研究如何由需要引起动机，由动机引发行为，并由行为导向目标的理

论。激励机制与其他管理方法最大的区别在于它不是纯粹运用行政命令的手段，指挥组织成员做什么和怎么做，它是一种以人为本的管理理念，通过关怀人、引导人、吸引人、激励人和鼓舞人等一系列人性的方法激励组织成员自觉自愿地为实现组织目标而努力工作。美国哈佛大学的詹姆士教授在对激励的研究中发现，激励可以充分发挥人所具有的能力，临时雇员在按时计酬的情况下，一般只运用了 20%～30% 的能力来应付工作，但是如果给予充分的激励则他们的能力可以发挥到 80%～90%。

乡级防保人员的工资、待遇普遍不落实，村级预防接种人员没有来自政府的报酬，导致乡、村两级预防接种人员缺乏工作积极性，不愿承担预防接种工作，有的地区的村医为了弥补自己的收入，就会收取预防接种服务费甚至如上所述，诱导二类疫苗的消费，严重影响各项措施的落实。比如农村 0～7 岁儿童预防接种，主要由乡村医生承担，疫苗由国家免费供应，乡村医生从事儿童计划免费的劳务费多年来一直由村委会从提留经费中支付。近几年来，由于村提留经费不足，加上贯彻落实农民减负政策，部分乡医反映从事儿童计划免疫工作的积极性，儿童计免的建卡率、接种率出现滑坡。

在医改中，我们曾引入市场机制配置资源、调整结构，利用市场手段进行产业化，但效果都不尽如人意，卫生部门的市场化改革没能改变原有的低效率现象；在服务价格越来越高的同时，却并未带来更好的公共服务。对于公共卫生部门来说，生产和分配效率低下的主要原因是改革滞后、激励失当。与私人部门相比，公共部门具有的产品特殊性、目标价值多元、绩效难以考察、缺乏竞争和共同代理等特点，内生地决定了公共卫生服务部门的激励问题具有不同于私人部门的复杂性。

在澳大利亚，政府为了鼓励全科医生多提供预防保健服务，补偿因按服务项目收费机制所造成的有些医生花很长的时间提供预防服务、进行健康教育等，却获得较少的收入，政府制定了激励项目。例如，1998 年开始实行的全科医生预防接种激励计划：①全科医生向澳大利亚儿童预防接种注册部每报告 1 例已完成的儿童预防接种，可获得 18.5 澳元；②根据结果付费方式：以完成全程预防接种的百分比来支付奖励资金，如达到政府认定的标准，全科医生就可以获得额外的收入；③协会基金也支持不同区域的全科医生协会，完成政府规定的儿童预防接种的百分比。

5. *卫生资源配置失衡及传统观念影响，重医疗、轻预防*

近几年由于 SARS、人禽流感、甲型 H1N1 流感等公共卫生疫情的出现，社会各方面对公共卫生的认识和重视都发生了巨大改变，但在基层医疗机构中，仍存在重医疗、轻预防的观念，对公共卫生投入少，公共卫生工作人员待遇低于临床医疗人员等现象，严重阻碍基层卫生免疫事业的发展。

相关研究表明：一个人一生中在健康方面的投入，60%～80% 花在临终前一个月的治疗上。以接种流感疫苗为例，每年的 12 月至次年 3 月都是流感的高发期，接种流感疫苗的最佳时间则是在 9～11 月。然而，我国主动接种流感疫苗的人群比例十分低，目前像美国这样的发达国家，每年接种流感疫苗的人群比例为 27% 左右，而我国仅占不足 1%。有不少人舍不得每年花六七十元接种一次流感疫苗，情愿等感染上了疾病后去耗费更多的金钱和时间用于治疗，这样一种重治疗轻预防的健康观念，也将造成社会医疗资源配置的不均衡甚至浪费。

6. 政策宣传和科学普及工作尚未深入

（1）对政策宣讲力度不够，范围不广，群众对国家的惠民政策不够了解：有些人认为，接种疫苗和购买药品一样是要付费的，还有些人认为，免费接种一类疫苗就是疫苗不收费，还是要缴纳注射费用和医疗服务费。同时，多数人根本不会留意接种的一类疫苗是否按照《疫苗条例》的规定在包装上印有“免费”字样和国家计划免疫标识。

而由于第二类疫苗缺乏科学的免疫程序指导，大部分接种单位在推广使用第二类疫苗时都是以创收盈利为目的，接种对象尽可能扩大，这必然会增加群众的经济负担，也容易出现因未按免疫程序接种而出现的接种异常反应。而且第二类疫苗和第一类疫苗一样都是通过预防接种门诊直接面对群众实施接种的，很多群众尚不能清楚地了解第一类疫苗与第二类疫苗之间的区别，如果接种门诊的工作人员在推广使用第二类疫苗时未能很好地向受接种对象解释说明，群众很容易混淆“自愿”接种和“法定”强制接种之间的界限，甚至情况严重的地区，群众会认为预防接种就是疾病预防控制机构、接种门诊为盈利才开展的工作，这会直接影响群众对第一类疫苗接种工作的重要性和意义的认知，对待第一类疫苗接种的态度和参与的意识、积极性。另外，在缺乏监督的情况下，就会出现上述所提到的现象：接种门诊工作人员可能会出现重视有利可图的第二类疫苗接种而忽视无利的第一类疫苗接种工作。

（2）对疫苗科普知识宣传不够：疫苗要根据自身健康状况选择接种，过多过滥地接种反而会降低自身免疫力或诱发其他疾病。有的人给老人、儿童接种各种疫苗，甚至多次重复接种同一种疫苗。还有的人认为，国家免费供应的疫苗质次价廉，一味追求使用进口疫苗、合资疫苗。这些误解都为个别疫苗接种单位谋利提供了便利条件。而且，目前，我国的第二类疫苗，除极个别种类疫苗，如狂犬病疫苗需要在暴露后预防接种，流感疫苗有国家疾病预防控制中心推荐程序外，大多数第二类疫苗的接种对象尚没有权威的建议或推荐。另外，对纳入免疫规划的疫苗种类，非规定程序之外人群，是否需要接种该疫苗以及如何正确使用，也缺乏明确的指导。

（二）对策建议

1. 加大政府投入，健全补偿机制，基层卫生防疫回归公益性

在大多数工业化国家，预防接种通常属于基本卫生服务项目，由社会健康保险支付。在美国，政府会推荐其认定的安全、有效的疫苗，并完全免费提供。还有一部分国家是通过税收再分配来解决免疫规划的经费缺口，部分处于经济转型期的国家，如印度尼西亚、印度、巴西、菲律宾和越南，中央政府资助了大部分或全部常规免疫规划的费用，包括疫苗、设备、消耗性材料和人员花费。

在我国，有限的预防接种经费不足，大批疫苗被推入市场，基层防疫机构财力匮乏，最需要进行全面防疫接种的儿童，其接种与否将主要取决于父母的经济能力以及疾控中心

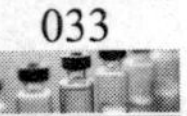

的实际操作情况，这显然都是不利的。基层卫生防疫应该重回公共性，制定最基本的公共卫生保障项目，然后按照项目核算成本，与公共卫生机构签订服务协议，由政府购买公共卫生服务，同时监督所提供服务的质量。

根据世界卫生组织专家提出的分步建议，首先，我们应当制定一个全面的关于国家疫苗免疫的多年规划，内容包括预期的资金来源等；其次，计划疫苗免疫的经费应当由中央集中投入，并逐步得到增加；最后，为各级疾控中心提供全额的公共财政支持，包括人员经费和工作经费，逐步取消“回收成本”的做法。

2. 为基层卫生防疫人员设定科学合理的激励机制

薪酬是激励机制的一个重要方面。要落实好国家免疫规划疫苗预防接种完全免费政策，保证基层预防接种人员计划免疫工作的积极性，各级政府有必要尽快解决基层从事预防接种工作人员的报酬。中华人民共和国财政部、国家发展和改革委员会、国家卫生和计划生育委员会《关于卫生事业补助政策的意见》，统筹安排公共卫生事业机构经费，按照条例第三十四条、第三十七条的规定，尽快落实预防接种所需的工作经费、免费接种劳务、耗材补贴及冷链体系建设费用。对承担农村公共卫生的乡镇卫生院防保人员，应单独核定人员编制，全额落实人员经费及工作所需经费，确保农村预防接种等公共卫生服务的全面落实。

在保证薪酬激励的同时，各项其他的激励措施也应配套实施，比如荣誉激励、情感激励、关心激励、尊重激励等，给予适当的晋升和进修的机会，提高防疫人员的责任心和归属感，从而真正调动基层卫生防疫人员的积极性。

在城市，通过分级管理，将预防接种工作纳入社区服务体系并依托街道办事处、居民委员会建立城区预防接种服务体系，以便更好地掌握各地段的儿童分布状况，及时有效地按程序进行预防接种，切实方便群众，做到及时通知就近为群众服务，达到预防和控制传染病的发生和流行的目的。在农村，要充分发挥村医在预防接种工作中的作用。村卫生所是三级计划免疫网络的网底，村医有了解本村儿童预防接种情况、直接与村民接触、对村民和儿童都比较熟悉等优势，是其他人员所不可替代的。即使开展乡（镇）门诊接种的地方，仍然要充分发挥村医的作用，如加强对本村儿童预防接种资料的管理、及时通知漏种儿童补种疫苗等。

对于有二类替代疫苗的一类疫苗，政府应能保证一类疫苗的接种，以及受种者公平地获得服务的权利。建议将提供一类疫苗与二类疫苗的场所分开。如果允许同一场所提供两类疫苗，很难保证服务提供者不为追逐利益而增加二类疫苗的接种、减少一类疫苗的接种。

3. 合理设定接种地点，选择接种方式

受种者用于接受预防接种服务的时间也是影响服务利用的重要因素。因为时间是有限的，时间具有机会成本。因此在中国居住较分散的偏远地区，预防接种服务的提供是采用集中接种与上门服务相结合，就是考虑到了时间对服务利用的影响，如果全部一刀切地采用城市地区的预防接种门诊提供集中接种，势必会影响偏远地区的预防接种服务利用。时间成本对卫生服务利用的重要影响对制定相关政策具有重要意义，提示不仅要考虑服务的价格，还要考虑用于服务的时间，特别是当服务的提供为免费或基本免费时，时间成本在卫生服务中占据的比例相对更大。

乡镇门诊接种与村卫生室接种相比较，有技术力量强、冷链设备全、疫苗质量和接种质量易于保证、督导检查容易、易于开展接种信息化建设等优点。但对一些比较大的乡镇的一些比较偏远的村，老百姓到乡镇接种门诊接种疫苗很不方便，此时应当设立村卫生室接种点，并且加强接种点的软硬件建设，让所有儿童都享受优质的预防接种服务，确保预防接种不留死角，为广大群众提供便捷的预防接种服务。

4. 深入开展计划免疫培训与宣传，改变“重医疗、轻预防”的观念

通过对基层接种人员的培训，可以加强预防接种安全注射知识的传播、宣传，可提高从事计划免疫人员的理论水平和业务素质，增强工作积极性和主动性，提高服务质量。

让基层接种人员在入户开展预防接种的同时，还可以对预防接种的监护人开展宣传；利用典型案例进行教育等方式，提高广大干部群众对计划免疫工作的理解，增强其对计划免疫工作的支持和自觉寻求计划免疫服务的意识，从而提高免疫覆盖率，把防病治病的重点从“下游”转到“上游”，改变“重医疗、轻预防”的观念。

四、二类疫苗采购平台实施现状

2016 年 4 月 13 日召开的国务院常务会议通过了《国务院关于修改〈疫苗流通和预防接种管理条例〉的决定》，药品批发企业经营疫苗将不被允许。自愿接种的二类疫苗也将和一类疫苗一样，全部纳入省级公共资源交易平台集中采购。国家卫生计生委、国家食药监总局表示，二类疫苗由省级疾病预防控制机构组织集中采购，由县级疾控机构向疫苗生产企业采购后供应给辖区内接种单位，接种单位不得直接向疫苗生产企业购买二类疫苗。生产企业直接向县级疾控机构配送二类疫苗，或者委托具备冷链储存、运输条件的企业配送，减少流通环节。这些举措的目的也是为有效保证疫苗接种者的安全。

目前，各省对二类疫苗集中招标采购平台的建立，疫苗流通领域冷链建设及管理的要求，尚处于观望状态。各级疫苗零差价，严重影响了管理单位及接种者的积极性，各地相继出现了二类疫苗进货渠道受阻，无人积极推荐接种，甚至拒绝给接种者提供二类疫苗的现象，各地加快申办流通渠道的冷链费及终端接种的医事服务费。部分地区在疫苗采购供应机制调整过程中，出现二类疫苗采购供应不及时，影响预防接种工作，引发群众不满与媒体关注。当前关于各省市二类疫苗采购状况的研究尚不多，各地都处于按照文件、进行实地摸索的状态。其中，四川、湖北和安徽是两种比较典型的模式。

1. 湖北、四川模式

2016 年 4 月 23 日国务院批准修订《条例》后，四川省卫生和计划生育委员会草拟并修订《四川第二类疫苗挂网阳光采购实施方案》（以下简称《方案》），明确县级疾病预防

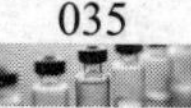

控制中心是第二类疫苗的采购主体，代表辖区所有预防接种单位在网上集中公开采购，省疾病预防控制中心是第二类疫苗的价格谈判主体，代表全省所有县级疾病预防控制中心对第二类疫苗的价格进行集中谈判；疫苗价格经谈判后挂网，县级疾病预防控制中心登录平台直接向相应疫苗生产企业订购。

湖北省的采购活动把实现县级疾病预防控制中心网上采购放在前面，把完成省级集中采购放在后面。这样的安排，既保证了第二类疫苗供应，满足群众接种需求，又可充分积累丰富的工作经验，完善采购工作。

集中采购的主要方式是，经审核满足条件的合格产品均可进入，通过专家进行谈判议价确定价格，最后成交。这种采购方式与周边河南、江西、湖南等省份基本相同，与安徽、陕西不同。这样做主要是考虑第二类疫苗不同于普通药品，有的品种只有一个企业生产，有的品种虽有多个企业生产，但每个企业的产量有限；同时，每批疫苗必须经过中国食品药品检定研究院批签发合格后才能上市使用，供货周期长短不一。如果成交的生产企业较少，一旦某个企业供应不了就可能造成疫苗断货，群众无苗可用，引发新的社会问题；只有成交企业足够多形成互补，才能保障供应。

同时，由于县级疾病预防控制中心、接种单位、受种者已养成了使用某些品种的习惯，如果成交品种少就不能满足不同受种者的需求。用周边 6 个省的采购均价而没有用最低价作为谈判议价的参考，这样做主要是考虑湖北省的集中采购项目在这些省份之后，如果一味地强调最低价，可能会减少企业的应得利益，不利于生产企业的生存和发展，甚至可能会造成质量不达标，服务打折扣，最终受损的是采购单位和服务对象。财政部颁布的从 2017 年 10 月 1 日开始施行的修订后的《政府采购货物和服务招标投标管理办法》，也已对“最低价中标”叫停。

2. 安徽模式

在安徽省，二类疫苗的采购实行省级集中采购，省疾病预防控制中心是二类疫苗的采购主体，代表全省所有县级疾控机构对第二类疫苗进行省级集中采购。县级疾控机构是二类疫苗的交易主体，代表辖区所有接种单位进行集中交易。

疫苗生产企业或疫苗进口单位（统称企业）从省级公共资源交易中心获取招标公告信息，并按照规定时限提交投标材料。企业需按照要求分别编制技术标和商务标的标书，委托配送企业配送的，应选择一家符合冷链储存、运输条件等要求的配送企业，并提交省级交易中心相应委托资料。

第 2 节　需方角度的二类疫苗接种相关研究

一、二类疫苗接种现状

袁平等人从中国免疫规划信息管理系统（National Immunization Program Information

System，NIPIS）中提取数据、采取描述流行病学方法对我国二类疫苗的接种现状进行了调查分析，可以使我们对我国的二类疫苗接种现状有一个宏观的把握。这份研究的数据来源于2014年1～12月，我国各乡（镇、街道、社区、团，下同）级单位每月报告的二类疫苗接种情况报表资料，包括31个省（自治区、直辖市，下同）和新疆生产建设兵团（新疆兵团，下同），覆盖人口136 072万。人口资料来源于《2014年中国统计年鉴》。

本研究的内容包括二类疫苗接种情况：各乡级单位每月接种二类疫苗的品种及每种疫苗的接种剂次。分析的二类疫苗共36种，包括：乙型肝炎（乙肝）疫苗（hepatitis B vaccine，HepB）、脊髓灰质炎（脊灰）灭活疫苗（inactivated poliomyelitis vaccine，IPV）、无细胞百白破联合疫苗（diphtheria，tetanus and acellular pertussis combined vaccine，DTaP）、白喉破伤风联合疫苗（diphtheria and tetanus combined vaccine，TD）、麻疹风疹联合减毒活疫苗（measles and IS）新增加的报告疫苗品种。在国家免疫规划（National Immunization Program，NIP）疫苗接种中使用二类疫苗替代时，其接种剂次数同时纳入二类疫苗接种报告。

1. 二类疫苗不同地区接种情况

2014年全国各省份（市、区）报告接种二类疫苗的平均品种数（中位数）为35种，四分位数间距：28.75～36种。19个省份（市、区）使用二类疫苗>34种，其中安徽、湖北、山东、湖南使用了所有36种。使用二类疫苗品种最少的是天津和新疆兵团，仅20种。其中，海南、上海、北京使用二类疫苗品种增加超过50%（表2-2）。

表2-2 中国2014年各省份报告二类疫苗品种数、接种剂次数和平均接种剂次数

地区	品种数疫苗	接种剂次数	平均接种剂次数
北京	34	1 695 843	80 189
天津	20	911 850	619.37
河北	34	3 091 598	421.62
山西	34	932 229	256.83
内蒙古	27	678 485	271.65
辽宁	35	728 664	165.98
吉林	29	767 403	278.93
黑龙江	33	876 786	228.63
上海	35	7 605 414	3 149.04
江苏	35	4 452 456	560.80
浙江	27	6 417 258	1 167.20
安徽	36	5 007 876	830.52
福建	35	3 731 612	988.77
江西	34	3 586 240	793.04
山东	36	10 581 099	1 087.09

续表

地区	品种数疫苗	接种剂次数	平均接种剂次数
河南	35	6 300 178	669.28
湖北	36	4 979 973	858.76
湖南	36	4 452 057	665.42
广东	35	14 229 903	1 336.89
广西	35	5 609 755	1 188.76
海南	34	757 262	845.84
重庆	30	2 494 971	840.06
四川	34	6 989 071	862.10
贵州	34	2 379 008	679.29
云南	35	3 815 481	814.13
西藏	12	12 840	41.15
陕西	30	1 492 925	396.63
甘肃	26	449 618	174.12
青海	21	146 239	253.10
宁夏	24	294 261	449.81
新疆	31	568 402	285.26
新疆兵团	20	115 264	424.20
合计		106 152 021	783.31

引自：袁平，金雅玲，郑景山，等．2014 年中国第二类疫苗接种监测数据分析［J］．中国疫苗和免疫，2016，22（2）：143-148.

2．不同疫苗接种情况

全国 2014 年报告接种二类疫苗共 36 种，较 2013 年增加了 5 种；其中，有 34 种疫苗覆盖了 21 个省份，狂犬病疫苗（rabies vaccine，RabV）等 8 种疫苗覆盖了全国所有省份。全国累计报告二类疫苗接种 10 615 202 剂，较 2013 年 93 493 683 剂增加了 13.54%。若减去新加入监测系统的 5 种疫苗接种剂次数，则 2014 年接种剂次数（102 080 787 剂），较 2013 年仍提高了 9.18%。

2014 年，有 18 种二类疫苗的报告接种剂次数大于 100 万剂，其中接种剂次数大于 1 000 万剂的有 4 种（较 2013 年增加了水痘减毒活疫苗），分别为：狂犬病疫苗（RabV）、b 型流感嗜血杆菌多糖结合疫苗（Hib）、流感疫苗（InfV）和水痘减毒活疫苗（VarV）。RabV 的接种剂次数最大，为 1 900 余万剂，较 2013 年增加了 320 余万剂；较 2013 年接种剂次数增幅较大的疫苗品种，均是接种剂次数较小（2014 年报告接种剂次数＜5 万剂）的疫苗，如鼠疫减毒活疫苗（Plag）、布氏菌减毒活疫苗（Bruc）和炭疽疫苗（Anth）。2014 年接种剂次数增加最快的疫苗分别为脊灰灭活疫苗（IPV）（67.53%）、狂犬病疫苗（RabV）（19.90%）和口服轮状病毒减毒活疫苗（ORV）（17.49%）（表 2-3）。

表 2-3 2014 年中国各品种二类疫苗覆盖省份数和报告接种剂次数

疫苗	覆盖省份	报告接种剂次数	比 2013 年增幅 /%
狂犬病疫苗（RabV）	32	19 441 464	19.90
b 型流感嗜血杆菌多糖结合疫苗（Hib）	31	15 664 838	7.07
流感疫苗（InfV）	32	12 856 091	5.47
水痘减毒活疫苗（VarV）	31	11 009 270	14.78
乙肝疫苗（HepB）	32	9 443 974	11.85
脊灰灭活疫苗（IPV）	32	5 311 469	67.53
口服轮状病毒减毒活疫苗（ORV）	31	4 749 924	17.49
23 价肺炎球菌多糖疫苗（PPV23）	31	4 550 123	9.93
甲肝灭活疫苗（HepA-I）	32	3 454 948	14.05
A 群 C 群脑膜炎球菌（结合）-b 型流感嗜血杆菌（结合）联合疫苗（MCV-AC）	30	3 023 868	—
ACYW135 群脑膜炎球菌多糖疫苗（MPV-ACYW$_{135}$）	29	2 624 169	9.58
乙脑灭活疫苗（JEV-I）	28	2 080 237	133.68
麻腮风联合减毒活疫苗（MMR）	32	1 394 095	−29.48
流行性腮腺炎减毒活疫苗（MuV）	29	1 283 479	−46.90
无细胞百白破联合疫苗（DTaP）	32	1 264 053	27.01
乙脑减毒活疫苗（JEV-L）	30	1 155 764	−26.60
甲乙肝炎联合疫苗（HepAB）	30	1 033 971	0.61
无细胞百白破 - 灭活脊髓灰质炎 -b 型流感嗜血杆菌（结合）联合疫苗（DTaP-IPV-Hip）	30	1 001 395	—
霍乱疫苗（Chol）	28	965 125	24.26
7 价肺炎球菌多糖结合疫苗（PPCV$_7$）	31	904 574	26.88
麻疹风疹联合减毒活疫苗（MR）	31	731 400	22.43
伤寒多糖疫苗（Typh）	26	628 723	0.14
肾综合征出血热疫苗（HFV）	23	408 176	605.42
甲肝减毒活疫苗（HepA-L）	32	331 874	−35.29
白喉破伤风联合疫苗（TD）	31	322 083	46.19
风疹减毒活疫苗（RV）	26	125 947	−67.90
森林脑炎疫苗（TBEV）	25	91 207	316.05
无细胞百白破 -b 型流感嗜血杆菌联合疫苗（DTaP-Hib）	25	71 885	—
钩端螺旋体疫苗（Lep）	21	56 054	107.68
A 群 C 群脑膜炎球菌多糖疫苗（MPV-AC）	27	45 920	−98.35
鼠疫减毒活疫苗（Plag）	24	32 878	13 599.17

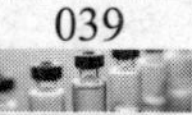

续表

疫苗	覆盖省份	报告接种剂次数	比 2013 年增幅 /%
布氏菌减毒活疫苗（Bruc）	22	31 624	26 474.79
炭疽疫苗（Anth）	21	28 628	1 829.11
麻疹腮腺炎联合减毒活疫苗（MM）	26	24 196	−19.74
戊肝疫苗（HepE）	15	8 075	—
A 群 C 群脑膜炎球菌多糖结合疫苗（MCV-AC-Hib）	4	520	—
合计		106 152 021	13.58

引自：袁平，金雅玲，郑景山，等．2014 年中国第二类疫苗接种监测数据分析［J］．中国疫苗和免疫，2016，22（2）：143-148.

3. 2014 年二类疫苗全国接种的新特征

与既往年份相比，2014 年中国二类疫苗的接种出现以下特征：①品种增多：2014 年全国使用二类疫苗共 36 种，平均每省份使用 35 种，高于 2013 年平均每省份使用 26 种。②接种剂次数增大：2014 年，我国接种二类疫苗 1.06 亿剂，首次突破 1 亿剂次，较 2013 年上升 13.58%。报告接种剂次数＞1 000 万剂的疫苗品种由 2013 年的 3 种增加为 4 种。③覆盖范围广：全国 31 个省份和新疆兵团、96.86% 的县均报告使用了二类疫苗。④地区差别大：人均接种剂次数高于全国平均水平的 14 个省份中，东、中、西部地区的省份分别有 7、4、3 个，这种省际差异与 2013 年一致。

但 2014 年二类疫苗使用数量与往年相比，呈现出两点不同：①增速变快：2013 年以前，全国二类疫苗报告使用量每年递增 3% 左右。而 2014 年较 2013 年增加了 13.58%，如果忽略系统升级改造的影响，实际增加的比例也在 9% 以上。②地区差别有缩小趋势：人均二类疫苗使用数量最高与最低省份之间的差异在逐步缩小，由 2012 年的 20 倍、2013 年的 24 倍缩减到 2014 年的 19 倍，提示社会经济发展水平对二类疫苗使用量有影响，但其影响程度在减弱。在研究二类疫苗使用量时，需要更多地考虑其他社会环境因素。有研究表明，影响家长选择接种二类疫苗的因素主要有疾病流行情况、疫苗防病作用、孩子自身健康状况等。

二、二类疫苗接种影响因素分析

当前我国一类疫苗接种率水平与 20 世纪相比，已有了明显的进步，而二类疫苗虽然在全国范围内接种较为普遍，但接种率仍然很低。二类疫苗接种的影响因素有很多，主要来自于家庭，包括家庭经济条件、居住地、家长职业、受教育水平、家长体检行为、家长对二类疫苗的认知不足等因素，也有很多潜在因素尚未发现。结合以往研究，以下将对这些因素进行归纳和深入分析。

1. 家庭原因

（1）家庭经济收入水平：家庭经济水平是一项与个体健康水平及对疾病的预防重视程

度密切相关的重要因素。有很多研究发现，经济收入水平与母亲文化程度、周围生活环境、对疾病和疫苗认知程度都具有一定的关联性，这些因素对二类疫苗的接种都有一定的影响。从全国范围来看，经济水平较高的地区的二类疫苗接种率也普遍高于经济水平较低地区

（2）家长职业：父母双方的职业也是不可忽视的因素，尤其是母亲的职业。有研究显示，父母双方或一方有固定工作或在行政事业单位工作的，比父母无固定职业的儿童的接种率要高。这可能是因为在固定职业环境中，家长更容易接触到健康和疾病相关知识，也更容易进行交流从而对健康和疾病的重视程度提高，从而间接地影响其子女接种疫苗的概率。并且父母职业与医学相关的，其子女接种二类疫苗的概率也会更高。

（3）家长受教育程度和相关知识水平：家长的受教育程度会对其对疾病和疫苗知识掌握的水平产生影响，从而直接或间接地对疫苗接种的概率发生作用。家长受教育程度越高，所具备的健康和疾病相关知识越多，越会对疾病和疫苗的预防保健作用有一个科学合理的认识，从而增加子女接种二类疫苗的概率；相反，家长对于疾病和疫苗知识较为匮乏，对疾病的重视程度不够，对疫苗缺乏合理认识，子女二类疫苗接种率也会降低。一项广东省佛山市的研究显示，儿童家长对疫苗认知能力普遍偏低，其子女二类疫苗的接种率也较低。

而家长在疾病和疫苗方面的知识水平会对其对健康的重视程度产生影响，由于儿童还处于尚未有自我行为能力阶段，其疫苗接种情况受家长对健康的重视程度影响较强。一般来说，家长对自身及子女健康越重视，子女接种二类疫苗的概率也会越高。儿童第二类疫苗接种率低是监护人没有充分认识二类疫苗接种的重要性，造成忽视和放弃的态度。例如，肺炎是严重威胁我国儿童健康和生命的常见病，而肺炎链球菌是严重威胁我国儿童健康的主要病原菌之一，肺炎链球菌性疾病已成为全球的一个公共卫生问题。有的家长认为肺炎疫苗只预防小儿肺炎，而不知道疫苗可以预防肺炎链球菌引起的一系列疾病，包括肺炎链球菌引起的脓毒症、脑膜炎败血症、智力低下等。同时，也不知道肺炎链球菌对常用抗生素的耐药已成为全球性问题。而接种肺炎疫苗是有效减少肺炎链球菌引起的脓毒症、脑膜炎、肺炎等一系列疾病的重要措施，还可降低该疾病死亡率。这些都需要广大预防工作者耐心、细致地向家长解读。同时，相关研究显示，家长体检行为与子女二类疫苗接种也有较强的相关性。

（4）家庭居住地：一项针对我国中、东、西部地区二类疫苗接种率的调查显示，城市儿童二类疫苗接种远高于农村地区，差异有统计学意义。多因素分析显示，儿童近半年内生病次数、分娩方式、医生技术和在医院等待时间是影响农村儿童二类疫苗接种率的主要因素。

（5）流动人口：一项对常住儿童和流动儿童二类疫苗接种率的分析中，比较了流感疫苗、b 型流感嗜血杆菌多糖结合疫苗、水痘疫苗、轮状病毒疫苗、23 价肺炎疫苗 5 种二类疫苗的接种率，结果显示，常住儿童 5 种二类疫苗的接种率均比流动儿童的接种率高，拒绝接种的原因主要是家长不相信二类疫苗的安全性以及对疫苗认知程度较低。

2. 疫苗原因

（1）价格太高：如前所述，由于二类疫苗的市场化模式和接种机构的补偿问题，使流通渠道层层加价，导致疫苗价格较高。目前在我国注册并出售的国内外二类疫苗约 30 种，在市场上零售的价格不等，但基本上都大大超过了我国一般家庭的承受能力。而目前我国

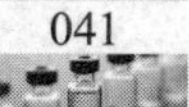

预防接种服务筹资渠道较为单一，社会基本医疗保险对于二类疫苗的接种费用基本都不覆盖，一类疫苗依靠政府财政支持，二类疫苗主要依靠受种者付费。这就引出了我们探讨的另一个重要的问题——医疗保险费用到底应该在疾病前支付，还是在疾病后支付？这也一直是经济学领域评价医疗保险作用的研究课题。一直以来，我国大多数居民对于疾病总是事后处理，生病后才肯去医院求医问诊，医疗保险也就成了为就诊者看病买单的“单一险项”。

我国的社会基本医疗保险体系目前包括了新型农村合作医疗（新农合）、城镇居民基本医疗保险（居民医保）和城镇职工基本医疗保险（职工医保），很多地方已经实现了新农合与居民医保的统筹，建立起城乡居民基本医疗保险。目前，新农合已采用的将账户积累资金用于给农民免费体检的政策受到欢迎，同时，一项在河南 19 个县（市、区）包括 1 117 人的实证调研发现，农村居民同意从现有新农合经费中拿出部分用于预防接种工作。若将乙肝疫苗纳入新农合支付，不但可增强农民对新农合的满意度，也可通过接种疫苗提高抵御乙肝的能力，防控我国乙肝死灰复燃趋势的发生，形成良性循环。而就城镇职工医保和城镇居民医保来说，从 2008 年开始，珠海、盘锦、宁波和大庆等市明确医保个人账户“可用于支付参保人及其配偶、父母或子女预防接种的疫苗费用（按规定免费的除外）”；除一类疫苗外，部分二类疫苗纳入医保支付，包括成人甲肝、乙肝疫苗、狂犬病疫苗、流感疫苗等。福建省人力资源和社会保障厅于 2012 年将部分疫苗纳入到该省城镇职工基本医疗保险个人账户支付范围内；深圳市人力资源和社会保障局在 2011 年印发了综合医疗保险预防接种生物制品目录；此外，一些地方政府在财力允许的条件下，扩大了地方财政对部分二类疫苗的支持，如北京市免费向老年人和儿童提供流感疫苗接种服务。

可借鉴国外的疫苗筹资机制，如法国 85% 的疫苗在私立医疗机构接种，而疫苗费用的 65% 由社会医疗保险报销，剩下 35% 由使用者或补充性医疗保险进行支付；德国 90% 的疫苗通过法定医疗保险进行报销，儿童疫苗费用由父母的法定医疗保险进行报销，剩下 10% 的疫苗由私人医疗保险报销或使用者支付。因此，将参保人接种疫苗的预防保健费用纳入医保管理及支付范围，实现由单纯的大病、疾病保险向健康保险过渡将成为必然趋势。

（2）疫苗接种针次多：一项针对儿童一类疫苗接种现况调查分析，需要全程接种多剂次的一类疫苗免疫程序执行的完整性较差，多剂次免疫程序的一类疫苗全程接种率较低。提示需进一步深化研究，在保证疫苗有效性基础上减少疫苗的接种剂次。对于需要多剂次接种的疫苗，非全程免疫可能会严重影响疫苗的免疫效果，从而影响针对传染病的预防控制效果，所以需要给予更多关注。

（3）接种疫苗的间接费用：如时间成本和交通费用等。研究发现，降低疫苗接种的总成本，包括时间成本，可以增加接种率，特别是那些没有接种经验的人群。即使在那些免费提供疫苗的地区，个人去接种地点接种时也是需要发生交通费用（燃油费或者车票）和时间成本（交通时间和等待时间）。Jeuland 通过构建零膨胀的计数模型和二分类选择模型，对霍乱疫苗免费时的个人需求进行分析，发现随着交通成本的增加，包括时间和金钱花费，家庭对疫苗的需求减少。尽管大量研究证明社会人口学特征是影响个人乙肝疫苗利用和需求的重要因素，但是二类疫苗自费接种的背景下，接种的直接成本和间接成本必然会阻碍个人对接种服务的利用和需求。国外很多关于重点人群免费提供乙肝疫苗的研究发现，接种疫苗的间接成本对疫苗接种率具有显著影响，对于成人来说影响接种服务利用和需求的一个重要因素就是接种的方便性。

3. 社会公众宣传力度

由于医务人员对部分二类疫苗相关的疾病知识缺乏，一方面造成部分预防接种单位未将某些二类疫苗纳入服务项目，另一方面造成预防接种医务人员对居民的健康宣传和健康教育欠缺；同时，身为家长的居民，由于相关知识匮乏未了解到某些疾病的严重性和疫苗的有效性，从而使儿童错过了接种疫苗的最佳时间。

有研究显示，某些地区通过儿童保健知识讲课和组织家长间相互交流沟通等多种宣传教育手段，使儿童某种二类疫苗接种率得到显著提高。所以，社会公众对疫苗及其疾病相关知识的掌握至关重要，今后可充分利用各种媒体，大力开展某些对降低疾病负担有显著作用的疫苗知识宣传，定期到社区举办一些专业性的知识讲座，广泛宣传某些二类疫苗接种的好处。同时，作为公众和疫苗之间媒介的医务工作者及媒体应积极宣传我国免疫规划政策和取得的成就，推动公众正确认识免疫规划政策和疫苗接种措施，提高公众对疫苗接种的认知，向公众全面、科学地介绍传染病和疫苗的相关知识，保护公众健康。预防接种是我国公共卫生事业的一个重要组成部分，公共卫生是人民大众的卫生，只有社会、医务工作者、媒体和公众共同努力才能完成这一神圣的使命。

第 3 节　乙肝疫苗接种意愿与接种行为相关研究

为了全面了解目前国内外关于乙肝疫苗接种的研究情况，并形成最终的“控制变量”，我们有必要对国内外关于乙肝疫苗接种意愿和接种行为的文献进行综述，从而对其影响因素进行归纳总结。

一、国外研究现状

由于乙肝疫苗的地区流行特征，国外对于乙肝疫苗的接种意愿和接种行为的研究并不均衡，非洲地区的研究跟我国绝大多数研究一样，研究对象集中于新生儿和儿童。而对于发达国家，研究对象大多集中于高危成人群体，比如同性恋人群及医务工作者等。国外对于其他疫苗的接种意愿和接种行为也进行了一系列的研究，并将比较低的接种率归结为以下几个原因：父母对于子女疫苗接种的不重视、没有关于疾病的充足信息、接种服务的可及性较差等原因。

（一）乙肝疫苗接种意愿研究现状

关于乙肝疫苗接种意愿的研究不多，而且研究多为定性研究，将认知变量作为了一个

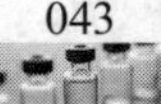

主要的解释变量引入研究中，这里的认知变量包括两个角度，一个是被接种者的认知对其接种意愿的影响，也就是本研究的角度，Ymba 等在对孕妇关于破伤风疫苗和乙肝疫苗接种意愿的研究中发现：对于传统在家分娩的孕妇，破伤风的危害和传染性更易被理解和接受，尽管在调查前已接受了两种疾病知识的健康教育，孕妇对破伤风疫苗的接种意愿仍明显高于乙肝。所以，孕妇对疾病病因和严重程度的认知会影响其对疫苗的接受性。

另一个角度则是从接种服务提供者的角度出发，研究接种服务提供者的认知情况对被接种者接种意愿的间接影响。比如 Gugelmann 等在瑞士对 62 名儿科医生和家庭医生进行了关于乙肝疫苗认识和接种意愿的研究后发现，大部分医生表示想了解更多关于乙肝和乙肝疫苗的知识，比如，乙肝的流行情况、乙肝疫苗的安全性、有效性和价格。结果表明，给予医务工作者准确全面的信息，让他们了解乙肝疫苗的重要性，是提高乙肝疫苗接种率的基础工作，医务工作者正确有效地宣传有助于提高人群对乙肝疫苗的接种意愿。

（二）乙肝疫苗接种行为研究现状

国外关于乙肝疫苗接种行为的研究较多，主要集中在影响因素方面，这些影响因素大致可以归结为以下几类：①人口学特征，比如年龄、性别等；②社会经济状况：职业、婚姻状况、受教育水平、经济收入水平、医疗保障情况等；③卫生服务状况：卫生服务可及性等；④认知水平，包括对乙肝、乙肝疫苗、接种服务信息等各方面的认知情况等；⑤其他因素。几乎所有的研究显示，个体乙肝疫苗的接种行为是个体人口学特征、社会经济状况、卫生服务状况和其他各方面因素相互作用共同形成的。下面针对这些因素我们分别进行讨论。

无论是对儿童还是成人的研究，年龄在所有的乙肝疫苗接种行为中几乎都是很重要的影响因素，这个变量在不同国家和地区中代表的意义有所不同，在乙肝病毒垂直传播比较严重的国家，由于国家的乙肝疫苗免疫政策，接种乙肝疫苗可能是一种强制性的政策干预结果，不同的年龄也就代表着不同的政策内容。有的研究为避免政策对研究结果的强大混杂作用，按国家政策的目标人群进行分层，对处于同一政策背景下的人群分别研究，提出针对不同的人群制定不同的免疫政策。在意大利，乙肝疫苗是通过国家卫生保健服务向特定易感人群免费提供的，比如乙肝病毒携带者的家庭成员、医务人员、新生儿和 1980 年以后出生的人，Scognamiglio 等选定了居住在南意大利的乙肝病毒携带者家庭成员和 1980 年以后出生者两组目标人群，运用多重 Logistic 回归分析、OR 值来展示风险因素的影响程度，结果显示：性别、年龄、工作状况和教育水平对乙肝疫苗接种率具有显著影响。Jain 和 Hennessey 对美国青少年乙肝疫苗覆盖程度的研究发现：影响每个年龄段乙肝疫苗接种率的因素各不相同，年龄越小的青少年从全面覆盖的政策中获益越多。这些研究也启示我们：对不同人群的危险因素有一个明确的认识，对针对不同人群制定不同的免疫策略具有重要的现实意义。

对于乙肝和乙肝疫苗的认知水平直接关系到监护人对其子女和自身接种行为的产生。伊斯坦布尔一项对 221 个儿童的调查中，Logistic 回归显示主要的未接种原因为：居住在农村，距医疗卫生机构太远，对疫苗完全不了解，孩子的父亲不允许接种疫苗，由于生病而耽误了疫苗接种时间等。

接种服务的可及性对乙肝疫苗接种行为的影响也在其他国家和地区得到了验证，这些研究主要集中在公共卫生服务欠发达地区。比如，伊朗的乡村初级卫生保健网络主要是以流动性的男性和女性医疗卫生工作者团队组成，而城市网络为固定的医疗机构。Nasseri 等的研究结果显示，与我国不同，在同一年龄儿童的乙肝疫苗全程接种率方面，伊朗的乡村（44.1%）要高于城市（34.9%）。主要原因是乡村工作人员自由流动的工作方式在寻找、拜访被接种对象及进行免疫知识宣传方面具有积极、灵活的优势。在南非乡村地区，Ndirangu 等对包含乙肝疫苗的儿童疫苗覆盖率进行了研究，在多分类 Logistic 回归分析中，控制了家庭人均收入、母亲年龄、母亲受教育水平、与主要道路的距离及固定或流动诊所等变量后显示，与流动诊所和主要道路的距离与儿童的疫苗接种状况有反向关系，研究者提出：政策制定者应该在非洲乡村增加流动诊所的数量以提高广大人群对疫苗的可及性。

无论是儿童还是高危成人人群的接种行为，社会经济状况这一变量的作用都不容小视。Theeten 和 Vandermeulen 等对比利时学校 7 岁儿童的基础疫苗接种行为进行了研究，结果显示：社会经济状况、公共卫生服务可及性对疫苗接种率有一定的影响。Siconolfi 等对纽约市的同性恋、双性恋者的甲肝和乙肝疫苗的接种率及卫生保健的可及性进行了调查，多变量模型显示：年轻、拥有保险、卫生服务可及性好的人接种率较高。

在对孕妇的乙肝疫苗接种行为研究中，发现职业是重要的因素。Karl 和 Chan 等分别对德国和中国香港地区的孕妇乙肝疫苗接种情况进行了调查，并对影响她们自费接种的因素进行了分析。多元 Logistic 回归显示职业是两个调查中所发现的共同影响因素，其次分别为乙肝流行地区的旅行史、年龄、受教育水平、职业、婚前检查史、规律的健康查体和家庭月收入。

二、国外研究总结

（1）由于乙肝在世界各地区的流行情况不同，各地区研究的人群和侧重点各不相同。西方发达国家的流行方式主要是水平传播，所以研究对象集中在高危和易感人群，如同性恋人群和医务工作者等；而在乙肝高流行率的发展中国家，对于儿童、新生儿及青少年的研究较多。

（2）研究对象集中于特定人群，比如孕妇、新生儿及其父母、儿童及其父母、医务工作者等。

（3）每个国家根据自己的国情都有针对性的免疫策略，被研究对象的乙肝疫苗接种意愿和接种行为会因为所在国家或地区的卫生保健体制和免疫策略不同而各有特点，因此各个国家的国情和卫生保健体制会影响乙肝疫苗接种免疫策略的内容和工作重点，进而影响被调查对象的乙肝疫苗接种意愿和接种行为，这一重要因素在分析和研究时不容忽视。

（4）由于乙肝和乙肝疫苗知识的匮乏阻碍了个体接种意愿和接种行为的结论在几乎所有研究中都得到了验证，而基层医务工作者在乙肝和乙肝疫苗知识传播中起着关键的作用，所以从供方的角度，我们也看到了通过提高医务工作者的认知水平和业务素质，来提高人群的认知水平，从而提高其接种意愿和接种行为，这为政策制定提供了一种新的思路。

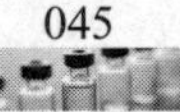

（5）在研究方法方面，定量研究中多采用 Logistic 多因素回归分析，定性研究多为调查对象集中访谈。

（6）对于乙肝疫苗接种意愿和接种行为的影响因素，国外研究的主要因素有以下方面：①供方：卫生保健服务的可及性、疫苗接种服务的提供方式、医务工作者的认知和工作积极性、乙肝疫苗的安全性、有效性等。②需方：（新生儿、儿童及青少年父母）乙肝及乙肝疫苗的认知、经济状况、职业、医疗保障情况、教育水平、家庭状况（父母婚姻状况、家庭规模、儿童在家中的地位）等。

三、国内研究现状

（一）儿童的乙肝疫苗接种研究

国内对于个体乙肝疫苗接种意愿的研究较少，主要是针对行为的研究，大多数研究集中在儿童的接种率指标。研究的结果随着我国乙肝疫苗政策的发展而差异较大。自计划免疫保偿政策实施到取消，然后到 1992 年将乙肝疫苗纳入计划免疫和 2002 年推出新生儿免费接种乙肝疫苗政策之后，国内学者围绕这些政策所达到的效果和现存问题开展了许多研究。

在计划免疫保偿时期的研究中，尹爱红、朱徐、何庚声等学者分别对计划免疫保偿制时期的山东、全国 10 个省、甘肃省的乙肝疫苗接种情况进行了研究。尹爱红发现儿童性别、医疗保健制度、看护人的乙肝疫苗接种知识、家长对儿童接种乙肝疫苗的自觉性、接种乙肝疫苗一次性收费等因素对儿童的乙肝疫苗接种具有显著影响；朱徐则认为计划免疫保偿制对乙肝疫苗接种率的影响最大，其次为地理地貌、经济水平和家长的计划免疫知识水平；而何庚声认为影响儿童计划免疫接种的主要因素是：经济收入、地理地貌、儿童计划免疫保偿入保率、儿童母亲文化程度、冷链运转次数、儿童出生地点（家中或医院）等。

国内对于儿童乙肝疫苗接种行为的研究中，监护人认知水平的作用几乎在所有的实证研究中都直接或间接地得到了检验，但有的研究是采用父母的文化程度、对疫苗接种信息的缺失等问题间接反映了个体的认知水平。原卫生部在全国 31 个省（自治区、直辖市）的大规模研究中得到影响乙肝疫苗接种的因素：接种服务提供不足、缺乏服务信息、费用问题；影响儿童乙肝疫苗首针及时接种的主要因素是儿童的出生地点，这也反映了经济状况对接种率的影响。2009 年，Zhou 等在我国进行了关于乙肝疫苗覆盖率的调查，通过 OR 值发现，随着医疗机构级别的降低，出生儿童的乙肝疫苗接种率越来越低；同时，疫苗接种卡的缺失、监护人缺少乙肝疫苗知识是阻碍儿童乙肝疫苗接种的重要因素。所以，提高住院分娩率、普及乙肝免疫知识是提高疫苗覆盖率的重要举措。唐继海等的研究认为儿童监护人的知识水平是影响疫苗接种率的重要因素，接种人员掌握计划免疫的相关知识会影响疫苗的接种率，不接种疫苗的原因主要是监护人不知道疫苗相关接种信息，比如接种时间、地点和接种形式等。

对于不同人群、不同地区的研究可能会得出不一致的结论。比如，曹桂珍和彭卓维对于两个不同地区儿童的乙肝疫苗接种率及影响因素进行了研究得出不一致的结果。曹桂珍等的研究发现：经济状况好、收入高的家庭新生儿的首针及时接种率、全程及时接种率和全程接种率三个指标都高于经济状况较差、收入较低的家庭，这与绝大部分的研究结果一致。而彭卓维等的研究则认为家庭经济收入水平对本区儿童的乙肝疫苗及时接种率无影响，但儿童出生地点、农村孕产妇文化水平和保健知识知晓率、免疫接种人员对乙肝疫苗的认识及接种技术的把握程度、乙肝疫苗的接种形式都被认为是对这三个指标的显著影响因素，这与王东海、周勇等的研究结果相似。

即使是对于同一地区的研究，由于抽样方法或研究设计的不同，也会得出不同的结论。比如，张静和郑景山等学者对湖北省儿童的计划免疫现状及影响因素进行了研究。张静等研究的结果显示：武汉市户籍、父母文化程度高、家庭经济状况好、建立免疫接种卡是乙肝疫苗计划免疫的促进因素。而郑景山的研究发现儿童未接种或未全程接种乙肝疫苗的主要原因是：本地不提供服务、接种信息缺失；多因素回归分析显示：城市农村分层组群、家庭年收入、儿童出生地点、父母文化程度、儿童监护人乙肝防治知识水平、接种证 / 卡是否齐全、地形地貌、儿童胎次等 9 项因素对儿童乙肝疫苗全程接种率有极显著影响，而儿童性别和户口状况对乙肝接种率的影响差异不显著。

（二）儿童的乙肝疫苗首针及时接种研究

以往研究多集中于儿童的乙肝疫苗接种情况，在我国儿童的乙肝疫苗接种情况得到大幅提高之后，近年来，专门针对儿童乙肝疫苗首针及时接种的研究日趋增多。乙肝疫苗首针及时接种是指新生儿出生后 24 小时内接种第 1 针乙肝疫苗。有研究报道，新生儿首针乙肝疫苗的及时接种可减少＞90% 的由 HBsAg 阳性母亲传给子女的发病数，因此乙肝疫苗首针及时接种是预防乙肝感染的最重要环节。目前关于儿童乙肝疫苗首针及时接种率的研究多集中于住院分娩的新生儿乙肝疫苗首针及时接种情况，这些研究中阻碍新生儿乙肝疫苗首针及时接种的因素最主要的原因为新生儿的健康因素，比如新生儿体重不符合接种乙肝疫苗的要求（＜2 500g），其中，有一项研究发现，2 300g≤体重＜2 500g 者占所有未及时接种乙肝疫苗低体重儿的 46.69%。所以有学者提出将新生儿接种乙肝疫苗的体重标准降低。除此之外，外地新生儿和本地新生儿在乙肝疫苗首针及时接种率方面也存在差异，如张先慧等的研究发现乙肝疫苗首针及时接种率本地新生儿为 96.20%，而外地新生儿为 85.32%（$P<0.01$）。其次，家长拒绝也是其中因素之一。

还有学者将研究对象扩展到儿童，研究其他因素对儿童首针及时接种率的影响。朱秀兰和龚富强等为消除国家政策的影响，研究了同一地区、同一免疫策略，但不同生活质量人群的乙肝疫苗免疫效果及其影响因素，以采取针对性措施，他们定点观察了 1997～2004 年出生的 437 名儿童，结果显示：儿童出生地点、胎次、父母从事的职业和家庭经济收入对乙肝疫苗首针及时接种率的影响具有统计学意义。刘彩等通过对河北省儿童的乙肝疫苗首针及时接种率进行调查发现，年龄越小、出生在高级别医疗卫生服务机构、具有户口和父母文化程度较高的农村儿童乙肝疫苗首针及时接种较好（表 2-4）。

表 2-4 2008～2018 年我国 15 岁以下儿童乙肝疫苗接种行为研究概述

年份	题目	地区	人群	样本量	乙肝疫苗接种率	首针及时接种率	全程接种率
1998	中国 10 个省乙型肝炎疫苗接种率及其影响因素	10 个省（云南、贵州、广西、湖北、河南、河北、陕西、山西、甘肃及新疆）开展项目	1994 年 7 月 1 日～1995 年 6 月 30 日出生的儿童	组群抽样原则：8 389 名儿童	山区 18.1%、丘陵地区 36.3%、平原地区 65.5%		82.9%
2008	提高贫困地区乙肝疫苗及时接种率策略研究	两个民族地区国家级贫困县保亭县和白沙县作为研究现场	2006 年 7 月 1 日～2007 年 6 月 30 日出生的新生儿，包括流动人口	1 100		79.5%	
2009	15 岁以下儿童乙肝血清学检测与乙肝疫苗接种状况分析	马鞍山市每县（区）抽取 2 个村，共抽取 8 个行政村	15 岁以下儿童	978	乙肝疫苗报告接种率为 87.89%		
2010	诸城市 2008～2009 年新生儿首针乙肝疫苗接种情况分析	诸城市	出生新生儿	抽取 2008 年和 2009 年出生的儿童各 240 名，共 480 名	新生儿乙肝疫苗接种率为 98.28%	24 小时及时接种率为 97.71%，及时接种率为 97.92%	入户调查接种率为 99.17%
2010	章丘市城区 1～15 岁儿童乙肝疫苗接种情况调查分析	章丘市城区	市辖区域内 1～15 岁（1994～2008 年出生）的常驻及流动儿童	儿童 24 866 人		及时接种率为 95% 以上	全程接种率达到了 99.83% 以上
2010	石嘴山市新生儿乙肝疫苗接种情况分析	2007～2009 年在市、区级医院、妇幼保健院、社区产科出生的新生儿	产科出生的新生儿	市级医院调查 16 315 名，保健医院调查 731 名，社区门诊调查 703 人		及时接种率 2007 年 96.7%，2008 年 96.98%，2009 年 97.45%	全程接种率 2007 年 96.82%，2008 年 97.43%，2009 年 99.70%
2010	天水市农村乙肝疫苗接种情况调查分析	在每个县区随机抽取 30 个村级接种单位，每个村级接种单位	调查 2008 年 1 月 1 日～12 月 31 日期间出生的 7 名儿童	共抽取五县两区的儿童 1 470 名	乙肝疫苗首针接种率为 98.91%	及时接种率为 74.97%	
2010	平川区 2009 年 8～15 岁人群乙肝疫苗接种现状调查与分析	平川区	2009 年 8～15 岁人群	共调查 8～15 岁人群 23 596 名			全区平均全程接种率为 22.24%
2010	青海省儿童乙肝疫苗接种与健康教育开展情况	2006 年 9 月～2007 年 3 月、2007 年 9 月～2008 年 3 月分别在海南州 5 县和海西州、黄南州、玉树州、果洛州及海东地区 30 个县	小学和托幼机构儿童	33 万	接种率为 98.09%		

续表

年份	题目	地区	人群	样本量	乙肝疫苗接种率	首针及时接种率	全程接种率
2010	山东省2004～2008年产妇乙肝病毒检测及新生儿首针乙肝疫苗接种监测结果分析	山东省各级医疗机构产科接种室每月按照统一报表上报辖区县级疾控机构	产妇HBV感染及新生儿HepB1接种资料	住院分娩产妇4 167 691名，医院出生新生儿4 216 611名		首针及时接种率平均为96.76%	
2010	2009年泰安市泰山区产妇HBsAg	山东省泰安市泰山区	分娩产妇及新生儿	分娩产妇11 974名，新生儿11 974名		新生儿首针及时接种率为98.15%	
2010	10 000例新生儿首针乙肝疫苗接种分析		2008～2015年出生新生儿	10 000	接种率为90.91%	及时接种率为90.00%	
2010	36 971例住院分娩新生儿首针乙肝疫苗接种情况分析	中山医院青浦分院、朱家角人民医院	2004～2009年出生新生儿	36 971	本市户籍人口孕产妇新生儿首针乙肝疫苗接种率为97.68%；外来流动人口孕产妇新生儿接种率为96.37%	本市及外来人口新生儿及时接种率分别达97.46%、96.24%	
2010	2005～2008年杭州农村地区有产房医院首针乙肝疫苗接种情况	从杭州市13个区（县、市，下同）中，每区县每年抽查农村地区有产房的医院1家	3个月的新生儿	16 457		农村地区医院产房新生儿首针乙肝疫苗的接种率、及时接种率达到了99.30%、99.14%	
2010	2006年枣庄市薛城区1～14岁农村儿童乙肝疫苗接种及其效果评价	枣庄市薛城区采用分阶段整群随机抽样方法，抽取陶庄、周营、临城3个乡镇	1～14岁农村儿童	294	接种率为88.78%	首针及时接种率为80.27%	85.71%
2010	丰城市某镇2000～2009年乙肝疫苗接种概况及乙肝流行病学分析	丰城市尚庄	1～15岁儿童	3.8万	自2003年开始，接种率均保持在85%以上		
2011	新化县0～3岁儿童乙肝疫苗接种率调查分析	新化县	新化县20个乡镇2004年5月～2007年5月出生的儿童	386	首针接种率为99.22%	首针及时接种率为37.05%	全程接种率为89.9%
2011	泰宁县流动人口乙肝疫苗接种及影响因素分析	泰宁县	10个乡镇184名出生12～18月龄的流动儿童及其母亲为调查对象	184		首针及时接种率为95.7%，全程及时接种率为81.0%	HepB全程接种率为86.4%

续表

年份	题目	地区	人群	样本量	乙肝疫苗接种率	首针及时接种率	全程接种率
2011	甘肃省乙肝疫苗接种与乙肝病毒感染相关性分析	抽取甘肃省 5 个县区：天水市麦积区为城市监测点；抽取白银市景泰县、张掖市甘州区、酒泉市、敦煌市、甘南州临潭县为农村监测点	1～59 岁人群	2200	乙肝疫苗接种率由 1992 年前出生人群的 19.37% 提高到 2002～2006 年出生人群的 89.37%	1～14 岁儿童乙肝疫苗首针及时接种率仅为 46.79%	1～14 岁儿童乙肝疫苗首针接种率为 77.52%
2011	2007～2009 年克拉玛依市 1～1.5 岁儿童乙肝疫苗接种情况调查	随机抽取克拉玛依区 12 个、白碱滩区、独山子区各 7 个、乌尔禾区 4 个居委会	1～1.5 岁儿童	918		首针及时接种率为 85.19%	全程接种率为 94.88%。
2011	常熟市城区儿童首针乙肝疫苗接种情况及影响因素分析	常熟市疾病预防控制中心城区计划免疫科数据库	2010 年出生，乙肝疫苗首针未及时接种的儿童家长		常熟市城区儿童乙肝疫苗接种率、合格接种率分别为 99.74%、90.47%	首针及时接种率为 86.32%	
2011	阿拉山口口岸流动儿童乙肝疫苗接种率调查分析	全阿拉山口口岸	1～4 岁儿童	424		2006 年首针及时接种率为 60.37%；首针及时接种率为 83.68%	2006 年 68.86%；2011 年 91.63%
2011	2001～2008 年上海市虹口区产科医院新生儿首针乙肝疫苗科医接种情况分析	2001～2008 年上海市虹口区各产科医院月报数据库以及《新生儿乙肝疫苗、卡介苗接种登记册》	新生儿	33 440	2001～2008 年乙肝病毒抗原阳性母亲的新生儿平均乙肝疫苗接种率为 96.02%，阴性母亲的新生儿平均乙肝疫苗接种率为 97.35%	2001～2008 年乙肝病毒抗原阳性母亲的新生儿及时接种率为 95.26%；阴性母亲的新生儿及时接种率为 96.74%	
2012	2003～2010 年陕西省蓝田县新生儿乙肝疫苗接种效果和流行特征	陕西省蓝田县	新生儿	94 716		80.0%	
2012	鄂尔多斯市婴儿乙肝疫苗接种率及其影响因素的多元 Logistic 回归研究	鄂尔多斯市	婴儿	243	全市婴儿乙型肝炎疫苗免疫接种率 99.2%	91.7%	

续表

年份	题目	地区	人群	样本量	乙肝疫苗接种率	首针及时接种率	全程接种率
2012	东莞市1～14岁儿童乙肝疫苗接种情况调查分析	多阶段分层随机抽样方法抽取10个居委会/行政村	1～4岁和5～14岁常住人口作为调查对象	共调查1～14岁儿童1 273名，男709名，女564名	1～14岁儿童乙肝疫苗全程接种率、合格接种率和首针及时接种率分别为95.52%、92.77%、82.17%	86.18%	在家出生儿童乙肝疫苗全程接种率、合格接种率、首针及时接种率分别为79.01%、67.90%、56.79%，均低于在县级及以上医院出生的96.79%、93.83%、84.69%和在乡镇级卫生院出生的96.57%、94.79%、83.48%
2012	甘肃省武威市学龄前儿童乙肝疫苗接种和免疫效果调查	抽取甘肃省武威市29个社区或自然村	0～6岁学龄前儿童	675	乙肝疫苗接种率为99.11%		
2012	1993～2009年日照市15岁以下儿童乙肝疫苗接种与乙肝发病情况分析	日照市疾病预防控制系统档案资料	15岁以下儿童	10 238		平均首针及时接种率为88.28%	平均乙肝疫苗全程接种率为90.88%
2012	2010年济南市住院分娩产妇HBsAg检测与新生儿首针乙肝疫苗接种情况分析	济南市	孕产妇及新生儿	73 896		新生儿首针乙肝及时接种率为95.73%	乙肝疫苗及时接种率，本地新生儿为96.20%，外地新生儿为85.32%
2012	汪清县天桥岭林区15岁以下儿童乙肝病毒感染率及乙肝疫苗接种率的现状调查	吉林省汪清县天桥岭林区	15岁以下儿童	3 653	乙肝疫苗接种率为92%		

续表

年份	题目	地区	人群	样本量	乙肝疫苗接种率	首针及时接种率	全程接种率
2012	景泰县200～2009年GAVI项目乙肝疫苗接种情况评价	景泰县	描述性分析2002～2009年乙肝疫苗接种率和乙肝发病率			新生儿乙肝疫苗报告首针及时接种率由2002年的40.01%提高到2009年的99.43%	2002～2009年各年度乙肝疫苗全程报告平均接种率99.26%
2012	合肥市蜀山区儿童乙肝疫苗接种率影响因素分析	随机抽取合肥市蜀山区6所学校	辖区1994年1月1日～2001年12月31日期间出生的在校学生	489	乙肝疫苗总体接种率94.68%	首针及时接种率为57.30%	
2013	乌兰浩特市2011～2012年新生儿首针乙肝疫苗接种情况分析	乌兰浩特市各医院产科	2011年12月～2012年12月全市各乡镇抽取2011～2012年出生儿童	2011～2012年出生的儿童各140名，共280名	接种率为98.21%	乙肝疫苗首针及时接种率为95.71%	
2013	合肥市某区3～14岁儿童青少年乙肝疫苗接种率及乙肝标志物的分布	合肥市某区	3～14岁	8 454	接种率为96.74%		
2013	个旧市适龄儿童乙肝疫苗接种率及影响因素分析	个旧市	1～15岁儿童	1 260	全程接种率为95.71%	首针及时接种率为91.11%	全程及时接种率为85.40%
2013	拉萨市墨竹工卡县1～6岁儿童HBsAg携带率及乙肝疫苗接种调查	拉萨市墨竹工卡县全县7乡1镇，40个行政村	1～6岁儿童	4 400			全县1～6岁儿童HBsAg携带率为2.09%；1～3岁儿童HBsAg携带率为1.48%，低于4～6岁儿童HBsAg携带率为2.79%
2013	陇南市新生儿乙肝疫苗接种项目实施情况分析	陇南市	新生儿		新生儿乙肝疫苗接种率由项目实施前的67.7%，提高到97.6%	首针及时接种率由38.3%提高到44%	

续表

年份	题目	地区	人群	样本量	乙肝疫苗接种率	首针及时接种率	全程接种率
2013	2012 年南宁市妇幼保健院新生儿乙肝疫苗接种率调查分析	南宁市妇幼保健院	住院分娩新生儿	4 559	接种率为 91．16%		
2013	2012 年钦州市第一医院新生儿乙肝疫苗接种调查分析	钦州市第一医院	新生儿	1 973	接种率为 91．99%		
2013	平凉市儿童乙肝疫苗接种及 HBsAg 携带情况调查	平凉市 6 县 1 区，每县（区）抽 60 名，其中城区 16 名，农村 44 名；农村抽 2 个 22 名	1996～2008 年出生的儿童	2～14 岁儿童 420 名	乙肝疫苗接种率为 99.0%		全程接种率为 89.0%
2013	玉林市一院新生儿乙肝疫苗接种状况分析	2012 年 1 月～2013 年 6 月 在玉林市第一人民医院住院分娩新生儿	新生儿	4 473	接种率为 91.01%		
2013	太原市第七人民医院 2010～2012 年新生儿乙肝疫苗接种率调查分析	太原市第七人民医院	2010～2012 年三年间新生儿			首针 24 小时及时接种率为 86.90%	三年的全程接种率为 97.23%，三年的全程及时接种率为 83.87%
2013	潍坊市坊子区 2012 年产前 HBsAg 筛检及新生儿首针乙肝疫苗接种情况分析	潍坊市坊子区	2012 年产前 HBs Ag 筛检及新生儿首针	产妇 2 975 名，所生新生儿 2 612 名	常住新生儿乙肝疫苗接种率分别为 96.13%，流动新生儿乙肝疫苗接种率为 94.21%	常住新生儿及时接种率分别为 93.87%，流动新生儿及时接种率为 90.36%	

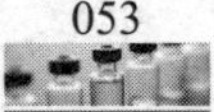

（三）大学生乙肝疫苗接种研究

我国 80% 以上的突发公共卫生事件发生在学校，85% 以上的学校突发事件为传染病流行事件。高校大学生群体聚集性较强，增加了交叉感染的机会，同时，作为文化层次较高、处于性成熟阶段又具有开放思想观念的大学生，也是感染和传播乙肝的重点人群。据中国肝炎防治基金会 2009 年《中国大学生人群乙型肝炎防治现状调查报告》显示，我国高校新生乙肝表面抗原携带率为 9.06%，而其乙肝疫苗接种率仅为 30% 左右。针对乙肝的流行趋势和特点，我国卫生和疾病预防控制部门目前正在积极研究出台新的乙肝疫苗政策，一些地区或将对大学生实行乙肝疫苗免费接种政策。

高丽等在对甘肃省 7 所大学在校大学生进行的调查研究中发现，健康教育在大学生乙肝疫苗接种中具有重要作用。通过健康教育，大学生对乙肝主要传播途径的知晓率、相关知识正确率、对乙肝疾病严重程度和乙肝歧视等方面的认识都有所提高，经过查漏补种，乙肝疫苗全程接种率从 27.95% 提高到了 97.14%。闫修荣等通过对某大学本科大学生的调查研究发现，大学生乙肝接种率约 53%，性别、居住地和专业因素并未影响大学生的乙肝疫苗接种行为，而影响其行为的因素包括：传播途径了解程度、疫苗重要性和必要性认知、做过乙肝检查、家人患乙肝等因素。田嵩浩等通过对山西省某高校的大学生进行调查研究发现，大学生乙肝疫苗接种率为 78.56%，周围有乙肝患者的大学生，越有可能接种乙肝疫苗，越能认识到乙肝疫苗重要性的学生越容易接种乙肝疫苗，父母为医务人员的大学生也更愿意接种乙肝疫苗（表 2-5）。

（四）成人乙肝疫苗接种研究

针对成人乙肝疫苗接种意愿和接种行为的研究中，乙肝和乙肝疫苗的认知情况也凸显出了非常重要的作用。敦哲等学者运用分层整群随机抽样方法抽取海淀区 20～65 岁组的不同职业人群，进行一项包括 13 个问题的“乙型肝炎防控知识问答”和“有关乙肝疫苗的问答”，结果表明：调查对象对乙肝的“病因、免疫预防”等知识的掌握最为不足，多因素分析显示：“乙型肝炎防控知识问答”的得分和乙肝疫苗接种的情况与被调查对象的性别、职业、家庭收入、文化程度、婚姻状况、居住地等因素有关。谈逸云等学者对闵行区成人乙肝疫苗接种情况的调查发现，对乙肝相关知识了解不够、经济状况以及成人接种服务不够便利等是阻碍闵行区成人主动接种乙肝疫苗的主要因素。

对于成人来说，接种地点、接种时间等信息方面的认知缺失也是造成其没有接种乙肝疫苗的重要因素。比如，王怀等用卡方检验对北京市成人的乙肝疫苗接种率进行比较发现，性别、年龄、职业、文化程度、收入、城市和郊区在接种率方面差异有统计意义，未接种乙肝疫苗的原因中，最主要的为不知道有疫苗或不了解接种地点。阚褚明和邓秋云等的研究也认为乙肝防治认知水平越高，乙肝疫苗接种比率越高。尽管大量研究证明社会人口学特征是影响个人乙肝疫苗利用和需求的重要因素，但是二类疫苗自费接种的背景下，接种的直接成本和间接成本必然会阻碍个人对接种服务的利用和需求，朱大伟在其研究中

表 2-5 2008～2018 年大学生乙肝疫苗接种情况研究概述

年份	题目	地区	人群	样本量	乙肝疫苗接种率	全程接种率
2008	2007 年广州部分大学生乙肝疫苗接种与乙肝相关知识态度调查	广州市随机抽取中山大学（南校区）、广东工业大学、广州中医药大学、广东药学院	20～23 岁大学生	200	乙肝疫苗接种率为 76.44%	全程接种率为 64.92%
2010	朝阳市某专科学校新生乙肝疫苗接种情况调查分析	朝阳市师范高等专科学校	17～19 岁入校新生	1 475	乙肝疫苗接种率为 74.03%	
2012	甘肃省大学生乙肝疫苗接种与健康教育效果评价	甘肃省	甘肃省 7 所大学在校大学生	项目实施前调查 2 877 名，终期评估调查 3 074 名	乙肝疫苗接种率 98.54%，全程接种率为 97.14%	
2013	某校大学新生乙肝疫苗接种情况及其影响因素的调查分析		某综合性大学 2012 年理、工、文、医等专业本科新生，经入学体检后，乙肝“两对半”全阴的 3 647 名学生	3 647	乙肝疫苗接种率为 85.66%	全程接种率为 96.38 %
2014	哈萨克族中职女生乙肝疫苗接种及相关情况调查	新疆地区 4 所中职学校在校哈萨克族女生	15～18 岁女生	4 802	乙肝疫苗接种率 64.31%	
2014	兰州地区大学生乙肝疫苗接种率及影响因素分析	兰州地区高校中抽 4 所学校	大学生	1 670	乙肝疫苗接种率为 75.63%	全程接种率为 34.77%
2015	大学生乙肝疫苗接种率影响因素分析	南京某高校	2013 年在南京某高校就读的 1～4 年级不同专业的本科生	2 135	乙肝疫苗接种率为 53%	
2015	大学生乙肝疫苗接种状况及知识、态度调查		2012～2015 年在校的大学生	4 000		
2016	南宁市某医学高校大学生乙肝疫苗接种率影响因素分析	广西医科大学	大一至大四年级的临床专业、护理专业、预防专业中，各年级各专业分别随机抽取规模相当的 1 个班级学生	550	乙肝疫苗接种率为 83.53%，	全程接种率为 50.12%
2017	山西省某高校大学生乙肝疫苗接种情况及其影响因素	山西省某高校	2014～2016 年入学的大一至大三的本科生和专科生	541	乙肝疫苗接种率为 78.56%	全程接种率为 26.25%
2018	山东省禹城市大学生乙肝疫苗接种情况及其影响因素分析	在山东省禹城市抽取 5 所大学	大学生	3 216	乙肝疫苗接种率为 58.69%	

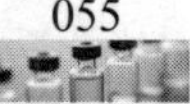

发现，对于成人来说，影响接种服务利用和需求的一个重要因素就是接种的方便性，包括接种疫苗的时间成本、交通成本等。

与儿童的乙肝疫苗接种行为一样，不同调查对象、不同地区的研究结果可能会大相径庭。比如，唐爱平、葛阜阳和查日胜的研究都发现年龄是影响调查成人乙肝疫苗接种率的显著性因素，在葛阜阳和查日胜等的研究中还提到了：文化程度和经济水平是相对次要的因素，而王艳等在天津市河北区 15 岁以上乙肝高危人群疫苗接种率及知晓率进行的调查中发现，职业是显著因素。Chen 等利用 1999～2002 年的国家健康和营养数据对 20～59 岁的人群甲肝和乙肝疫苗接种率进行比较分析。Logistic 回归分析显示，在高危人群中单身、男性、年龄在 50～59 岁和没有保险是接种不足的影响因素。

王莉霞等提出疫苗覆盖率的影响因素要从供方和受方两方面考虑，第一是作为供方卫生服务体系的资源投入和组织管理情况，即接种服务的提供时间、地点是否方便，疫苗反应以及信息传播等方面；第二是作为受方的目标人群的社会经济状况和母亲的文化水平，人口的流动以及家长的知识、态度和行为等（表 2-6）。

四、国内研究总结

（1）研究地区：多为小范围的区域性研究，比如区、县、省行政区域范围内的研究。

（2）研究对象：一般为特定人群，多为新生儿或儿童、医务工作者等易感人群，最近几年，针对流动儿童乙肝疫苗接种行为的研究日渐增多，而专门针对成人的研究较少，且研究指标主要集中于乙肝疫苗接种率，儿童乙肝疫苗首针及时接种率多集中于医院的新生儿。对于成人的研究虽然较少，但研究结果大都发现了个体认知水平的重要作用，在政策尚未覆盖的背景下，个体认知水平会对其健康行为产生重要影响；而对于新生儿和儿童而言，因为有较为系统的政策支持，特别是新生儿在出生单位即可以享受出生 24 小时以内的乙肝疫苗接种，但是这些研究大都关注了影响到新生儿乙肝疫苗首针及时接种率的其他因素，即新生儿的出生机构，因为正规医院出生的新生儿即可以享受乙肝疫苗的及时接种，而如果是在家里或其他不正规医疗机构出生的新生儿，可能就会耽误乙肝疫苗首针的及时接种，所以在新生儿乙肝疫苗首针及时接种的研究中，出生机构成为一个非常重要的变量。但是对这一变量进行深层次的思考可以发现，决定在哪个医疗机构进行分娩，一方面会受到家庭经济水平等因素的影响，另一方面，儿童家长的认知水平同样会对接种机构的选择产生一定程度的影响。

（3）研究方法：所有的研究都为实证研究，研究方法都比较简单，多为一般性的统计描述和单因素分析，只有几项研究采用了 Logistic 回归的多因素分析。

（4）研究结果：不同的研究地区和研究人群会得出不同的结果，特别对乙肝疫苗接种意愿和接种行为的影响因素研究方面，比如王东海、周勇等对儿童乙肝疫苗接种影响因素的研究中，家庭收入水平是一项有显著影响作用的因素，而在彭卓维等学者对中山市某区儿童乙肝疫苗接种率及其影响因素的研究中，得出家庭经济收入水平对本区儿童乙肝疫

表 2-6　2008～2018 年成人乙肝疫苗接种情况研究概述

年份	题目	地区	人群	样本量	乙肝疫苗接种率	全程接种率
2008	城区居民乙肝知识知晓率与乙肝疫苗接种率关系调查	无锡市城区 2 个街道中随机抽取 4 个社居委	居住满一年以上的 20 岁以上居民	3 439	乙肝疫苗接种率为 61.4%	
2010	汉川市成人乙肝病毒感染与乙肝疫苗接种状况的对比性分析	某门诊进行乙肝防治知识咨询和（或）乙肝治疗的 HBV 感染者	21 岁以上 HepB 免疫成功者	786	21 岁以上的已感染 HBV 者 HepB 接种率仅为 43.0%	
2010	淮南市育龄妇女乙肝疫苗接种率及乙肝免疫现状调查	淮南市	女护士 167 名，大学女生 412 名，从业妇女 126 名，农村妇女 121 名，年龄 18～45 岁	826	乙肝疫苗接种率为 38.49%	
2012	中国农村地区成人乙肝疫苗接种及影响因素	宁夏、河北、山东、江苏 4 个省（区）7 个县市 23 个村	≥18 岁农村居民	12 499	乙肝疫苗接种率为 13.89%	全程接种率为 11.02%
2012	血液透析患者乙肝疫苗接种率及影响因素分析	陕西省宝鸡市中心医院	血液透析中心 2005 年 1 月～2010 年 12 月所有患者	2005 年 1～12 月患者 56 名；2008 年 1 月～2010 年 12 月患者 91 名	2005 年 1 月～2007 年 12 月接种率 41.1%，2008 年 1 月～2010 年 12 月接种率 92.3%	
2012	深圳市盐田区 HBsAg 阳性妇女家庭成员乙肝疫苗接种状况及乙肝知晓率的调查	深圳市盐田区综合医院产科分娩及盐田辖区社康门诊就诊的 HBsAg 阳性的育龄妇女家庭	家庭育龄妇女	HBsAg 阳性育龄妇女 120 名，调查家庭内儿童 168 名，配偶 117 名	乙肝免疫球蛋白注射率为 83.3%，HBsAg 阳性妇女配偶乙肝疫苗接种率为 40.2%	全程接种率为 97.00%
2012	我国农村成人选择乙肝疫苗接种的内在动因——基于健康信念模型的分析	流动人口集中的北京市大兴区，区内抽取 3 个村	无乙肝疫苗接种史的成人	858	乙肝疫苗接种率为 39 59%	全程接种率为 34.91%
2012	中国农村地区成人乙肝疫苗接种及影响因素	宁夏、河北、山东、江苏 4 个省（区）7 个县市 23 个村共 4 367 户农村居民	≥18 岁农村居民	12 499	乙肝疫苗接种率为 13.89%	全程接种率 11.02%，接种人群中全程接种率为 79.38%

续表

年份	题目	地区	人群	样本量	乙肝疫苗接种率	全程接种率
2013	慈溪市五种不同职业人群乙肝疫苗接种及对乙肝防治知识知晓程度调查	浙江省慈溪市	五种职业人群包括学生（文化程度为高中及以上）、教师、医务工作者、餐饮类服务者和银行职员	820	其中医务工作者的接种率最高，为 46.80%；教师的接种率最低，为 25.29%；学生为 25.93%；餐饮类服务者为 38.9%；银行职员为 41.73%	
2013	某综合医院 2008～2012 年自费乙肝疫苗接种情况分析	查阅浦口中医院公共卫生科 2008～2012 年生物制品登记本	自费接种乙肝疫苗的成人或儿童家长		2008～2012 年自费乙肝疫苗儿童接种率为 78.27%；成人接种率为 21.73%	
2014	某部士兵 599 例乙肝疫苗接种及免疫效果分析		23～32 岁男士兵	599		全程接种率为 3.4%
2014	河北农村成人乙肝疫苗接种多水平模型分析	在河北省石家庄和保定市抽取 12 个村	16～60 岁成人	4 020	乙肝疫苗接种率为 24.9%	
2016	北京市通州区 20 岁以上人群乙肝疫苗接种率影响因素分析	北京市通州区距离中心城区远近抽取 3 个街道或乡镇的各 1 个居委会	20 岁以上人群	709	乙肝疫苗接种率为 7.2%	
2016	某部新兵乙肝疫苗接种情况及表面抗体水平调查		以 2013、2014 年 1 月入伍且在乙肝加强免疫前的某部新兵作为调查对	4 974	乙肝疫苗接种率为 58.6%	
2016	中国农村地区成人乙肝疫苗接种及影响因素	山东、江苏、宁夏、黑龙江 4 个省（区），根据地理位置、人口数量、生活水平随机抽取 6 个县，每个县抽取 3 个村，共 18 个村	≥18 岁农村居民	13 225	乙肝疫苗接种率为 16.21%	乙肝疫苗全程接种率为 8.7%

苗及时接种率没有影响的结果，这可能与不同的调查地区、不同的调查对象等客观因素有关，这一点需要在我们的研究中深究。但大部分研究得出的影响因素都是共通的，可以借鉴到我们的研究中。

五、国内外研究的启示

在综述国内外关于乙肝疫苗接种意愿和行为的研究后，我们得出以下启示：

（1）将人群按照国家的乙肝疫苗免疫政策进行分层分析，得到处于同一政策背景下人群的影响因素，更有利于针对性地提出政策建议。

（2）对于个体乙肝和乙肝疫苗认知水平会影响其接种意愿和接种行为这一观点已经在该研究领域形成共识，但至今还没有一种比较科学、系统的方法对这一变量进行测量，并量化其在最终意愿和行为中的作用程度。

（3）个体乙肝疫苗接种意愿和接种行为是一项受人口学特征、社会经济状况、卫生服务状况、个体认知水平等因素共同作用的结果，所以，要发掘认知变量的作用，控制变量的角色不容忽视。

本 章 小 结

本章旨在描述和归纳二类疫苗接种意愿和接种行为的相关研究，特别是关于影响因素的研究。首先，简单介绍了我国二类疫苗的管理现状后，从供方角度对影响二类疫苗的相关问题进行了梳理，围绕二类疫苗的流通、销售、质量、价格、监管及疫苗接种服务实施等方面，深入分析了其存在的问题、原因及其对策建议，并对新的二类疫苗相关监管政策的实施进行了简介和述评；其次，从需方角度切入二类疫苗接种相关研究，包括了接种现状和接种影响因素分析两个方面；最后，着眼于乙肝疫苗的接种意愿和接种行为相关研究，从国外和国内两个方面进行了现状述评、研究总结和研究启示相关内容的探讨。

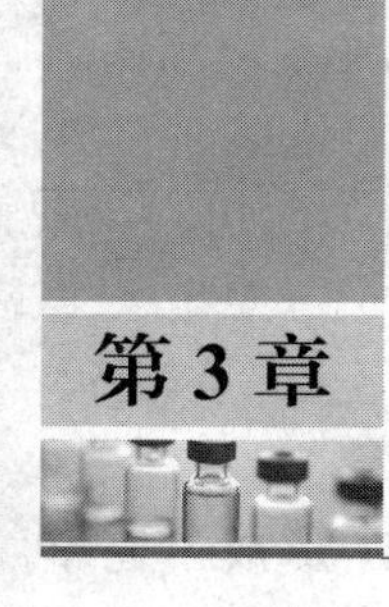

第 3 章

保护动机理论与本研究理论框架

疫苗接种是个体保护自身健康而采取的一种预防乙肝发生的良性行为，是否接种乙肝疫苗反映了人们在主观上是否愿意采取这种保护行为。国内外以往开展疫苗接种意愿和接种行为及其影响因素的研究比较多，但目前还缺乏一种科学、公认、实用的研究理论和方法，特别是理论和实证相结合的研究。保护动机理论为个体自我保护行为的形成提供了新的研究思路，也为我们的研究提供了理论基础。本研究从保护动机理论的含义、与相近理论的比较、在健康相关行为领域的研究及跨理论模型综述等角度进行探讨，并引出了本研究理论框架。

第 1 节　保护动机理论的含义及应用

一、保护动机理论的含义

个体的保护动机是潜在和不易测量的，但已有研究证明将保护动机形成过程的各个部分进行分解量化后，可得到一个比较合理的测量指标。保护动机理论认为健康相关行为来自于个体对结果的预期（expected consequences）和感知价值（perceived value）。但由于社会经济条件、个人经历和外在环境的不同，认知水平存在显著的个体差异，导致健康相关行为也会不同。当面对潜在危险时，个体首先会对这项危险的严重性及易感性进行评估（危险评估），然后会对个体所能采用的预防措施进行评估（应对评估）。

保护动机理论认为保护动机的形成是个体通过对危险评估（threat appraisal）和应对评估（coping appraisal）两个方面的评估综合作用而形成的决策。危险评估是个体对危险性的认识，是在平衡了危险因素带来的严重性和易感性两个因素后形成的，这一认识会引起个体对“威胁”产生恐惧（fear）。有的研究领域曾将“回报”（rewards）这一变量囊括到保护动机理论中。回报即个体采取危险因素后带来的“好处”，例如喝生水的回报是方便、在夏天感觉比较舒服，吃隔夜饭菜的回报是节约、味道好、给人以口感上的享受等。文献综述发现，“回报”被广泛应用于非良性保护行为，如吸烟、酗酒、吸毒及贩毒等。在良性保护行为研究中，还未涉及这一因素。理论创始人罗格（Rogers）在吸烟行为研究中首次提出回报，但在关于乳腺自我检查行为研究中提出，不进行“乳腺自我检查”不会带来任何“回报”，所以舍弃了“回报”。本研究中，由于接种乙肝疫苗是一种良性保护行为，所以排除“回报”。以下以同样为良性保护行为的“乳腺自我检查”为例，对保护动机理论两个评估过程的变量进行详述。

二、保护动机理论模型的内容

罗格等在1975年提出保护动机理论（以下简称PMT）。1983年，PMT形成了完整的理论。1996年，Boer和Seydel确定了该理论的主要组成部分：严重性（severity）、易感性（vulnerability）、反应效能（response efficacy）、自我效能（self Efficacy）、反应成本（response costs）、保护意愿（protection willingness）及保护行为（protection behavior）。

PMT理论假设保护动机是个体所认知威胁的严重性、个体对威胁的易感性、保护行为在抵御威胁方面的有效性、个体采取保护行为的能力及成本5个个体认知因素的线性函数。其中，减少不良行为反应的因素包括健康威胁的严重性和易感性，反应成本会对健康行为起到阻碍作用，而反应效能和自我效能可促进个体健康行为的出现。具体部分和结构如图3-1所示。

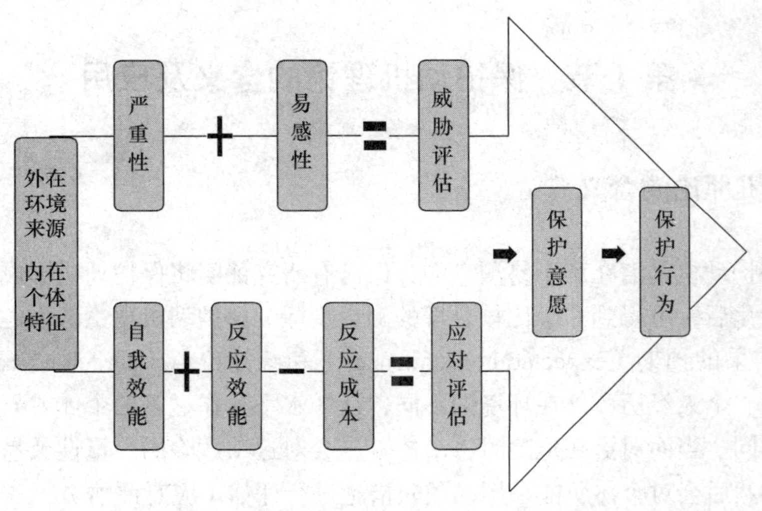

图3-1 保护动机理论模型

（一）严重性

危险因素带来的严重性和易感性，是指危险因素可能对个体自身利益造成的威胁。就“乳腺自我检查”而言，危险因素带来的严重性即为个体对乳腺相关疾病严重性的认识：这种认识是一种个体主观感受，所以，不同的人对严重性的判断是有差异的。比如，由于有些人对乳腺相关疾病的社会宣传接触比较多，就会认为这是一种比较严重的疾病，会给女性带来生理和心理的双重痛苦和压力；而有的人则不以为然，认为乳腺疾病多发于中老年人，这种年龄差距就有可能弱化部分人对于乳腺相关疾病危害的认识。

（二）易感性

易感性是指个体所感知的受到这种危险因素威胁或患这种疾病的可能性的大小。易感

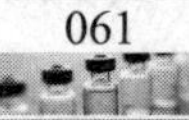

性与个体对疾病的流行趋势、易感因素等的评估有关，比如，如果个体周围只有为数不多的人患乳腺相关疾病，就会使他们存在很大侥幸心理，认为自己患这种疾病的概率较小；相反，如果个体周围有乳腺相关疾病比较严重的实例，就会给其带来危机感和预防意识，考虑采取良性保护行为（乳腺自我检查），从而使自己远离危险因素带来的威胁。个体往往对发病率高、死亡率高、流行范围广的疾病易感性大，而对可能性不大的危害不予关注，人们如何看待自身的易感性将会影响到他们的行为。

应对评估是人们对适应良性反应（adaptive response），也就是预防性的认识，是个体对自身处理和避免危险因素的能力的自我评估。这种评估一般是在平衡以下因素的考虑后所做出的反应：即反应效能和自我效能。

（三）反应效能

反应效能是指个体对所采取的某种保护行为是否起作用的认知。一般而言，个体采取行动是因为他们相信自己可从这一行动中获益。乳腺自我检查可以对乳腺相关疾病早发现、早治疗，起到很好的预防作用，个体越相信这种检查是有利于身体健康、对自己有益处的，就越容易采取这种行为。

（四）自我效能

自我效能是指个体对自己采取某种保护行为的能力的认知，即个体在执行某一行为前对自己能够在什么水平上完成该行为活动所具有的信念、判断和主观感受，是 PMT 的核心部分。自我效能对行为的形成、改变极为重要，效能越强，行为形成、改变的可能性越大。个体可能会觉得乳腺自我检查是一件费时间、费精力的事情，如果没有外力去督促可能会造成懈怠而放弃采取这项行为；而如果个体有坚定的信念去采取这项行为，可能会制定严格的自我约束和监督机制，最大限度地加强行为的执行力度。

（五）反应成本

反应成本又称为反应代价。指的是个体采取某种保护性行为所付出的社会或者经济方面的代价。针对乳腺检查而言，比如在一些地区乳腺检查仍然需要自费，这对于一些个体来讲可能是一笔经济负担，就会成为阻碍其开展乳腺检查的因素。同时，相对于具有社会工作或家庭工作的妇女而言，进行乳腺检查无疑会占用其时间，存在机会成本，这也是阻碍因素之一。而且，一些个体可能认为乳腺检查带来的辐射会对身体产生一定的副作用，这种认知也会阻碍其接受乳腺检查。这是个体采取乳腺检查所付出的社会或经济代价，也就是反应成本。

总之，环境中存在着一些威胁个体健康的潜在危险因素。个体面对这些危险因素时，以什么方式做出反应，又受到个体对这些因素“危险评估”和“应对评估”的调节。危险评估包括严重性和易感性，应对评估包括自我效能和反应效能。其中，减少不良行为反应的因素包括健康威胁的严重性和易感性，在应对评估过程中，反应效能和自我效能可以有效地促进个体健康行为的出现。

在分析个体面对健康威胁所表现出的保护行为和保护意愿时，有研究证实 PMT 比单个变量具有更好地解释力度，该理论为个体怎样处理健康保护选择行为提供了更科学、更系统的一系列变量，为更好地了解健康保护行为提供结构性的表达工具。

三、保护动机理论应用范围与研究现状

（一）保护动机理论的应用范围

大量研究已证明，PMT 在解释、干预及预测个体保护意愿和保护行为方面的重要作用。传统上该理论主要应用于健康行为方面的研究，但众多研究也已证实了该理论在其他领域的重要作用。应用范围已扩展到研究对象面对各种各样威胁时所进行的选择行为，如图 3-2 所示，这些领域包括：①预防癌症的行为，如预防皮肤癌的相关行为：减少日晒、防晒霜的使用；预防结肠癌的相关行为：比如常规筛检；预防乳腺癌的相关行为：比如乳腺检查，乳房 X 线检查；等。②日常生活习惯，如体育锻炼、吸烟、酗酒、低盐、低糖饮食、高钙饮食。③医疗方案依从程度。④食品安全问题，如功能性保健食品的消费。⑤人身安全问题，如吸毒、青少年不适当的性教育、杀虫剂的使用、驾驶训练、安全帽的正确使用、地震中的自救行为等。⑥环境保护问题，如能源消费、濒临灭绝的物种等。⑦互联网的信息安全问题。⑧政治问题，如核战争的预防等。

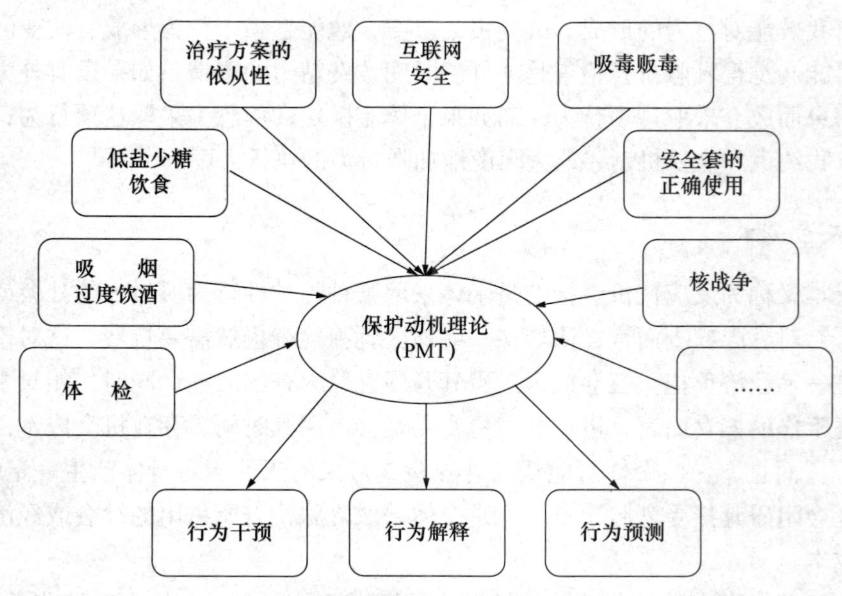

图 3-2　保护动机理论的应用范围

（二）保护动机理论的研究现状

应用文献计量学及可视化分析对保护动机理论的研究现状进行深入分析，研究具体情

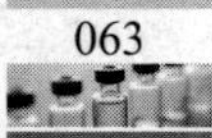

况如下所示。

1. 资料和方法

以“保护动机理论”为检索词，在中国学术文献网络出版总库（中国知网）中选择进行检索。在 Web of Science 数据库中以 Protection Motivation Theory 为主题词进行检索。论文发表时间均限定至 2018 年 12 月 17 日。有关保护动机理论的学术文献；剔除标准：①非学术性研究文献；②消息和新闻报道；③研究主题或内容与保护动机理论无关的文献。

采用文献计量法，将中英文文献分别导入 CiteSpace 软件中，进行可视化分析。CiteSpace 软件可使关键词形成相互关联的节点，共线是节点之间的直接联系。中心度是判断节点重要性的指标，当中心度≥0.1 时，表明此关键词中心性强，在网络中具有枢纽性的作用。半衰期表示文献的老化程度，半衰期越大，表示引文的有效价值就越大。突现（burst）是指一个变量的值在短期内有很大变化，这个变量常用于施引文献所用的单词或短语的频次以及被引文献所得到的引文频次。

2. 结果

（1）基本情况：剔除重复以及不符合入选标准的文献，最后遴选出符合入选标准的中文文献 104 篇和英文文献 144 篇。

（2）发表时间：国外早在 1975 年就开始了保护动机理论的研究，而我国最早关于保护动机理论的研究在 2006 年，要明显晚于国外。但是可以根据分布时间看出自 2006 年以后国内外对保护动机理论的研究都在显著增加（表 3-1）。

表 3-1 国内外保护动机理论相关研究文献发表时间分布

年份	国外		国内	
	文献数 / 篇	占比 /%	文献数 / 篇	占比 /%
1985 年及以前	3	2.08	0	0.0
1986～1990	6	4.17	0	0.0
1991～1995	5	3.47	0	0.0
1996～2000	13	9.03	0	0.0
2001～2005	16	11.11	0	0.0
2006～2010	23	15.97	4	3.85
2011～2015	34	23.61	23	22.12
2016 年至今	44	30.56	77	74.04
合计	144	100.0	104	100.0

（3）研究机构：根据文献统计发现，国外发表的文献中出现次数超过 3 次（含 3 次）的研究机构集中在大学。国内发表的文献中出现次数超过 3 次（含 3 次）的研究机构以医学院校和医院为主（表 3-2）。

表 3-2 国内外保护动机理论相关研究文献研究机构比较

国外			国内		
研究机构	文献数 / 篇	占比 /%	研究机构	文献数 / 篇	占比 /%
阿拉巴马大学	8	8.33	南华大学	5	4.50
阿尔伯塔大学	7	4.86	广州复大肿瘤医院	3	2.70
渥太华大学	6	4.17	南华大学附属第一医院	3	2.70
纽卡斯尔大学	5	3.47	天津中医药大学	3	2.70
谢菲尔德大学	5	3.47	南通大学	3	2.70
悉尼大学	4	2.78	其他	79	71.80
弗吉尼亚大学	4	2.78			
韦恩州立大学	4	2.78			
柏林自由大学	3	2.08			
戈莱斯坦医学院	3	2.08			
伊朗医科大学	3	2.08			
高丽大学	3	2.08			
美国医学教育部	3	2.08			
密西西比州立大学	3	2.08			
塔比阿特莫勒斯大学	3	2.08			
德黑兰医科大学	3	2.08			

（4）收录范围：中文文献中，CSSCI 文献有 2 篇，CSCD 和中文核心期刊各有 10 篇，中文科技核心期刊有 34 篇，占所有文献的 45.16%。英文文献中，EI 和 SCI 收录的文献分别为 11、20 篇，SCIE 和 SSCI 的文献各有 73、99 篇。对比而言，国外关于保护动机理论的文献质量要比国内相关文献质量高。国内应加强对保护动机理论的研究（表 3-3）。

表 3-3 国内外保护动机理论相关研究文献收录范围分布比较

国外			国内		
期刊	文献数 / 篇	占比 /%	期刊	文献数 / 篇	占比 /%
EI	11	5.31	CSSCI	2	1.61
SCI	20	9.66	CSCD	10	8.07
SCIE	73	35.27	中文核心期刊	10	8.07
SSCI	99	47.83	中国科技核心期刊	34	27.42
			一般	68	54.84
合计	144	100.0		104	100.0

（5）发表期刊：根据文献统计发现，国外发表的文献中出现次数超过 5 次（含 5 次）的期刊有 PSYCHOLOGY & HEALTH（《心理与健康》）、JOURNAL OF APPLIED SOCIAL

PSYCHOLOGY（《应用社会心理学杂志》）和 COMPUTERS & SECURITY（计算机与安全），分别占所有文献的 6.94%、5.56% 和 3.47%。国内发表的文献中出现次数超过 5 次（含 5 次）的期刊有河南医学研究和护理研究，分别占所有文献的 5.77% 和 4.81%。通过对比可以发现，国外保护动机理论一般发表在心理学相关杂志，意味着研究内容与心理密不可分，国内对保护动机理论的研究主要集中在医学和护理方面。

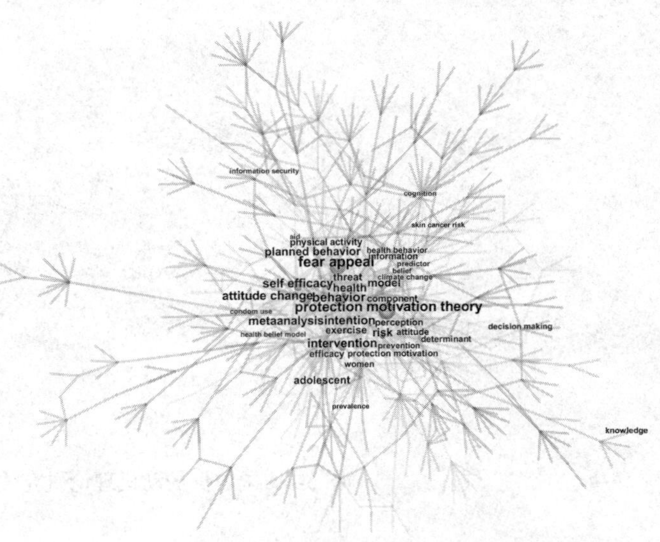

图 3-3　国外保护动机理论研究关键词共现图谱

（6）研究热点：国外文献可视化分析显示，共有 718 个节点、890 条连线，共涉及 718 个关键词，并产生了 890 次关键词之间的互动研究，见图 3-3（彩图 3-3）；国内文献可视化分析显示，共有 198 个节点、248 条连线，共涉及 198 个关键词，并产生了 248 次关键词之间的互动研究，见图 3-4（彩图 3-4）。图 3-3 从侧面反映出国外研究已形成一定的体系网络，而我国对该方面的探索尚需进一步研究。中文文献中，“保护动机理论”研究中的突现词主要是“性病艾滋病”“糖尿病足”“高血压”“乙肝疫苗”等疾病类的关键词，并没有“保护动机理论”这个关键词，但是出现了“综合护理干预”“依从性”“健康教育”等关键词。究其原因可能与研究的进一步深入拓展，以及国家的发展需求有关。其中“糖尿病足”的权重最大，“健康教育”的研究是 2016 年至今的研究热点。外文文献中，“保护动机理论”研究中的最早出现的关键词是“attitude change”“component”“fear appeal”，这些关键词在 1975 年就已经出现，且“attitude change”的权重最大，为 5.210 6。“knowledge”在 2016 年至今成为研究的热点，权重为 1.909。与国外 1975 年就出现的保护动机理论相比，我国在 2006 年才出现以“保护动机理论”为研究主题的相关研究。将中英文文献关键词进行对比发现，英文文献关键词的中心度均为 0.00，说明英文研究较分散；中文文献的关键词均在共线网络中起到了很好的枢纽作用，且“保护动机理论”的中心度高达 0.99。国外文献与国内文献的半衰期均大于 0，且出现频率较高的关键词其引文有效价值都很大，证明很有研究价值。见表 3-4。以关键词分别对中英文文献构建时间区域图。见图 3-5（彩图 3-5）。国外的文献在 1991 年以前由于相关文献数量过少，并未形成研究热点。自 1992 年起，陆续出现“fear appeal”“attitude change”“intervention”等与保护动机理论相关的研究主题。国内的文献在自 2006 年起，出现了“保护动机理论”的研究主题，并围绕该主题产生了“糖尿病足”“综合护理干预”等与保护动机理论相关的研究主题，见图 3-6（彩图 3-6）。

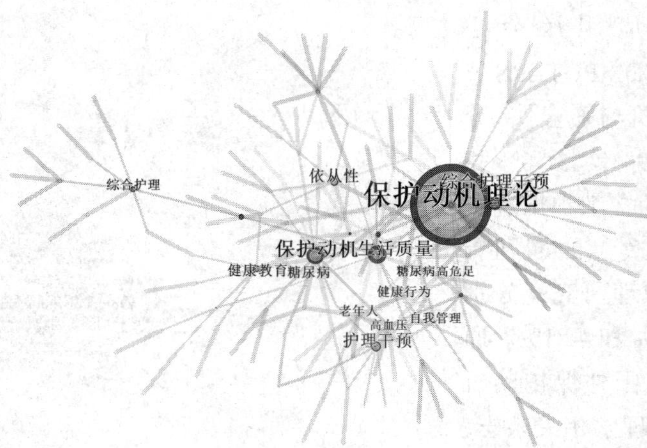

图 3-4 国内保护动机理论研究关键词共现图谱

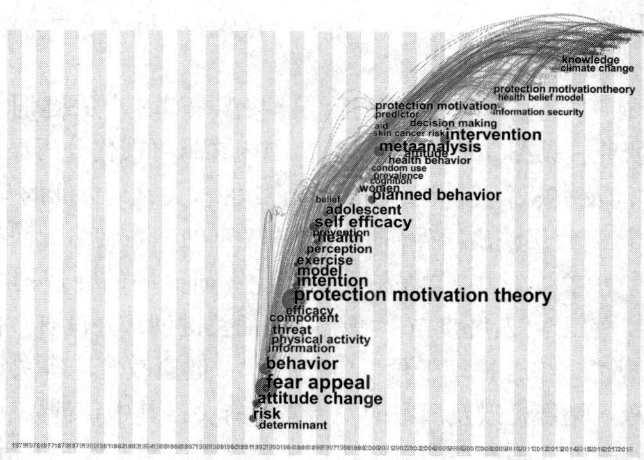

图 3-5 国外文献中保护动机理论研究的时间区域图

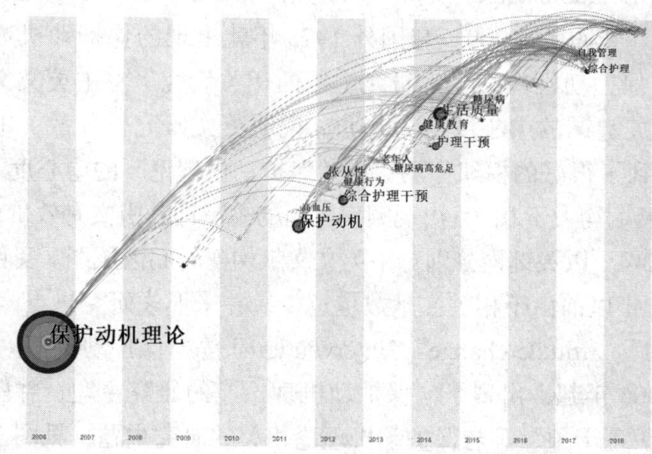

图 3-6 国内文献中保护动机理论研究的时间区域图

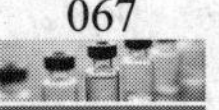

表 3-4　保护动机理论关键词频数表（选取频数≥10 的关键词）

频数	突现词	中心度	关键词	年份	半衰期
51	2.98	0.00	fear appeal	1992	19
46		0.00	protection motivation theory	1995	19
33	2.18	0.00	behavior	1993	19
28	5.21	0.00	attitude change	1992	17
28	2.92	0.00	self efficacy	1996	15
28	2.83	0.00	intention	1995	18
26		0.00	intervention	2005	9
24		0.00	metaanalysis	2000	15
22		0.00	risk	1992	23
21	3.04	0.00	planned behavior	2000	11
21		0.00	health	1996	17
19		0.00	model	1995	14
17		0.00	adolescent	1996	19
15	3.9	0.00	threat	1993	7
14	3.92	0.00	exercise	1996	13
12		0.00	perception	1996	20
12		0.00	physical activity	1992	17
12	2.78	0.00	efficacy	1993	16
11	4.04	0.00	component	1992	7
10		0.00	attitude	2001	13
10	2.88	0.00	information	1993	17
80		1.17	保护动机理论	2006	11
14	0.64	0.31	综合护理干预	2012	5
13		0.39	生活质量	2014	3
12		0.2	保护动机	2011	5
10		0.18	护理干预	2014	3

第 2 节　保护动机理论与其他理论的比较

追溯西方健康行为理论产生时的公共卫生和社会问题，不难发现，历史上发达国家经历的许多问题（如控烟、人口流动、青少年性与生殖健康、疫苗接种、食品药品安全问题等），在我国当下也同样需要面对。

健康行为是个体为了预防疾病、保持自身健康所采取的积极行动，它包括改变危险生活方式、减少或消除健康危险行为（如吸烟、酗酒、不良饮食以及无保护性行为等），采取积极的健康行为（如有规律的体育锻炼、定期体检等）以及遵从医生指导等行为。健康行为改变理论可以有效地解释和预测个体健康行为的发生和改变。当前国际上健康行为的相关研究，也越来越重视运用以理论为依据的方法。因而，回顾这些理论在发达国家的起源、发展脉络及理论之间的关系，具有重要借鉴意义。在健康行为的研究方面，我们为什么需要理论呢？

（1）健康行为理论的应用能够增强跨领域、跨人群等研究的可比性，从而为研究结果的推广提供便利。

大多数关于健康行为的研究都是建立在该行为的改变对于健康本身是有益的，也就是能够促进个体健康的基础上的。而在健康行为的影响因素方面纷繁复杂，一些因素是突破了传统界定的概念，这些与行为相关的概念源于各种个体经历、直觉和观念，而在这些因素中，哪一种是更有效的呢？这将为我们的健康危险因素干预奠定科学的基础。而健康行为理论的应用，就是为不同研究之间的发现进行比较时搭建起桥梁。

所以，健康行为理论的运用，可以使得研究者能够对跨领域、跨人群等研究的发现进行比较，从而来确定何时能够将在一个群体里的发现推演到另一个群体中更为合适。举例来说，在一项关于坦桑尼亚性工作者避孕套使用行为的研究中，所得出的发现能否被运用到中国的性工作者中，又是否能够推演到不是性工作者的人群？在该命题下，如果这些研究都是在没有理论指导下进行设计和分析的，那么这些研究之间所具有的共通性和特异性就无法比较，将某些研究的发现推演到其他研究群体、其他社会背景或研究领域都会显得比较困难。

（2）健康行为理论指导下的研究能够对健康行为影响因素进行清晰定位，提高健康行为干预的针对性和科学性。

研究发现，基于健康行为理论的干预比没有理论基础的干预更有效。有研究曾将运用健康行为理论指导的增加避孕套的使用行为方面的研究同未使用理论框架的研究进行了比较，发现有理论基础的干预行为在一定程度上或明显地能够收到更好的干预效果。需要注意的是，有的研究虽然使用了健康行为理论，但只是截取了理论的一个层面或者单个因素，而未完整纳入理论的组成部分及相互关系的联动性，这可能会影响理论对研究效果的指导性。同时，使用理论的益处也可能被低估，因为一些调查者有可能在他们的研究中使用了可源自理论的某一部分结构，但并未清晰表明该部分的理论结构等。这些因素都值得我们综合进行考虑。

（3）健康行为理论的指导能够追踪个体行为改变的轨迹，把握个体行为改变的脉络，从而为健康行为的阶段性干预提供基础。

健康行为理论的应用，一方面在于理论各组成要素的界定及其作用，另一方面即各组成要素之间的来龙去脉的因果关系，甚至有的理论内部结构之间的关系比其各组成部分更为重要。比如一项关于增强避孕套使用行为的研究发现，在健康行为的常用理论中，结构性的变量表现出来了更强的解释力量，一些结构变量直接促成了避孕套使用行为上的变化。同样，一项关于健康节食咨询的研究也得出了类似的结论。

但是，必须注意的是，尽管使用理论有许多潜在的益处，但是一个理论不可能对所有的健康行为问题都适用。不同的理论有不同方面的侧重，同时，健康行为的领域纷繁复杂，需要根据研究问题的特点、研究人群的特点等探讨使用合适的理论。需要注意的是，

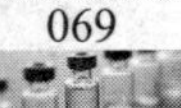

本章所讨论的理论主要关注个体层面的健康行为，这与人际关系、邻里关系、工作环境及政策等层面上的研究是不同的。

一、健康信念模型

自 20 世纪 50 年代早期以来，健康信念模型已成为健康行为研究中应用最广泛的理论框架之一，既用来解释健康相关行为的变化和维持，又用作健康行为干预的指南框架。为更好地了解健康信念模型，并与保护动机理论模型作比较，该节我们将从以下几个部分进行阐述。

（一）健康信念模型的资料来源

20 世纪 50 年代，健康信念模型由美国公共健康服务的社会心理学家们研究并提出，以此来解释个体在预防保健和疾病监测方面的行为模式，尝试剖析个体不愿参与的原因。此后，这一模型得到了扩展，来研究个体对于疾病症状的反应及在疾病处方方面的依从行为。随着该模型在公共卫生领域的扩展应用和不断改善，其心理学理论基础在帮助读者深入了解个体健康行为中的理性因素及这些因素之间的关系，提供了一定的个体因素基础。

在 20 世纪 50 年代早期，社会心理学家提出了关于个体学习行为的理论，该理论的基础为：刺激反应理论及认知理论。刺激反应理论学家坚信，学习产生于强化。后来，斯金纳提出了广为人知的强化理论，即行为的频率由该行为产生的结果和所受到的强化决定。在斯金纳的观点中，像推理或思维这样的概念不能用来解释行为的产生或发展。然而，认知理论强调的是个体主观假设和期望在个体行为中的重要作用，认为行为是结果和主观可能性的主观价值功能，或者说行为会受到将会产生的结果的影响，即期待的作用，这就是价值期望理论。值得一提的是，像思考、推理、假设或期望这样的心理过程是所有的认知理论的关键因素。认知理论学家认为强化是由期望影响的，而不是受行为的直接影响。具体到健康行为领域，我们推断个体避免疾病 / 痊愈的价值和对健康行为的期待，可能会预防（或改善）疾病。该理论的产生为后续理论中疾病的严重性和疾病的易感性变量的产生奠定了基础。

最早对健康信念模型进行评价的研究出现在 1974～1984 年，那时是将新的结果和先前的研究发现结合起来做出该理论效能的总体评价——在前瞻性研究和回顾性研究中，健康信念模型都可提供有利的实验支持。具体来说，在疾病相关健康行为研究中，感知的障碍成为最重要的健康信念模型结构因素，而在预防性健康行为中，感知的易感性和感知的益处成为较强的指标。而在这些研究中，与其他指标相比，感知的严重性成为最薄弱的指标。

以上这些研究为健康信念模型从产生、发展到应用，都提供了宝贵的文献和研究资料基础。也为后人应用该理论需要注意的理论脉络和因素关键点提供了借鉴和参考。

（二）健康信念模型的内容及结构

1. 健康信念模型的内容

（1）感知的易感性：是指个体对患病或产生疾病症状的可能性的信念。比如女性在接受乳房X线检测之前，她应该先会有自己得乳腺癌可能性的意识。

（2）感知的严重性：对感染疾病或不予治疗的严重性的感觉。包括医药和临床结果（如死亡、残疾及疼痛）的评估及可能的社会影响的评估（如工作、家庭生活和社会关系的影响）。

易感性和严重性的结合被界定为已感知的威胁。

（3）感知的益处：有时，即使个体意识到了疾病的易感性和严重性（已感知的威胁），但这种认识是否会导致行为的变化还是会受到个体其他方面认识的影响，比如个体对所要采取行为的有效性的认识，即该行为是否会降低疾病的发生，或者会受到一些其他因素的影响，比如戒烟或采取乳腺X线检查是来自家人的要求等。因此，有时候即使绝大多数个体认识到了疾病的严重性或易感性，但采取某项健康行为的可能性并不大，这可能就是因为其对这项健康行为降低疾病易感性和严重性的有效性方面的认识不足。

（4）感知的障碍：个体是否采取健康行为还会受到阻碍个体采取这些行为的一些因素的影响。当个体带着感知的障碍来衡量行动的预期益处时，就会从“成本—效益”分析的角度来进行衡量——“这项行为将对我产生帮助，但采取这项行为的成本太高，有消极的副作用，可能不尽如人意、不方便或耗时。”所以，罗森斯托克会认为“感知的易感性和严重性的综合水平提供了行动的能力和动力，此外，感知的益处（最小的障碍）提供了行动的路径”。

（5）行动线索：早期的健康信念模型都包含了引发行动的“线索”的概念。例如霍克鲍姆认为准备就绪采取行动（感知的易感性和感知的益处）只能是由其他的因素使之成为可能，尤其是由身体活动这样的激励行动的线索，或是由像媒体宣传那样的外在环境因素。然而，他没有在实验上研究线索的作用，行动线索也没有得到系统的研究和深究。实际上，尽管线索引发行动概念和传导机制听起来比较符合实际且具有一定的研究价值，但在解释性的调查研究中，研究行动引发的线索是十分困难的：因为线索的发展机制无从考究，对应于不同的研究主题内容差异性也比较大：一条线索可能像喷嚏一样转瞬即逝，也可能仅仅是一个广告带来的感官观念。

（6）自我效能：自我效能被界定为对自己是否能够成功地进行某一行为的主观判断。学者班杜拉将自我效能期望和结果期望区分开来，后者的定义为个体认为的一项特定的行为将会带来特定的结果。结果期望和健康信念模型中的感知的益处概念有相似之处但也有所不同。在1988年罗森斯托克、斯特彻及博克建议将自我效能加入健康信念模型，它作为一个分离的结构，却包含最初的易感性、严重性、益处和障碍理论。

早期的健康信念模型中并未包括自我效能的理论，最初的健康信念模型仅仅局限于在一定领域的预防性健康行为中得以应用，即接受一定的体检检测或选择注射疫苗，这时的健康信念模型并未应用于复杂的健康行为领域中。以往研究中，已有大量文献支持自我效能在个体行为改变的起始和持续过程中具有重要的作用。如果行为要发生改变，个体必须（如最初的健康信念模型理论）能够感觉到行为改变之前所存在的威胁（感知的易感性和严重性），同时相信某种行为的改变能够带来预期的效果（感知的益处），最

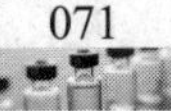

后在衡量阻碍行为因素的基础上，个体还要坚信自己有足够的能力（个体有效力量）采取行动。

（7）其他变量：有的研究认为个体认知水平会影响个体的健康行为、健康观念，但其实隐藏在个体认知水平"背后"的一些人口学、社会学、经济学和心理学及其结构变量才是"罪魁祸首"。这些变量会通过个体的认知水平间接影响个体的健康相关行为。比如已有大量研究表明，受教育程度能够通过影响易感性、严重性、感知的益处和感知的障碍来间接对个体的健康行为产生影响。

2. 健康信念模型的结构

健康信念模型中包含许多基本的概念，这些概念能够预测个体采取健康行为进行预防、监测或控制疾病状况的内在原因。这些基本的概念包括：易感性、严重性、行为的益处和障碍、行动线索及最近的自我效能。最初，霍克鲍姆研究了个体是否相信自己对肺结核的易感性及关于肺结核早期被发现的益处认识。显示出个体肺结核的易感性和早期发现的益处认识中，82% 的人有过一次自愿的肺部 X 线透视，而不具备肺结核易感性和对早期发现的益处认识不到的群体中，只有 21% 的人主动进行过 X 线透视。

具体来说，如果个体认为自己产生危险境地的概率比较大，相信危险发生的可能性比较高，而所要采取的行动有助于降低危险发生的概率（易感性）或危险所带来的严重程度（严重性），并且个体相信所要采取的行动带来的益处是超过行动所需要付出的障碍（或代价），那么个体采取这项行动的可能性就会比较大。

具体到健康行为领域，涉及的危险一般就表现为与疾病相关的一些严重后果。如果在医学上确定为疾病（而不仅仅是危险的降低）的情况下，个体往往会重新界定采取行动的难度，包括对医生所开具处方的依从性、接受度、疾病后果易感性个体评估及一般情况下对疾病的易感性。表 3-5 总结了结构、定义和应用实例，图 3-7 列举了这些结构的关系。

表 3-5　健康信念模型的重要概念和定义

概念	定义	干预中的应用
感知的易感性	关于经历威胁和产生症状、生病可能性的信念	定义易感人群和危险等级（在个体性格或行为的基础上将危险个体化）
感知的严重性	关于症状及其副作用和后遗症的严重性信念	将危险和症状的后果具体化（如症状、经济负担、歧视等）
感知的益处	关于行为能降低威胁及其影响的行为效能的信念	定义采取的行动：方式、地点、时间；明确预期的积极影响
感知的障碍	关于采取行动的阻力和心理代价的信念	通过再确认、对错误信息的更正、激励和辅助措施来确认和降低感知的障碍
行动线索	实施"准备就绪"的策略	提供基本指南信息，使用合适的提醒机制
自我效能	对于自己能够采取行动的自信	提供实行推荐行动的训练和指导 使用进取性的目标设置 做语言强化 展示可取的行为 降低焦虑

引自：凯伦·格兰兹，芭芭拉·瑞莫，2011. 健康行为与健康教育：理论、研究和实践［M］. 周华珍，孟静静，译. 北京：中国社会科学出版社，2014：58.

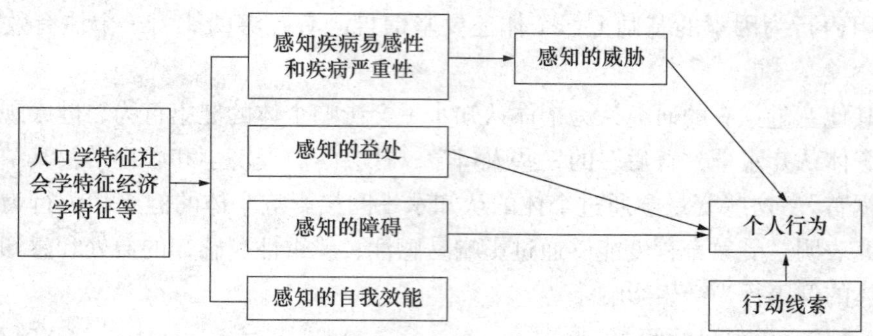

图 3-7　健康信念模型的组成部分及相关关系

（三）健康信念模型结构的测量

健康信念模型的各组成内容参见图 3-7，但这些组成部分之间的关系我们可以从图 3-7 中的箭头指示看出，而且，人口学、社会学、经济学及心理学等其他变量也在这个结构中有所体现。健康信念模型中包含的主要结构：易感性、严重性、感知的益处、感知的障碍和自我效能，而且能够影响这些组成部分变量的其他因素，也同样会影响其健康相关行为。在“健康信念”之中，感知的易感性和严重性统称为威胁。

值得一提的是，尽管健康信念模型对健康行为的效果已经得到证实和认可，但是模型内部的结构关系及各组成部分之间的两两关系并没有确定。所以，这种不确定性也就导致了健康信念模型在应用中的差异。比如有的研究将重点放在了独立的每个维度上，而也有不少研究侧重的是尝试用多层次的方法来剖析模型中各组成部分的关系。当研究中需要关注健康行为的预测时，这种多层次的分析方法需要进一步的分析和探究。

健康信念模型在应用中一个非常重要的问题就是针对不同的行为，其各组成部分需要进行针对性的测量。需要注意的问题可以总结如下：①每个组成部分的变量测量需要与健康信念模型中的含义保持一致；②变量的衡量需要根据具体的行为进行调整，除非研究的是同一类行为，比如乳腺 X 线检查技术的障碍和结肠镜检查的障碍可能大相径庭；③变量的测量还需要根据调查人群的不同而有所改变；④为了确定所衡量内容的有效性，保证所研究行为影响因素的完整性，从而更好地探究因果关系，对于行为其他影响因素的测量也是非常重要和不可或缺的；⑤在变量测量时，要搜集尽可能多的测量问题，并把选择项尽可能细化，这样能够减少测量误差，并增加包含每个结构相关构成的可能性；⑥变量的测量问题，一般我们称其为测量条目，这些条目之间的有效性和可靠性还需要再次确认，因为社会文化背景的差异、调查人群的不同都会使测量产生误差。只有极少数使用健康信念模型的研究已经成为该领域的指导，其测量已经成为固定的量表，当然，这样的研究在进行之前就做了充分的可靠性和有效性测试。

举例说明不同社会文化、种族民族等会对健康信念模型各结构的测量产生很大影响。在乳腺 X 线检查技术的健康信念模型研究中发现，在不同种族和民族中关于易感性、益处和障碍等概念理解上会存在很大的差异，不同群体对于乳腺癌的原因有着不同的理念，这会对感

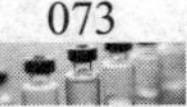

知的易感性这一变量的测量产生影响。举例来讲，老年非裔美国人有一个普遍的信念就是乳腺癌是由对胸部的伤害引起的。那么，她们如果没有受过胸部的伤害就会认为其易感性是非常低的。与来自早期检测的较低感知的益处相关的信念，诸如手术导致癌症扩散和癌症意味着死亡这样的概念，在非裔美国人之间比在白种人女性之间更加普遍。不同文化和种族背景下的人群对于障碍的理解也会存在很大不同。比如谦逊是亚裔美国女性缺乏坚持等行为的一个特殊障碍。恐惧、尴尬和费用更有可能成为非裔美国女性坚持的障碍。最后，除了关于易感性，益处和障碍的具体概念，会在种族和民族之间有很大差异以外，研究者也发现了健康信念模型结构的解释力在不同种族间的差异。在 2004 年有学者使用结构方程模型来检测健康信念模型及非裔美国女性和高加索女性在行为坚持上的不同，他们发现健康信念模型仅仅能够解释两个群体中少量的差异：大约 13% 的高加索女性及 9% 的非裔美国女性。然而，具体结构中的不同有更大的解释力。障碍与两个群体的坚持呈现显著相关，较高的感知益处和非裔美国女性的坚持呈现显著相关，较高的自我效能仅仅对于白人来说是显著的。

还有一点需要注意的是，政府的行动，如相关政策的推广会对健康信念模型中有关结构的测量产生影响。比如，乳腺 X 线检查技术推广使个体对乳腺 X 线检查技术的感知障碍变量发生了变化，之前传统意义上认为的“不知道该检查的时间和程序”等障碍，就会被推广政策而淡化。而这一推广也会在很大程度上使女性对乳腺 X 线检查技术的结果的感知产生影响——“既然国家大力推广，那这种技术肯定是具有益处的”。

同时，考虑到乳腺癌检测行为既包括乳腺 X 线检查技术又包括乳房自我检测相关行为。1984 年，学者柴穆品的研究发现并证实了乳房自我检测行为的感知易感性、严重性、益处及障碍的重要作用。但由于缺乏针对性和灵活性，感知严重性的测量问题后来又被放弃。1993 年，学者柴穆品对健康信念模型的结构和测量根据乳腺相关检测行为进行了改进，并且添加了衡量自我效能的测量问题。柴穆品将最初的益处和障碍的测量问题修改为具体化的乳腺 X 线技术。这样修改以后，使感知的益处这一结构更加具体，即乳房自我检测及乳腺 X 线检查行为在降低乳腺癌死亡率变化上的益处。这些问题包括：像在乳腺癌能够治疗的时候及早发现肿块等，这样的研究结果障碍具体到了被测试的行为——即乳房自我检测及稍后的乳腺 X 线检查技术。对感知的障碍进行测量的问题包括：诸如发现肿块的恐惧、测试需要的时间及来自如乳腺 X 线检查技术中的激光的痛苦和恐惧等。所有的修正包含了对内容和结构有效性、内部一致性及测试——再测试可靠性的测试。在这些测试中，最常用到的指标就是克朗巴赫系数（俗称的 α 系数），主要用来评估测量问题的可靠性。在这次研究中，感知的益处的 α 系数为 0.75，感知的障碍的 α 系数为 0.88，同时，感知的易感性也在研究中体现出最高的内部一致性和可靠性。

在研究中为了保证内容的有效性，通常会要求研究构成部分尽量包括所测量因素的全部范围，因为有些因素可能就会成为特定研究对象所在意的影响其行为的益处或者障碍。这些因素需要体现在对感知益处或障碍的测量问题中，并进一步在特定目标群体中实施。例如柴穆品健康信念模型的测量问题在 1997 年被运用于非裔美国人当中。除此之外，正式问卷调查前的小规模群体的访谈也会对测量问题的改善和补充起到非常重要的作用，比如不知道乳腺检测的具体时间或具体流程等这样潜在的感知障碍，以及乳腺X线检查技术的许多附加项目也会成为阻碍个体选择乳腺检测的障碍等，就可以通过小规模访谈得到，并体现在最终的调查问卷中。在乳腺X线检查技术的研究中，根据以上所提到的问题进行测量问题的补充和完善后，应用到344名低收入的非裔美国人女性健康信念模型的测量中，结构有效性通过解释性的因素分析得到了确认，克朗巴赫的 α 系数从0.73提高到了0.94。

柴穆品及其同事也发展了等级来衡量乳腺X线检查技术相关的自我效能——一位女性对于自己完成采取乳腺X线检查技术所需步骤的能力的信心。有10个项目适用于自我效能的概念界定。可靠性和有效性在其中54%非裔美国人包含1 233名女性样本中得到了测试；克朗巴赫 α 系数是0.87，确认性的因素分析支持结构的有效性。自我效能显著地预测乳腺X线检查技术的使用并展示一定时间内的变化。

（四）研究经典案例

健康信念模型广泛应用于健康信念和健康行为之间关系的研究中。此处，我们讨论健康信念模型在两个重要领域的应用：①乳腺癌检测行为；②与艾滋病相关的行为。

1. 乳腺X线检查行为的健康信念模型

在健康信念模型与乳腺X线检查技术行为之间联系的研究中，健康信念模型的预测结论：如果女性感觉自己患了乳腺癌，认为乳腺癌是一种严重的疾病，认为选择乳腺检测的益处多于障碍，有较高的自我效能去接受乳腺X线检查技术，并且接受了行动的线索，她们就会更有可能接受乳腺X线检查技术检测的建议。

由于健康信念模型的研究结果可对应于其各结构部分的测量问题，所以具有比较好的可操作性，这些研究结果已经被应用于大量的社区基础工作之中，特别是在受教育水平不高、服务尚不完善的社会群体中。对应于研究中发现的各构成部分的测量问题，比如乳腺X线检查技术的信息公开、检查安排与程序，并给予乳腺X线检查技术的应用便利等。值得一提的是，在斯金纳的研究中，其使用健康信念模型针对社区中的老年妇女群体进行了相关干预，使其能够更好地理解乳腺X线检查技术相关的概念和结构，目标在于改变研究对象的观念和行为。表3-6中显示的学习目标即为在实践操作中需要调查对象掌握和理解的内容，而右侧所对应的就是健康信念模型中的各结构部分。

表3-6 健康信念模型在社区老年妇女干预中的应用

学习目标	理论结构
认识到乳腺癌检测有益于及早发现目标	益处（健康信念模型）、反应效能
意识到乳腺癌及早发现会对个体带来益处	益处（健康信念模型）
意识到随着年龄增长患乳腺癌的危险增大	易感性（健康信念模型）
承认进行乳腺癌检测存在一些阻碍因素	障碍（健康信念模型）
确认能够用于决定女性乳腺癌检测的感知的益处和障碍	行为诊断的健康教育原则
为不同的观念选择相关的信息	信息制作的健康教育原则
感觉到参与者能鼓励同辈进行乳腺癌检测增加的信心	自我效能（社会认知理论）

引自：Skinner C S, Arfken C L, Sykes R K. Knowledge, Perceptions, and Mammography Stage of Adoption Among Older Urban Women[J]. American journal of Preventive Medicine, 1998, 14(1)： 54-63.

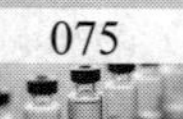

以上如果要达到相对应的学习目标，在实际操作中，也就是干预手段和干预策略的设计方面还需要一定的技巧。比如为了帮助女性认识到乳腺癌早期发现的益处（第一个目标），并不是仅仅依靠口头说教、图片展示，在具体的研究中，项目组向研究对象分发了带有刻度（6～28mm）的木质珠子制成的项链。这样，研究对象就可以很直观地看到和感觉到在自己胸部能够发现的肿块的平均大小和乳腺 X 线检查技术能够检查到的肿块大小之间的不同，从而使其有更深层次、更有影响的认识。同时，为了进一步使其了解早期发现的益处，项目组还设计了角色扮演，由研究对象询问自己的朋友进行或拒绝乳腺 X 线检查技术的“理由”，而后，群策群力想出帮助朋友克服障碍的方法。然而，许多障碍与认知或信念相关（比如说，乳腺 X 线检查技术中的激光照射实际上也会导致癌症），再有就是诸如，乳腺 X 线检查技术费用太贵、不知道如何安排乳腺 X 线检查技术、设备的流动性问题等。为了解决这些障碍，就会涉及实际操作层面的政策改善问题了，比如配备地方卫生系统或慈善机构运营的流动乳腺 X 线检查技术、相关保险政策中纳入检测费用的报销等问题。

还有一些研究对健康信念模型结构中不同媒介的有效性进行了对照。在一个纵向研究中，柴穆品及其同事对照了以下 5 种媒介方式：①电话咨询；②医院内亲自咨询；③只有医师的信件；④电话咨询加上医师的信件；⑤亲自咨询加上医师的信件。研究结果显示，以上 5 种媒介方式在健康信念模型信念和乳腺 X 线检查技术行为上都有显著的效果。除了只有医师的信件之外，所有的群体中一致体现出与标准护理的迥然不同，其中，亲自咨询加上医师的信件的效果最显著。健康信念模型在社区健康教育中得到了广泛的应用，通过传播健康知识或指导政策干预，从而达到提高个体认知、改变个体观念，降低行为障碍的目的，同时它也会为健康教育工作的内容和形式带来一定的启示，这其中最常见、最成功的例子是利用印刷的材料和电话记录来强化乳腺 X 线检查技术感知的益处，并降低感知的障碍。例如在电话中，社区健康教育工作中可能会问到这样的问题：“什么可能会阻碍你接受乳腺 X 线检查技术？”据此立足于女性的回复，就可以对相关的障碍因素进行处理。

健康信念模型的应用后来扩展到为具体的研究对象量身定制相关的健康信念模型干预策略。基于计算机和统计学的应用，能够从大量的调查对象中为每一个接受者个体选择独一无二的健康信念模型组合。而这一选择立足于调查对象在受访中表达的特定感知易感性、益处、障碍和自我效能。比如在一项 435 个人的调查中，家庭医师首先将调查对象随机分为两组，一组为根据基线调查的数据，需要调查对象接受为他们量身定制的乳腺 X 线检查技术建议，而另一组为非定制的信件版本。在量身定制的信件中有专门解决 3 项障碍的描述，而这 3 项障碍是在基线调查中了解到的、调查对象认为是其接受乳腺 X 线检查技术的阻碍因素；非量身定制的版本中包含关于 3 个普遍障碍的信息，但没有接受者提到的具体信息。在基线调查中不太支持乳腺 X 线检查技术的亚组（非裔美国人和低收入女性），通过不同方面的干预，在跟踪调查中，接受按照健康信念模型结构量身定制的信件干预的调查对象，对乳腺 X 线检查技术的支持明显较大。此外，基于量身定制印刷物的乳腺 X 线检查技术的效果，柴穆品和斯金纳还将信件的效果和电话咨询的效果进行了对比。两者都基于健康信念模型结构做了具体的量身定制，这意味着女性会收到关于其乳腺癌易感性的信息，这些信息提及了她们的具体危险因素（例如她们的年龄和家族史），此外，关注其益处和障碍的信息，从而解决她们具体的问题并修正观念。例如调查回应的女性指出她们在获取解释和强调早期检测的益处之前并不能够理解这些益处。电话咨询加上邮件带来最高的支持率（40%），单独用电话咨询（36%）和单独用打印出的邮件（37%）也明显比标准化的护理效果好。无独有偶，瑞莫及其同事检测了按照健康信念模型结构及其他模型量身定制的印刷和电话，也发现了电话和印刷结合的优异性。

健康信念模型现在较为前沿的研究即根据调查对象的感知易感性、益处和障碍，量身定制的、包含录像部分的、可实现与调查对象互动的计算机项目。比如一项在 3 000 人以上的低收入非裔美国女性的研究中，陈述者提出关于健康信念模型结构的问题，根据研究对象的实际情况进行回应，追踪的录像使用陈述性的分集，例如一个女性跨越使用者选择障碍的模型。除此之外，也包含亲身咨询部分，它解决每一个女性接受 X 线检查技术感知的易感性，益处和障碍。在从未接受 X 线检查术的女性来讲，在基于健康信念模型互动群体中的支持率（50%）明显高于对照组（18%）。总而言之，使用健康信念模型的易感性、益处、障碍和自我效能结构为乳癌监测量身定制的信息，已经增加了人们对乳腺 X 线检查技术的支持和应用。

综上所述，健康信念模型对乳腺癌检测的解释和预测作用已被大量研究所证实。此外，还有大量研究通过对健康信念模型的某些结构的干预，增加了乳腺癌 X 线检查的利用率，这在社区卫生服务层面具有较好的实践指导作用。而根据健康信念模型为研究对象量身定制的干预策略更为有效，也就是为个体设定的易感性、感知的益处、感知的障碍和自我效能干预内容更为有效。比如若研究对象对自己患乳腺癌的危险已经认识比较清楚，那么就没有必要说服她们接受易感性的信息；再比如知道接受免费乳腺 X 线检查技术的地点在哪里，但是不知道如何去，那么对于这部分调查对象需要解决的是交通问题而不是费用问题。所以，健康信念模型的两个关键问题，一是健康信念模型结构的测量问题，二是健康信念模型所涉及的量身定制的干预政策问题。

2. 艾滋病相关行为的健康信念模型

健康信念模型包括个体在面对艾滋病决策时所感知的疾病感染的危险、感知的艾滋病的严重性以及具体的艾滋病防御行为的益处和障碍等内容。健康信念模型中建议在对高危险行为进行干预以让其改变时，一定不能或缺的就是感知的易感性部分。对于不相信自己面临危险的人们来说，一项行动的益处和危险是不相关的。人们研究了与艾滋病病毒预防行为相关的自我效能，界定了采取预防艾滋病病毒感染所必须的行为的感知能力。解决健康信念模型结构和危险性行为之间关系的研究，在美国主要的研究群体为未成年人和年轻人，在艾滋病作为重大健康问题的非洲，研究的群体更为广泛。

对于传染性疾病易感性方面的描述不同会带来不同的测量结果，假如易感性是采用“感染像艾滋病病毒”与“危险性行为”所带来的测量结果就会有所差异。比如，一些研究者已经发现了保险套的使用和感知的易感性之间的关系；然而，也有学者并未发现这样的关系，那么这种研究结果的差异可能就是由测量角度或测量问题的不同所引起的。在罗尼斯的研究中特别提出易感性问题在行动和无行动方面应当是明显有条件的。一些文章在易感性衡量上使用了行为指标，例如设定问题："如果你不采取更加安全的性行为，那么你感染艾滋病病毒的可能性有多大？"相反，有的研究则是简单的提问："你感染艾滋病病毒的可能性有多大？"，而若不具体设定将行动与无行动进行对比的情景，则可能会导致理解的差异性（例如感觉自己感染病毒的危险极高的回应者可能在很大程度上是因为他们没有进行安全的性行为）。因此，在研究中，感知的易感性可能是不一致的。艾滋病严重性的观念解决了艾滋病呈阳性感知的代价。在这一情况下，感知的严重性指的是个体对于感染艾滋病病毒、发展为艾滋病患者可能带来的临床症状、费用和社会后果的评估。一些人可能会认为提问艾滋病严重性的问题是对回应者时间的浪费，因为有可能每个个体都会回答说艾滋病是极其严重的疾病。所以，这些文献中大部分的研究没有包括性病 / 艾滋病感知的严重性的测量。

在运用健康信念模型对艾滋病的研究中，感知的益处和障碍在进行测量的时候要相关联系，注意与行为的结果相结合。比如有研究对美国某区的年轻人使用安全套行为进行了研究，发现感知的益处中有的人认为安全套的使用行为既可以有效避免感染艾滋病，又可以避免怀孕，但在实际中，对研究对象安全套的使用行为中推动力最大的还是避免怀孕。也有学者对男同性恋的性行为进行了研究，发现大部分的男性深信使用安全套的益处，但这些感知的益处和行为并不相关，而随着感知障碍的增加，安全套的使用会降低，比如像影响感官感受和欢愉这样的障碍与安全套的使用却相关，与担心性伴侣的不快反应也相关。

很多研究发现，在安全套使用或安全性行为方面，自我效能指标显示出了更强的解释能力。自我效能是安全性行为的显著指标，它包括安全套使用的增加，性伴侣数量的减少及性接触数量的降低。人们也发现自我效能有文化上的差异，因为亚裔美国人明显要少于白人、非裔美国人或是拉丁美洲人。进一步来讲，自我效能能够在男性和女性之间产生差异，主要因为在安全套的使用上来讲，女性并不能直接控制这一行为。综上所述，大量研究都已经证实了健康信念模型和安全性行为之间的关系，尽管结果有所不同，但感知的易感性、感知的益处和障碍及感知的自我效能的显著作用是显而易见的。

一项研究将健康信念模型应用到印度尼西亚性工作者的教育项目中，将研究对象分为两组，一组仅实施健康教育，另一组在健康教育的基础之上，添加了安全套知识及发放免费的安全套。这一设计的目的是增加知识、感知的易感性及自我效能。结果显示，包括健康教育、安全套知识和安全套发放行为的干预措施更为有效。在一些其他研究中，将通过干预措施提高研究对象的自我效能作为目标，如一项在城市不同种族的社区中开展了类似的实验设计，将研究对象的决策制定中的影响因素作为自我效能的干预重点，结果显示，自我效能越高，其安全意识也相应提高。

健康信念模型在降低危险性行为方面的作用不断得到发展，尽管研究结果并不一致，但大家关注的健康信念模型的干预重点绝大多数集中在感知的危险、易感性和自我效能方面，特别是自我效能方面的健康教育和技巧训练，成功的沟通和协商技巧会对安全性行为产生重要影响。值得注意的是，研究类似于个体的这种行为，必须把同辈或社会的影响也要考虑在内。

（五）健康信念模型研究中存在的问题及方向

健康信念模型建立在知觉影响信念、信念影响行为的观点之上，其最有价值的地方就在于较为清晰的阐述和直观的逻辑表达。换言之，当人们认为，如果威胁发生，参与健康行为能够减少可能会带来严重后果的威胁，他们就更倾向于这样做。希望和价值被应用到了健康威胁（感知的易感性和感知的严重性）和健康行为（感知的益处和障碍）当中。但也有研究显示，像一些结构的测量却在希望和价值方面有所欠缺，比如像医学症状、医生的建议、健康计划的提示或媒体的宣传活动等。在健康信念模型中，自我效能专门被应用于诸如体力活动、进食、吸烟及性生活之类的重复或习惯性行为的表现上，但是其在相对容易完成的健康行为方面可能显得没有必要。

毋庸置疑，症状是患病后必须要经历的最重要的部分之一。值得一提的是，与其他的模型相比，健康信念模型和保护动机理论模型是少有的、明确把疾病的症状包含在结构部分的理论模型。健康信念模型指出，疾病的医学症状应该作为行为的影响因素。多年以来，疾病症状的作用在许多其他的研究中都被低估了，一直到一项关于肺结核普查行为的研究中将其纳入进来，并显现出很强的显著性。在慢性非传染性疾病成为人类主要杀手的今天，疾病的症状在研究高血压、糖尿病和恶性肿瘤防治方面中的作用也是不容忽视的。在出现疾病症状之前，如果能够将疾病检查出来，个体就可提前得到更有效率的治疗。对一些个体来说，其认为癌症可以出现提前的可辨别的症状的信念在解释不参加癌症普查的问题上可能是一个重要的影响因素。一些女士认为她们不需要胸部 X 线检查，可能是因为她们当时并没有这种疾病的症状。但实际情况是，正是因为她们没有那样的症状，才使得胸部 X 线检查更成为必要，早检查早发现早治疗，这一个道理也同样适用于其他的普查检测。在局部范围内进行相关健康行为预测方面，健康信念模型结构的作用已得到大量研究的支持。除了健康信念模型涉及的一系列健康行为之外，没有系统化的报告或综合分析得以完成，上述使我们能够了解到，在健康干预政策方面，有理论模型支持的干预策略要比没有理论模型支持的策略更为有效。

但是需要注意的是，当健康信念模型用于数据收集和理论支撑领域的时候，有几个重要的概念性和数据性的问题尤其需要着重考虑。感知到的威胁，感知易感性和严重性是健康信念模型的核心组成部分，所以这几个概念的测量及其之间的关系是比较重要的。然而目前的研究中，无论是构建的模型还是模型效果的解读中都仅仅关注到了感知易感性和严重性的独立效果，并未将其之间的关系及其作用机制研究透彻。另一个问题是，测量的感知益处和感知障碍问题之间的联系需要尤其注意，因为具体到干预策略的执行层面，需要分别对应感知的益处和障碍，但是在实际的数据分析中这两种作用可能是交织在一起的，无法更好地察觉到障碍和益处在健康行为中各自扮演的角色，所以对健康信念模型数据性的测试

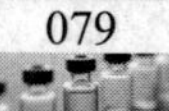

保持高度的关注是有必要的，特别是对其各变量之间的关系及其作用机制的深入探讨。

除了变量测量本身的问题之外，研究的设计，尤其是变量测量中的稳定性因素也会对健康信念模型数据中反应的真实信息有所影响。比如信念可以像模型所指示的那样来促使行为的产生，但是行为的产生也会引起人们重新评估他们的信念。所以，这种单向的研究和设计可能会曲解其中部分的因果关系，对作用的大小，甚至是方向都会产生一定程度的影响。比方说一个负向的在“接种疫苗”和“能觉察到的危险”之间的联系，并不必然意味着接种了疫苗的研究对象正确预见到了他们少了很多危险，可能是在接种疫苗的过程当中，才对疾病和疫苗有了更深入的认识和了解，换言之，通过从事该项行为使其以前的健康知识认知、健康意识和健康素养产生了提升，由此呈现出他们的信念符合他们行为的现象。

与目前绝大多数健康相关理论模型一样，在个体与健康行为之间关系的研究层面，健康信念模型并没有十分明确地阐述清楚社会之间、人际之间及其与健康行为之间的关系问题。这就导致了虽然有些因素与健康并没有表面上的直接关系，但是其本质上是从社会、社区、人际层面的因素对健康行为产生影响，而在实际的作用机制中并未被纳入到研究中进行系统地分析。

另外，健康信念模型的测量，特别是关于量表的可靠性和有效性测量方面，可以运用较多的测量方法，在实际的调研方面，也包括了从临床访谈到社区基础的调查。虽然众多的健康信念模型评估工作只在几个选取的主题领域展开，但是目前标准化的评估方法和评估手段并未达成共识，而这些也是我们需要进一步探索的领域和方向。

二、理性行动理论和计划行为理论

（一）理性行动理论和计划行为理论的演进与含义

1. 理性行动理论

理性行动理论认为行为的最重要的决定因素是行为意图（图 3-8 中的无阴影部分）。个体行为意图的直接影响因素是个体对某种行为的态度和与其自身及其行为相关的个体特征。与理性行动理论相比，计划行为理论在行为上增加了“感知的控制”这一因素，即考虑了个体是否能够完成对行为控制的情景设定（图 3-8 中的阴影部分）。

2. 计划行为理论

在理性行动理论中，假定行为的最重要直接影响因素是行为意图，一项理论在解释行为方面上的成功取决于行为处于自我意志力控制的程度（即个体能够对行为做出较强的控制程度）。当意志力控制降低的时候，理性行动理论的组成部分是否还能够预测行为尚不清楚。

因此，阿杰恩及其同事在理性行动理论的基础上增加了感知的行为控制，来解释个体控制之外可能会影响意图和行为的因素。所以，在理性行动理论基础之上，与添加的部

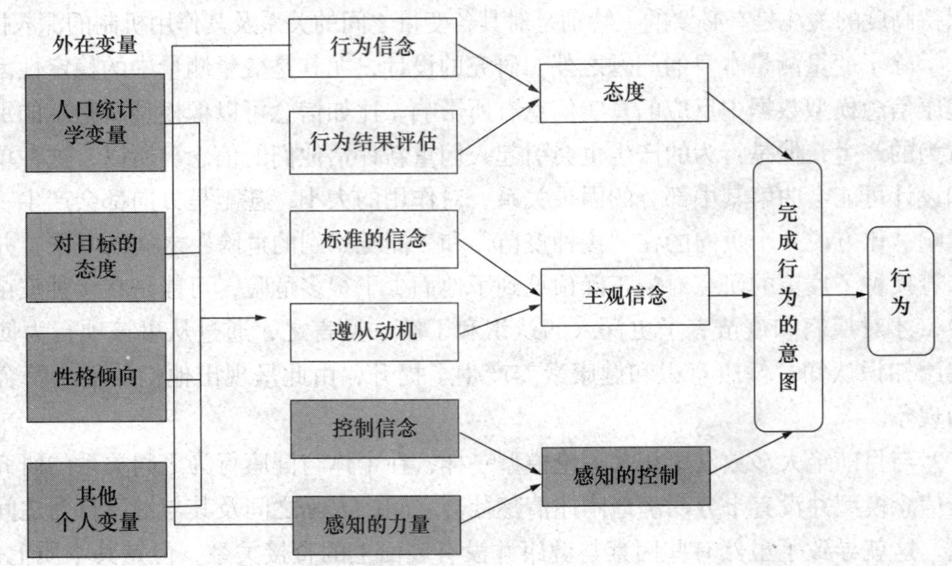

图 3-8　理性行动理论和计划行为理论

阴影部分展示的是理性行动理论，全部展示的是计划行为理论

引自：凯伦·格兰兹，芭芭拉·瑞莫，2011．健康行为与健康教育：理论、研究和实践［M］．引自：周华珍，孟静静，译．北京：中国社会科学出版社，2014．

分一起产生出计划行为理论（感知的控制由关注行为的便利物或障碍物存在与否的控制信念决定，而后者由它们感知的力量或每一个便利或阻碍行为的控制因素的影响决定）。阿杰恩将感知的控制包含在：部分基于行为进行是由动机（意图）和能力（行为控制）联合决定的观念之上。某个体对行为进行的感知控制及意图被认为是对行为有直接的影响，尤其是当感知的控制是行为实际控制的正确评估，及当意志力控制不高的时候。当对行动的意志力控制很高，感知的控制影响会降低，意图将足以成为行为指标。因此，与安迪斯在其研究中对便利状况的概念化相似，感知的控制被认为能够缓和意图对行为的影响。然而，目前这一观点尚属于一种假说，并未得到实证研究的支持。

计划行为理论也假设感知的控制是行为意图的独立影响因素，对行为和主观规则的态度也是如此。持有恒定的态度和主观规则，个体对采取行为的难度判断将会影响他的行为意图。这三个因素在决定意图的相关测量时，应当随不同的行为和人群而有所差异。少数的研究实施了感知的控制，使用了感知的信念和感知的力量这些关键测量指标，而绝大多数的研究者反而主要使用感知的控制这一直接测量指标。

理性行动理论和计划行为理论都假定在行为信念、标准信念、行为意图和通过态度的行为控制信念、主观规则和感知的控制这些变量之间存在因果关系。模型各组成部分之间的假定因果联系需要十分具体化，测量和计算也都由研究者（阿杰恩和菲斯）进行了详细的描述和解释。另外，作为理性行动理论和计划行为理论的主要优势，值得一提的是，包括人口和环境特点等在内的其他因素都被纳入模型结构内部，假定会在模型结构之中发挥作用。

（二）理性行动理论和计划行动理论结构的测量

在理性行动理论和计划行动理论的测量问题选项中，一般使用 5 点或 7 点的李克特量表形式。个体关于进行一项行为可能性的行为信念及其行为可能会导致的特点结果，从“不可能 - 可能”或“不同意 - 同意”两个极端值之间进行评级的尺度来测量。例如“我戒烟”的一个结果可能是“将会导致我增重”。关于这一结果的个体行为信念是由使他为“我戒烟将会导致我增重”的可能性分等级进行测量，而因此测量结果的个体评估是好还是坏。这些行为信念和评估等级通常的分数是 −3～＋3，从而使有利到不利的双重角度都在测量范围之内。如此，行为将不会导致消极结果的信念积极地作用于个体的态度中。如果要进行一项行为的个体态度的“间接测量”，应该是个体关于每一个结果行为信念的综合计算得到，由其相应结果评估等级计算，然后由行为的所有结果分数的总和来计算。

举例来说，研究对象可能相信“戒烟”不太有可能导致“增重”（信念得分为 −3），也可能认定增重是不好的（评估得分为 −3），这就导致了信念评估结果得分为＋9。因此进行一项行为将不会导致（将会避免）消极评估的结果，也就是这一强烈信念将会对该个体的态度产生积极的作用，这种程度和行动将会导致（＋3）积极评估（＋3）的结果（成果＝＋9），强烈信念对此人的态度产生的积极影响是一样的。与之相反，行为将不会导致（−3）积极评估的结果、（＋3）的强烈信念将会对个体的态度产生消极（成果＝−9）的影响。因为行为的表现不会达成评估较高的结果。

在“戒烟”的例子中，所有这一行为弹性成果的信念和评估即为一项个体态度的间接测量计算。在对关于个体是否进行一项行为的测量之中，也采用了 −3 到＋3 的尺度测量。但是，需要注意的是，个体在遵从参考者的动机测量方面采用了 1～7 的单极尺度测量。例如考虑“戒烟”的一个潜在参考者可能是此人最好的朋友。关于好友的标准信念为询问个体是否相信好友认为自己应当或不应当戒烟的等级分类来测量的。遵从的动机是测量他同意或不同意这一问题的表达方式：“通常，我想要做到最好的朋友认为我应该做的。”个体的主观规则间接测量是将他关于每一个参与者的规则信念乘以他遵从参考者的动力，然后，加上所有参考者的成果得分。

关于计划行为理论的实证研究指出，与每一个因素相关的控制信念应当在一个发生可能性等级等分为 −3～＋3 的两极进行测量。每一感知变量的因素是由“容易 - 困难”两极尺度进行测量的。例如许多人可能认为“饭店吸烟限制”是影响他们对戒烟感知行为控制的一个因素。关于此因素的个体控制信念是由使其为自己遭遇“限制吸烟饭店”评定等级来测量的，而感知的能力是由使其评定“饭店吸烟限制”对使得戒烟更容易或更加困难的作用概念来进行测量的。所有被认为会便利或阻碍这一行为的因素都得到了测量计算。个体感知的行为控制的“间接测量”此后通过每一控制信念乘以相应的感知力量（影响）等级，然后加上这些控制因素的成果得分来进行计算。

除了由行为、规则的信念和控制信念计算的间接测量问题外，获得每一模型结构的“直接测量”也至关重要。表 3-7，总结了态度、主观规则和感知的行为控制的直接和间接测量问题。关于进行一项行为态度的直接测量是获得所使用的像“好的 - 坏的”及“愉悦的 - 难过的”这样的语言差异类似的等级条目，并且将它们相加。主观规则的直接测量使用了一个简单的条目，即让调查对象进行归类——“对我而言比较重要的多数人认为我应该采用这一行为”。这样的等级评定建立在“不喜欢 - 喜欢”或“同意 - 不同意”的两极尺度之上。感知的行为控制直接测量通常使用像“在我控制之下 - 不在我控制之下”和“容易 - 困难”这样的语言差异等级条目。

表 3-7　理性行动理论、计划行为理论和联合行为理论结构和定义

结构		定义	测量方法
行为意图		进行一项行为感知的可能性	不可能 - 可能的两极尺度：得分 -3～+3
实验态度（影响）	直接测量	行为的总体影响评估	语义差异尺度：例如愉悦的 - 难过的；喜欢的 - 讨厌的
间接测量：行为信念		行为表现与特定积极和消极感受相关联的信念	不可能 - 可能的两极尺度：得分 -3～+3
态度	指导性态度	行为的综合评估	语义差异尺度：例如愉悦的 - 难过的；喜欢的 - 讨厌的
	评估	与行为成果或属性相关的价值	不可能 - 可能的两极尺度：得分 -3～+3
主观（强制的）规则			
直接测量		关于是否大部分人同意或不同意行为的信念	不同意 - 同意的两极尺度：得分 -3～+3
感知的规则	间接测量：规则信念	关于参考者是否同意行为的信念	不同意 - 同意的两极尺度：得分 -3～+3
	遵从的动机	去完成参考者想法的动机	不同意 - 同意的单极尺度：得分 -3～+3
	描述性规则直接测量	关于大多数人是否进行一项行为的信念	不同意 - 同意的两极尺度：得分 -3～+3
间接测量：规则性信念		关于每一参考者是否进行行为的信念	不同意 - 同意的两极尺度：得分 -3～+3
感知的行为控制			
直接测量		行为感知控制的整体测量	语义差异尺度：例如在我控制之下 - 不在我控制之下；容易 - 困难
个人作用	间接测量：控制信念	每一个便利或限制条件发生率的感知可能性	不可能 - 可能尺度：得分 -3～1 或 7
	感知的能力	每一条件使得行为容易的感知的效果	难 - 易的两极尺度：得分 -3～+3
	描述性规则直接测量	关于大多数人是否进行一项行为的信念	不同意 - 同意的两极尺度：得分 -3～+3
自我效能直接测量		进行一项行为的总体测量	对所有行为我肯定不能 - 我肯定能的尺度：得分 -3～1 或 7
间接测量		经历每一便利或限制条件的感知的能力	对所有行为我肯定不能 - 我肯定能的尺度：得分 -3～1 或 7

引自：凯伦·格兰兹，芭芭拉·瑞莫．健康行为与健康教育：理论、研究和实践［M］．周华珍，孟静静，译．北京：中国社会科学出版社，2014.

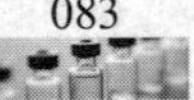

在理性行为理论和计划行为理论中，直接测量显得十分重要，原因如下：首先，相较于间接测量，直接测量通常与意图和行为之间的联系更加紧密。在“直接”测量和行为意图之间的联系指出了态度、主观规则和感知的控制在解释和预测某一特定行为上的相关重要性，这通常可以为间接测量提供一定的基础。

（三）理性行动理论和计划行为理论的研究设计和分析方法

如果要探讨理性行动理论和计划行为理论各结构之间的关系，则需要进行一个研究设计，这些理论结构包括态度、主观规则、感知的控制、有一个时间点测量的意图及追踪一段时间测量到的行为。

在理性行动理论和计划行为理论的测试当中，也有一些研究是针对两个理论之间的“跨越成分”的，但是这些研究涉及预测将来行为及解释先前行为的较少，这也是因为在这两个模型中并不能够清晰的定位动机和行为的时间顺序。所以，追溯历史和各结构之间平行分析的方法，通常被用于测量理性行动理论或计划行为理论结构之间的关系。同时，调查中所涉及的具体行为和调查对象规模的大小也会对结构模型的测量产生一定的影响，而结构模型中关系部分的测量却是模型非常重要和不可或缺的部分，因为这部分的研究结果会对行为改变过程及改变效果的干预策略制定提供很好的指导和参考。

行为会受到很多因素的影响，许多的行为完全是在态度的控制之下，而其他在规则的控制之下或感知的控制之下。例如在一个对 40 岁以上的成年人研究中，麦克莱伦和菲斯发现，聚居的原因几乎是在规则的控制之下，然而，锻炼的意图受到态度和感知的控制两者的共同影响。与此类似，行为可能在一个群体中处于态度的控制之下，但在另一个群体中可能又受到规则的影响。我们的研究发现与一个主要伴侣使用避孕套对注射药物的女性使用者来讲基本上是在规则的控制之下，但对不注射药物的女性来讲是由态度、规则和感知的控制共同起作用的。所以，只要定位出影响因素之间的主要结构关系，这些结构之后的信念分析就能决定出是哪一些具体的行为，并能清晰规则和控制的信念和意图这些因素中，哪些与行为之间的关系最密切，因此，就为干预策略的制定提供了明确的目标和方向。

在对理性行动理论的解读中，经常存在这样的误区，即理性行动理论概念中的重点为“理性行为”，这其实是绝对错误的。理性行动理论的一个基本假设是，个体在处理信息时，是一个“理性表现者”，并且必然存在一个潜在的原因是个体之所以进行该行为的动机。这些理由包括了个体的行为、规则和控制信念等，不论其是否通过了客观标准、不论其是否理性、是否具有逻辑、是否正确，都对个体的态度、主观规则和感知控制起到决定性作用。与其他理论相比，理性行动理论和计划行为理论一个很大的优点就是，其为这些理由提供了一个清晰的框架，并且结合个体或群体相关特征，通过定位、测量各组成概念来对个体相关行为进行解释，从而能够挖掘个体行为背后的激励机制和行为动机等。也正是因为理性行动理论和计划行为理论为辨明影响行为的关键因素、规则和控制信念提供了理论框架，所以能够被用来对个体行为干预策略进行指导，通过在理论模型框架下的目标设计，到态度、主观规则或感知控制的关键因素干预，引出个体信念目标发生改变，从而导致意图和行为中的改变，达到干预的目的。

（四）计划行为理论的应用

从个体行为反应的预期方面，计划行为理论和健康信念模型理论具有共同的基础，详细来说，计划行为理论旨在解释理性动机驱使的、有意图的健康和不健康的行为，这一模型被应用于解释个体的相关行为，同时也被用来保护个体自身不受传染病的影响；而计划行为理论具有一条因果链条，通过行为意图将态度、主观行为模型和觉察到的行为控制与个体的行为本身联系起来。

在计划行为理论的应用中，还需要注意以下几点：

第一，这一理论需要有高度具体的、与有意图的行为符合的行为意图评估。行为的意图评估能够测量出计划（比如："你打算最近会接种乙肝疫苗吗？"）、愿望（比如："你愿意去接种乙肝疫苗吗？"）及预期（比如："你觉得自己去接种乙肝疫苗的可能性有多大？"）。添加了可能性方面的评估并使用了多个条目进行测量，所以，在统计学方面更具有科学性和权威性。在既往的研究中，研究者提出了意图概念化的两点新论断：行为自愿性阐述了人们可能不是必须打算进行的相关行为（比如，一个青少年吸食大麻和进行不安全的性生活）。执行意图鼓励人们细致的具体化在何时何种情况下他们会进行某种行为。行为自愿性可以预测高于和超越行为意图的行为，而与单纯地不让人们由总体意图演化为行为相比，执行意图显得更为强有力。

第二，虽然计划行为理论假定意图导致了行为，但是以往研究中的数据表明是否产生这种影响，还取决于是否进行了一个合理的评估。虽然在一些追踪和随访的相关研究中，表现出了一个稳固的意图和行为的关系，但是在设计更为科学严谨的实验性研究中却发现两者之间的影响并非如此强烈。此外，意图和行为常常是不一致的，一般来讲，意图可能会夸大行为，但有时候也会出现低估的现象。在这其中，会有许多因素影响到意图和行为改变之间的关系。

在一定时期内的评估中，如果意图与行为之间不能很好地吻合，存在一定距离时，比如在某一社会背景环境中表现出来的典型冒险行为，有时候并不能从意图中反映出来，而往往是由习惯或社会准则所支配。而且，很多其他的因素也会带来许多的不确定性，从而削弱意图和行为变化之间的联系。所以，意图在揭示行为方面虽然在一些基础的实验研究中存在潜在的作用，但是对于旨在给公共健康带来益处的研究来说，其所产生的作用就较小。这一点在行为转变理论模型中同样适用，特别是将实际行为变化替代为意图的阶段性变化研究中时，尤其需要注意以上分析。

第三，计划行为理论有一个非常重要的假设，即态度只有通过意图才能够影响行为，而早在 20 世纪 70 年代的研究结果显示，在实践中，态度往往可以不通过意图而直接影响行为，所以，这让我们对这个假设产生了疑问。正如个体的态度不可能一成不变，意图也会随着时间的变化而变化，这使得它们与行为的关系并不是固定的，而是一个处于变化中的变量。还有一点需要注意的是，个体并不是对所有的行为都有意图，特别是当个体意识

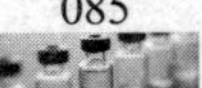

到行动的机会并不及时出现。而且，对过去行为控制的分析总能发现，意图不再是行为的一个重要预示标志。但需要注意的另一个问题是，在检测意图与行为、态度与行为的这些关系时，应该注意意图、态度和行为在时间轴上的前后关系，对过去的行为进行分析是否合适成为一个值得商榷的问题。

计划行为理论还有一点值得肯定的地方是，其提供了对辨明某些问题的系统化方法，而个体只有辨明了这些问题才能决定执行哪种具体的行为。正因为许多重要的信念和态度都不是一成不变的，所以对行为产生的影响不是直线型的。虽然计划行为理论中规定的评估方法对于预测来说作用很大，但是在实际运用中却有很大的挑战，比如这种评估方法往往依赖于范围较为广泛的试验性工作，包括对管理者个体的访谈，而这种形式比普通的社会调查需要更多样本量和更多的测量条目。虽然这种研究形式能够达到较好的效果，但是这种方法是一种要求众多、花费颇大、参与不高的过程，而且当项目需要迅速发展的时候，收集更多的十分细致的实验性数据也是一种很大的挑战。

因为计划行为理论是一个源于理性计划的行为理论，所以有一些重要的健康行为可能并不能由它的原理来进行解释。为了弥补这一缺陷，在模型的测试过程中，曾有研究者提出增加诱发性关系方面的变量，或者通过更多相关的实验来进行结构的完善。就目前来看，诱发性关系方面的研究，尚需要更多的实验性和实证性研究进行探索和支持。

三、联合行为模型

从目前来看，与健康信念模型、理性行动理论和计划行为理论相比，联合行为模型正越来越受到研究者的推崇。因为联合行为模型不仅包含了理性行动理论和计划行为理论的结构，还囊括了其他一些具有影响力的理论结构（图 3-9）。与在理性行动理论和计划行为理论中一样，健康信念模型理论认为行为的最重要决定因素是进行行为的意图，如果没有意图或动机，个体是不可能进行一项受到推荐的行为，除此之外，还有四个方面的其他组成部分也会直接影响到行为，而且这些因素可能在个体决定意图能否导致行为时显得至关重要。首先，即使某一个体具备了强烈的行为意图，他还需要相关的知识和技能来实施这项行为。其次，实施行为所涉及的阻碍因素和环境方面的限制应当不存在或很少。再次，行为对个体来讲是有弹性的。最后，有时候还要考虑个体行为的习惯和经验对现有行为的影响，比如既往行为，此时意图在决定个体行为中的作用就变得不太重要了。

因此，如果：①个体有进行行为的强烈动机和从事该项行为所必须的知识和技巧；②不存在严重的会阻碍行为进行的环境限制；③行为是有弹性的；④个体之前曾经做过这样的行为。具备了以上四个条件，那么一项具体的行为就最有可能发生。考虑到以上全部内容和内容之间的交叉和相互影响，在设计促进健康行为的干预策略方面显得十分重要。以乳房 X 线检查行为为例，如果一位女性有实施乳房 X 线检查的强烈意图，那么首先确保她有进行这一行为的足够知识，在交通方式、费用成本和有限的临床实践等方面都不存在相关阻碍因素，然后因为乳房 X 线检查这一行为不需要长期实施，所以，

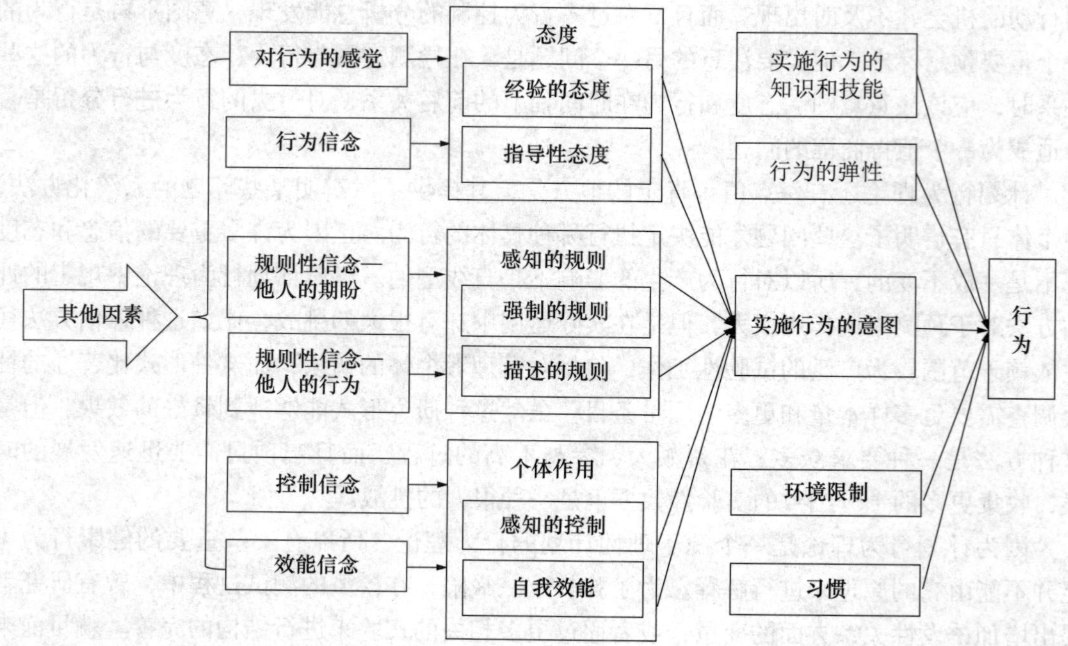

图 3-9 联合行为模型的内容与结构

行为必须是有弹性的，或有所提示的，这样她才能够记得践行自己的意图。

对需要经常实施和处于习惯控制、环境制约的其他行为而言，也必须同样消除对促进行为具有阻碍的因素，需要进行详细的行为分析来决定哪些组成部分对确立促进行为的目标来讲是最重要的。同时，不同的行为也可能需要迥异的策略，同样的行为在不同的背景和人数下也可能需要不同的策略。

综上所述，联合行为模型认为个体的行为受到实施行为的知识和技能、行为的弹性、实施行为的意图、环境限制和习惯等因素的影响。根据这一模型，行为意图又是由图 3-9 中的三个结构系列决定。第一，个体对行为的态度，指某一个体对进行一项行为的偏好。许多理论学家已经将态度描述成对行为有影响力的认知维度层面的部分，经验的态度或影响是对所推荐行为的个体情感回应。带有对行为的强烈消极情感回应的个体不可能进行这一行为。然而，带有强烈积极情感反应的人就较有可能参与到其中来，指导性的态度是建立在认知基础上的，它由关于行为进行的成就信念决定，这一点与在理性行动理论和计划行为理论中一样。

第二，感知的规则反映的是个体感觉进行或不进行特定行为的社会压力。菲斯指出在理性行动理论和计划行为理论中被定义为强制规则的主观规则（关于他人认为某一个体应该怎样做及遵从动机的规则性信念）可能不会完全构成规则性的影响。此外，社会中或个体关系网中他人的行为做法（描述的规则）的概念可能也会是规则性影响的重要组成部分。这一结构在特定文化中有强烈的社会认同，根据理论家的说法，这种社会认同是规则性影响的一个指标，在图 3-9 中即强制的规则和描述的规则两个组成部分。

第三，学者班杜拉将个体作用描述为使个体的影响作用于自身决策及环境的时间，他

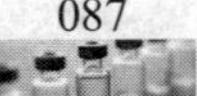

认为该变量应该作为影响个体行为意图的最主要因素。在联合行为模型理论中，个体作用由两个结构组成——自我效能和感知的控制。正如先前描述的，感知的控制是个体对行为进行感知的控制量，个体针对哪一些环境因素能够使得行为的进行较为容易的概念能够决定感知的控制。作为对比，自我效能是个体关于面临各种阻碍或挑战时进行行为的能力的自信程度。通过使调查者为自己的行为自信按两极尺度"我肯定能 - 我肯定不能"划分等级来测量（表 3-7）。尽管只有少量的研究讨论了这两个结构之间的相同点和不同点，但以往的研究者基本都建议将两种测量方式结合起来。

三种理论结构（态度、感知的规则、个体作用）对决定健康相关意图的重要性可能在不同行为及不同群体中有所不同。例如进行一项行为的意图可能基本上由行为态度来决定，而其他行为意图可能在很大程度上由规则的影响决定。与之相似，进行一项具体的行为的意图可能基本上在一个群体中处于态度的影响之下，然而在另一个群体中主要受到规则性影响或个体作用的影响。因此，为了有效地设计影响行为意图的干预策略，首先决定态度（经验的及指导性的）、感知的规则（强制的规则和描述的规则）和个体作用（自我效能和感知的控制）对意图的影响程度是至关重要的。一旦对特定行为和群体来讲这一点是确定的，那么对这些结构的决定因素的理解也同样是至关重要的。指导性的和来自经验的态度、强制的和描述的规则、自我效能和感知的控制都是强调信念的功能。正如图 3-9 所示，指导性的态度是关于进行一项行为成果信念的功能，这与先前理性行动理论和计划行为理论中所描述的一样，进行行为能够导致积极的效果并预防消极的结果的个体信念越强烈，个体的态度就会越倾向于进行该项行为。与理性行动理论和计划行为理论形成鲜明的对比，对诸多健康行为来讲，在人们对行为结果评估中又缺乏一定的多样性。如果大部分人同意自己对不同行为成果的评估，那么在测量成果评估中有很少的益处。然而，如果行为的初步研究指出了在成果评估中的个体多样性，那么这一测量就应当得到评估。

正如在理性行动理论和计划行为理论中一样，感知的规则是规则性信念的一项功能。特定个体或群体认为个体应当进行某项行为，也就是进行一项行为的信念越是强烈，个体对于应该进行该行为的社会压力感就会越大。再者，与理性行动理论和计划行为理论形成鲜明对比的，即遵从个体或群体的动机在联合行为模型理论中并不具体，因为和成果评估一样，在这些问题的测量中，一般缺乏一定的多样性。然而，如果在遵从动机中发现了多样性，那么这也应当得到测量。正如之前在计划行为理论中所描述的，感知的控制是个体对于某些行为发生的促进因素或阻碍因素，它由这些条件使得行为发生变得容易或困难的感知的影响来测量。最后，某一个体能够冲破不同的阻碍因素来进行行为的信念越强烈，那么他进行该项行为的自我效能就会越大。

作为个体行为解析的信念目标理论框架，联合行为模型理论就是特定信念决定的指导性和经验性态度、强制的和描述的规则、感知的控制和自我效能的概念化。关于各部分的概念和测量将在接下来的应用中详细进行阐述。例如通过改变规则性信念，某一个体能够有足够的动机来参与行为。如果这是一个正向的经验，他可能就会导致更积极的行为信念，此外还有关于行为的积极心理感受，这就导致了鉴于行为的更加强烈的未来意图。

四、跨理论模型

绝大多数健康模型都认为感知的变量是预示健康行为和行为变化的方法，而跨理论模型（也称作“行为转变理论模型”）迅速成为最广泛使用的健康模型之一，原因可能是因为该理论模型关注的重点与其他健康模型不同，其特点在于更集中地关注于行为上的变化而减少了对感知的变量（如察觉到的危险或障碍）的关注，所以，跨理论模型在本质上与其他许多以个体为导向的健康行为模型并不一样，从其他类似的模型中凸显了出来。

跨理论模型主张个体会根据不同的健康行为变化阶段而做出不同的准备，而且当涉及推动人们更接近行为的结构和进程时，这些阶段在质量上、也就是在推动作用上是不同的，也就是说各个变量在个体行为形成或改变过程中的作用是不稳定的。这种假定背后的指导意义在于，要根据个体行为形成或改变的不同阶段提供针对性的干预策略，要考虑到前面行为阶段对后续行为阶段的影响作用。

举例来说，如果在一个有危险物品泄漏的工厂里，如果从事此工作的工人并没有意识到这种化学物品的泄漏会给他的身体带来伤害的话，那么即使是为其提供再详细再具体的保护行为的信息也是没有意义的。反之，应该提高该工人对泄漏物品所带来危害的意识和增强他对改变行为所带来益处的认识要更有作用。这个基础的根本性假设同“健康行为开始之处”的健康教育基本理念是不谋而合的。一旦评估出现变化，人们就能够获得临床医学家指导的、自我开始的或满足他们需要的各种干预措施。

研究者就跨理论模型的几个方面进行了激烈的争论。有的研究者认为在行为转变模型中的行为演变阶段可能是行为意图评估的另一种方法。目前研究者对于行为演变阶段的划分是从不行动到行动之间进行分类。这些评估方法与意图的评估方法在本质上有相似的地方，即它们都评估了一个个体是否可能或不可能去行动，演变的阶段和行为意图总是高度相关的。这其实也反映出这两种结构中存在着很大的重叠和交叉部分。在相关性研究中，有研究者发现意图评估在预示随后的行为方面和行为演变阶段的评估有同样的效果。

个体从没有该项行为到开始采用该项行为，即从无行为到有行为并不属于行为改变的范畴。在行为改变前期思考选择行为或具有选择意图这个阶段也未必会带来行为的改变，而且每一个个体是否都要经历所有的行为阶段也并不确定。而一些跨理论模型的局限并不是源自模型本身的不足，而是源于研究者如何对行为改变的阶段进行定义和划分，设置某一些时间点（如 30 天，6 个月）的阶段定义可能要比其他非统一的方式要方便很多，而且这样的阶段定义可以随着群体和行为的变化而不确定地变化。阶段的评估也可能是不准确的，因为在询问处于行为的哪个阶段时，个体并不总能给出正确的答案。而且他们有可能在一个研究或进行的期间或两个相连的行为阶段之间，或者在不同的阶段之间来回转换。所以，统一的行为阶段规划并不一定适用于所有的群体和行为。还有需要注意的是，在针对行为评估和阶段改变方面，选用合适的统计方法和统计工具也是一个难点。

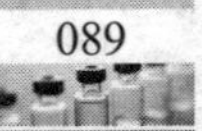

目前，已经有很多学者进行了跨理论模型的相关研究，不可否认，该模型的优势在于其对复杂个体行为的具体化和简约化，但是，值得注意的是，该模型的应用过程中，要注意其适用性和科学性。

五、采取预防措施模型

与行为转变理论模型一样，采取预防措施模型同样假设了个体在改变他们的行为之前经过了几个行为阶段。虽然采取预防措施模型和行为转变理论模型有一些相似之处，但在行为阶段的概念和阶段数量的划分方面，两者具有一定差异。采取预防措施模型明确指出，在一个阶段里，个体可能不会意识到危险或预防措施。而且采取预防措施模型包含了个体已经明确地决定不要行动的阶段，而这恰恰是行为转变理论模型所没有的，预防采纳的早期也很集中地关注于增强人们对危险的意识，这一点和行为转变理论模型的阶段相似。

与健康信念模型相比，二者相同的地方在于：首先，都是从个体的行为变化中提炼出一个理论框架，并且都强调了危险的觉察力在这个框架中的重要作用；其次，二者都考虑到了在一定时期内个体行为的选择或变化，都会在行为花费和受益、采取行为和采取其他行为之间进行权衡。不同的是：采取预防措施模型比健康信念模型对各个概念的表达和定位更加精准。比如个体对禽流感危险认识的突然性，证明了个体从一个无意识的状态变动到有意识和行动的状态可能是一个快速的过程。同时，采取预防措施模型也提供了一个启发式的框架，来将处于不同行为变化阶段的个体进行分类。

在对采取预防措施模型进行研究的学者中，不得不提的就是韦恩斯坦，他在其研究中提到了与其他健康行为模型相比，采取预防措施模型的两大缺点：一是目前没有足够样本量的实证研究来对该模型的预测作用进行证实，也就是尚缺乏实证研究验证采取预防措施模型的效果；二是与健康信念模型一样，对于危险觉察力的强调有时候并不符合现实状况。所以，与其说采取预防措施模型是一个彻底具体化的理论，还不如说它只是一个概念化的框架。如果各个阶段是符合逻辑的，那么其就能够为验证随机的因素提供帮助（通过不同阶段之间的比较），但是这个模型却没有提供这些因素的先验列表。就这个方面而言，采取预防措施模型与计划行为理论模型相类似，尚需要大量针对信念和目标人群态度的深入的实证研究。

六、健康行为理论模型间的比较与选择

（一）健康行为理论模型的比较

（1）各个理论模型之间存在一些相同或类似的变量或结构，但是这些变量或结构的内涵及其关系并非完全相同。

各个理论模型之间都存在一些类似的变量或结构：感知的障碍在健康信念模型、计划

行为理论、跨理论模型和保护动机理论模型（即反应成本）中都是影响行为改变的重要变量，而在采取预防措施模型中就没有那么重要。感知的危险在健康信念模型、采取预防措施模型和保护动机理论模型中都是十分重要的，但在计划行为理论中需要根据特定实验性研究结果判断其是否为重要影响变量。自我效能在跨理论模型、健康信念模型、计划行为理论模型修订版和保护动机理论模型中都是重要的解释变量，行为意图是跨理论模型、健康信念模型和保护动机理论模型的重要组成部分。所以，通过理论模型内部所包含变量和结构可以看出，各理论模型所侧重的方面各有不同。

1993 年学者韦恩斯坦对最常使用的四种健康行为模型（健康信念模型、计划行为理论、保护动机理论和主观期望效用理论）进行了对比研究，虽然该研究距今已有二十多年，但是其中提出的很多问题至今仍是健康行为各模型间存在的经典问题。首先，不同的模型可能会识别不同的结构，但这些结构在不同理论中的概念化具有相抵之处。比如，理性行动理论将意图界定为先前的行为改变，跨理论模型理论对行为阶段的概念化则是实际行为和意图的结合体，所以，这就提示今后的研究者，在试图联合不同理论中的结构之前，需要确认其中的核心概念和内涵是否统一。

（2）由于各理论模型的起源和发展各有不同，所以其研究范围和应用领域也会稍有差异，各理论模型各有侧重、各具优势。

同时，由于各模型的起源和发展各有不同，所以其研究范围和应用领域也会稍有差异。健康信念模型从对疾病预防的研究中逐渐发展而来。它最开始更多地关注于那些没有诊断条件的群体的影响因素。计划行为理论模型的相关研究起源于企图阐述为何态度并非总能促使行为的产生，所以，现在该理论模型的关注点还是始终集中于模型对理性化决定的行为强调，但却明确地排除了无意识行为（举例来说，习惯）。跨理论模型更多地强调放在了阶段之上，超过了行动，主要包括了行为的延续性。行为的延续性可能对例如饮食变化之类的行为显得尤为重要。在饮食变化中，减肥需要的步骤可能同那些节食需要的步骤有区别，同样也适用于戒烟、戒烟的延续性及体力活动。采取预防措施模型指的是预防行为而不是危险行为（如吸食毒品）的开始。

以阶段为基础的理论在行为研究方面已有较为悠久的历史了，可以追溯到诺兰的阶段模型。在我们所论述的两个阶段理论，采取预防措施模型和跨理论模型中，只有前者明确地认识到了一个明显的状态。在这个状态中，个体是没有意识到危险的存在。在跨理论模型中，没有意识到危险的个体会被笼统的归类为意识前思索阶段的状态中，这样就将那些强烈反对该理论建议行为的个体和那些根本就从未听说过危险的个体归为了一类，而这两类群体是完全不同的。所以，虽然以阶段为基础的健康行为理论模型比较吸引人，但是现实中能够与阶段相符合的行为的支持尚缺乏大量的实证研究证据。

对于注重理论对实践指导作用的理论使用者，比如研究者、健康教育从业者或社区卫生服务机构人员就会偏好于那些易于使用和操作的理论。保护动机理论模型、健康信念模型和跨理论模型吸引人的部分，毫无疑问的在于其易于操作和便于使用。相比较而言，采取预防措施模型和计划行为理论模型的优势在于对行为转变的不同阶段有直觉化的逻辑，

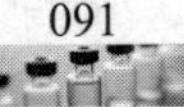

诸如在现实生活中，存在着经历过思索、想要改变却无法实现行为改变的时期。所以，如果理论的使用者看重的是理论对实践的指导和应用，那么这一方面也需要慎重考虑。

（二）健康行为理论模型的选择

为进一步推动健康行为理论模型的发展，并实现指导实践工作的现实意义，应该鼓励健康教育从业者多在实践中应用这些理论并在实践中检验和批评这些理论。但是，健康行为理论模型绝不止上述提到的这些，许多健康行为理论都是其他理论的变种，它们共享主要结构，诸如自我效能或各种假设，诸如在行为得到采纳之前的一系列阶段的过程。各种理论在内容、变量、结构和过程上也各有不同。那我们应该如何从这么多的健康行为理论模型中选中最合适、最科学的理论模型呢？有以下两点可供参考。

第一，在应用范围上，如前所述，虽然理论模型各有侧重、各有优势，但相比较而言，一些理论模型比其他的理论模型有更为广泛地运用。

随着时间的推移，其中一些理论模型的使用得到了显著的增长。如保护动机理论模型、健康信念模型、理性行为模型、计划行为理论模型和跨阶段行为转变等，就得到了广泛的使用。

第二，一些理论模型比其他的理论模型在直观感觉上更为吸引人，比如简洁、便于操作、易于实行，其他的理论模型相对复杂，这符合人们使用某些健康行为理论模型的单纯动因。

虽然复杂的理论模型在结构上看起来更加完整、缜密，但是，至今几乎没有证据显示复杂的理论模型要比简洁的理论模型更可取。如一项囊括了将近 3 000 篇文章的健康行为理论模型研究中，只有 19 篇使用了包含纵向一体化（与横向部分化相对）筹划和行为结果的缜密办法。而且并没有证据证明这 19 篇研究的先进性。基于此，健康教育从业者在选择健康行为模型时，应该按照理论模型能否适用于其所面对的实践问题（适用性），以及是否能够解决实践中存在的现实问题（有用性）两个方面进行评估和选择。

七、健康行为理论模型的融合与发展

（一）健康行为理论模型的融合

目前对于各理论研究的一个发展趋势就是理论之间的融合。通过两种及以上理论的结合使用，充分发挥各理论模型的优势，并通过借鉴其他模型来解决自身的劣势。例如健康信念模型结构与跨理论模型的分级行为结构已经组合使用。塞维尔等在对于女性乳房 X 线检测技术使用中，将研究对象的行为阶段扩展到了未考虑该技术的女性（即跨理论模型中的“未考虑行为者”），而不是仅仅考虑接受检测女性的行为阶段，结果发现在这一部分群体中，行动威胁和益处的意识变量所起的作用反而更大。与之相似，已考虑女性相比于未考虑女性在采取行动时有较少的障碍。对未考虑行为者和已考虑行为者在量身定制干预策略时需要区别对待。

目前，把不同的理论结合或混合起来使用已经是非常常见的。经过缜密思考的结合可能会形成更为健全的框架，达到更好的效果。然而，一个潜在的不足是：在实践中可以被结合起来使用的理论模型数量应该是有限的。如果在组合的模型中，存在着重叠或交叉的内容，相关的结构没有被评估或没有很好地评估，那么，如何去确定起作用的影响因素及变量，如何去探讨理论模型的结构关系，找寻行为改变的机制难度会变得非常大。

所以，虽然各种理论模型的结合为进一步分析和理解健康行为提供了一个广阔的前景，但是需要注意的是，各模型结构中的概念及结构间的关系及其独立性是需要慎重考虑的一点。也就是说，尽管在健康行为变化方面的模型之间存在不同，尤其是考虑到多少个不同的结构被结合起来并应用于预测行为结果上，这些理论模型之间一定程度上可以实现相互补充，但是某些变量或结构之间也会存在明显程度的重叠。因此，各健康行为理论模型的比较研究，核心点不是哪一个模型优于其他的模型，也不是哪一个变量更加重要的，而是一定时间范围内不同行为和情景下，各变量之间的概念界定、独立性及各结构之间的关系更为重要。

（二）健康行为理论模型的发展

1. 从关注个体层面的健康行为影响因素向关注个体所处环境的高层面因素延伸

最近几年来，健康行为研究领域对于健康行为发生的社会大环境开始给予更多的关注，已有相关研究开始就个体层面健康行为影响因素的研究提出了批判。对于需要个体行动的行为，比如戒烟，集中于个体层面的理论是较为合适的，但是在现实社会生活中，这样的健康行为较少，即使是非常个体的乳腺癌 X 线检测技术选择行为可能也会受到社会政策或周围环境的影响。所以，个体健康行为所处的家庭环境、社区环境、工作场所环境和社会环境等层面的影响因素越来越受到研究者的关注。

2. 各健康行为理论模型中，对行为演变持续性的研究尚需深入

在所有的理论中，对行为演变的延续性关注都需要大大增加。跨理论模型和采取预防措施模型都明确地包含了行为演变的延续性，而且保护动机理论模型、健康信念模型和计划行为理论也没有把它排除在外。然而对于行为演变延续性的研究也需要一个比较规范的研究标准，比如对行为演变延续性的概念界定、行为延续影响机制的结构完整性及其评估方法等。一项研究发现计划行为理论在预示健康普查方面是十分有用的，但是这个理论在区分推迟参与普查和最开始参与了普查然后病情又恶化的人群方面并不是那么可靠。这些明显的细微差别，不论是在区分和表述健康行为方面还是在发展新的干预方面，都是极为重要的。

3. 对各健康行为理论模型进行验证的实证性研究仍需要广泛的开展

理论需要用更稳固的理论设计去验证。在健康这个广阔的领域中，需要更高质量的证据来验证有效果的干预技术，而且我们应该需要同样缜密的健康行为理论。虽然先前许多使用了这些理论的研究都是横向部分化的，而且之后所进行的纵向一体化的研究也为我们提供了很好的数据，但是更多旨在验证这些理论的试验性研究仍然是需要的。

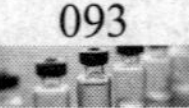

第 3 节　保护动机理论在健康相关行为领域的研究

如前所述，PMT 被广泛应用于健康相关行为的研究领域中，并凸显出了重要的作用。虽然 PMT 行为干预和预测研究不是本研究重点，但这些研究在设计、理论框架和方法学方面对我们的研究具有一定借鉴意义，所以，在此也进行介绍。

一、保护动机理论的健康行为解释研究

PMT 行为解释通过威胁评估和应对评估来解释行为改变过程。一项包含 65 项研究、接近 30 000 个研究对象的 Meta 分析证明 PMT 在健康保护和预防行为方面具有解释作用。Miline 等的 Meta 分析也验证该结论。以下列举几项典型研究。

Almut 运用结构方程模型探讨 PMT 与个体接受乳腺基因检测意愿间的因果关系，结果显示易感性、自我效能、反应效能具有显著性，PMT 加入使调整后的结构方程模型稳健性更好，解释 51% 的变异。Petermann 和 Rosemarie 对健康食品加工技术的大众接受意愿进行了研究，解释变量包括社会经济、人文地理因素及基于肥胖相关疾病的 PMT 因素等，结果显示，疾病严重性具有显著性，PMT 引入提高模型的稳健性和其他解释变量的力度，为健康食品市场带来销售参考。

PMT 对非良性行为的研究可发现行为形成的原因，从而对症下药，提供干预手段。Leilani 运用 PMT 对美国某州高中生的吸烟问题进行研究，通过 Logistic 回归发现：对吸烟所致疾病严重性和易感性的低估、认为吸烟是成熟和流行的象征以及戒烟激励有限等是吸烟的主要原因。这对戒烟政策具有导向作用。

跨理论模型与 PMT 结合来定位 PMT 在不同行为阶段中的作用，可追踪调查对象行为改变的影响因素。如 Dennis 对新西兰无线网络安全行为研究中，运用跨理论模型将被解释变量分层为保护意愿和保护行为两个阶段来分析使用无线网络安全产品的影响因素，结果显示：严重性、易感性、反应效能和自我效能对将来是否使用无线网络安全产品和是否已经使用该产品都具有显著作用。

所以，PMT 对健康行为的解释研究，使个体行为的产生有了理论依据和结构表达工具——能够从外界的信息源因素和个体自身特征综合分析行为产生的原因及其过程，从而为认知和行为干预提供基础和依据。

二、保护动机理论健康行为干预研究

相关研究表明在理论基础上形成的干预措施在影响健康行为方面更具效率，因为干预措施在理论指导下会更好发展并可实时评估。PMT 在健康行为干预的研究，使该理论成

为一种健康促进方法，并已解决许多公共卫生问题。在国内该理论也已应用于婚检人群、农村流动人口艾滋病健康教育和青少年控烟工作中。几项典型干预研究如表 3-8 所示。

表 3-8　PMT 在健康行为干预领域的几项代表性研究总结

时间	研究者	干预行为	干预设计	干预结果	干预设计中的 PMT 变量
1981 年	Beck，和 Lund	口腔卫生	同一群体干预前后对照	增强了学生对口腔疾病后果和采取健康行为能力的认识，在 PMT 理论干预下，个体强化了牙线使用和刷牙的健康行为	疾病严重性、自我效能
1983 年	Sturges 和 Rogers	酗酒	设计实验：对照组与实验组给予不同程度威胁信息的干预	不同干预组反应出的应对措施不同；高威胁干预组比低威胁组有更多人在更短时间内采取了戒酒这项健康行为	疾病严重性、疾病易感性
1991 年	Fruin，Pratt 和 Owen	体育锻炼	同一群体干预前后对照	干预前后个体的锻炼习惯发生改变，干预后个体的锻炼动机和锻炼行为都有加强；PMT 能够为在大众中提倡体育锻炼提供政策参考	疾病易感性、自我效能
2010 年	杨青	2 型糖尿病患者足底压力	对照实验：对照组接受社区常规护理，干预组接受社区常规护理以及基于保护动机理论的综合护理干预，为期 6 个月	综合护理干预组比对照组干预前后的各个评价指标（足部保护知识、自护行为和足部自我效能）更具统计学差异；以 PMT 为指导的社区综合护理干预可有效减轻患者足底压力	疾病严重性、疾病易感性、内部奖励、外部奖励、自我效能、反应效能和反应成本
2011 年	Bassett 和 Prapavessis	脚踝扭伤患者物理治疗的依从性	随机对照试验：干预组给予按 PMT 设计的脚踝扭伤物理治疗视频信息，对照组 1 为一般视频信息，对照组 2 无任何干预	干预组的依从性要显著高于两个对照组，从而得出结论，PMT 基础上的干预手段能显著提高脚踝扭伤患者物理治疗的依从性	疾病严重性、疾病易感性、自我效能、反应效能、反应成本

表 3-8 可看出，通过认知干预，如健康教育的方法，提高患者对威胁严重性和自身易感性的认识，增强其反应效能和自我效能，降低其对内部奖励、外部奖励和反应成本的感知，使其保护动机达到最大化，从而采取保护行为，降低威胁发生概率，即激发健康良性行为的发生或依从、限制非良性行为的产生，是 PMT 健康行为干预的思路。干预效果要通过人群实验研究来检验，如表 3-8 研究中采用同一群体干预前后对照、实验组和对照组比较等。

具体到 PMT 各变量的微观层面，PMT 行为干预研究是根据 PMT 7 个干预变量的含义，结合威胁、健康行为和干预变量的特点分别设定相应干预目的、内容和干预形式，如表 3-9 所示。其中，干预形式可采用如群体教育、授课、视频观看和病友会等方式。

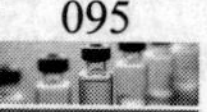

表 3-9　PMT 各变量基础上形成的干预目的、内容和形式

PMT 干预变量	干预目的	干预内容	干预形式
严重性	提高个体对威胁（疾病）严重性的认识	疾病相关知识 疾病严重后果	群体教育 授课 视频观看 口头宣传 病友会 个别指导 示教后亲身实践 行为技能培训 电话咨询 等
易感性	提高个体对自身易感性的认识	疾病流行情况；易感因素；传播途径；高危人群	
内部回报	帮助个体分析采取非良性行为的内因	个体对自身非良性行为的认知	
外部回报	降低个体采取非良性行为的外部“奖励”	家属、朋友、同事等对个体非良性行为的认知	
反应效能	提高个体对采取良性行为好处的认知	疾病预防措施及效果；成功的实践经验	
自我效能	提高个体对自身采取良性行为的能力和信心	成功的实践经验；口头鼓励 心理状态调整	
反应成本	帮助个体克服采取良性行为的障碍和不便	提供政策支持或便利方案 提供技术支持	

三、保护动机理论健康行为预测研究

PMT 行为预测研究指对个体 PMT 各变量的认知水平分析，在此基础上预测良性行为或非良性行为发生的概率。PMT 分析和预测健康行为已有数十年历史，Meta 分析已证实 PMT 是非常好的指标和预测器。以下从预测领域和预测模型详述。

（一）行为预测研究领域

与解释和干预研究一样，PMT 预测研究已应用于与生活行为习惯密切相关的疾病中。如国外研究发现，PMT 能有效预测性病和艾滋病高危性行为。在越南、泰国等亚洲国家已得到验证，这为开展性病艾滋病高危性行为预防工作提供干预基础。在我国，方晓义等的研究探讨了 PMT 在预测流动人口性病艾滋病高危性行为方面的作用。研究表明 PMT 对农村流动人口的性病艾滋病高危性行为具有明显预测作用，该理论的 7 个变量与农村流动人口性病艾滋病高危性行为的关系并不完全一样，外在奖励、内在奖励、反应效能和反应代价与流动人口性病艾滋病高危性行为的关系更为密切。研究揭示：PMT 可作为今后开展农村流动人口性病艾滋病高危性行为预防干预工作的基础。在治疗方案依从性研究中，PMT 预测作用为制定科学合理的依从性方案提供了依据。如父母对弱视儿童眼罩使用的依从性研究中，研究者提出要针对受试者的反应成本预先提供可行的预防或替代方案，并借鉴“同伴鼓励”的方式提升自我效能。此外，PMT 预测研究还广泛应用于市场调查中，如功能性食品消费行为、疫苗支付意愿和网络安全产品消费行为中，成为市场预测和产品推广的指示工具。

（二）行为预测模型

目前 PMT 预测研究中，结构方程模型应用较广泛。具体来说，基于个体威胁评估和应对评估的水平，制定 PMT 各变量测量条目，运用探索性因子分析或路径分析构建 PMT 各变量因子，即严重性因子、易感性因子、内部奖励因子、外部奖励因子、反应效能因子、自我效能因子和反应成本因子，在此基础上依据此时的动机和行为实现路径分析，这部分也可理解为 PMT 的行为解释研究，预测模型如图 3-10 所示，在研究对象认知水平和路径分析基础上，运用结构方程模型来预测其将来的动机和行为。

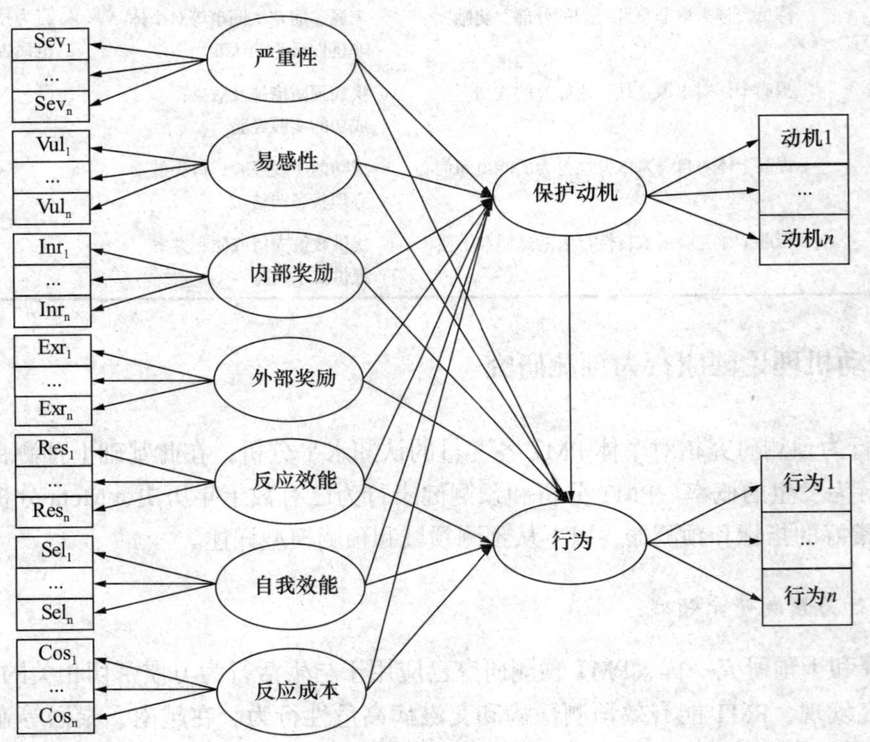

图 3-10　PMT 结构方程预测模型

Sev．严重性因子；Vul．易感性因子；Inr．内部奖励因子；Exr．外部奖励因子；Res．反应效能因子；Sel．自我效能因子；Cos．反应成本因子

四、保护动机理论在疫苗接种领域的研究总结

国外应用 PMT 对疫苗接种意愿和接种行为的研究一般是采用 PMT 一个或几个变量作为影响疫苗接受性的因素来分析，这些变量显示出很强的解释力度。研究大多出现在澳大利亚、英国、墨西哥、美国等发达国家及非洲地区。早期研究中，疾病严重性和疫苗有效性两个变量应用较广泛，其中，疫苗安全性和副作用等都是疫苗有效性内容的一个方面，都包含在 PMT 反应效能变量中。

在疫苗接种意愿研究中，不同疫苗、不同人群的影响因素各不相同。Harr-ington 和 Woodman 等在英国对 23 名有 1～2 岁子女的母亲开展了对 B 型流感嗜血杆菌疫苗接种意愿的定性研究，该疫苗是计划免疫之外的自付疫苗。结果显示，母亲对疫苗的接种意愿受到母亲对流感严重性的认知、医务人员建议和同伴行为等因素的影响；阻碍因素包括：母亲对新疫苗效果的怀疑和对子女是否能够承受多种疫苗和多次注射的担心。

在对乙肝疫苗接种意愿研究中，有学者发现个体对自身或其子女暴露的风险因素的感知程度以及对于乙肝疫苗的认知程度是影响其接受乙肝疫苗最主要的因素。Bond 等在澳大利亚开展了一项针对儿童整个疫苗接种计划的定性研究，该研究根据子女的接种情况将母亲分为三组：一组是儿童完全遵守接种计划的母亲组，另一组是儿童不完全按时接种母亲组，还有一组是选择性接种（即大部分疫苗是按时接种，但某些疫苗从未接种）的母亲组，半结构化访谈结果表明，母亲对疫苗安全性、有效性和患病概率等的认识会影响儿童接种计划的完成情况。儿童完全接种组母亲对疫苗安全性的评价高于其他组，而其他两组母亲对儿童患病可能性的评估低于完全接种组，第三组母亲认识到疫苗有效性要比其他两组母亲要低。

而在对艾滋病疫苗接种行为研究中，PMT 中起重要作用的是个体对疾病易感性的认知。对疾病流行趋势、传染途径、危险因素等认识都属于易感性认知的范围。比如在对Ⅱ型疱疹病毒疫苗的临床试验研究和肯尼亚关于艾滋病疫苗接种行为研究中都发现，疫苗的有效性及个体对于自身所面临的危险因素的评估是主要的影响因素，这与美国青少年对艾滋病疫苗接受性影响因素的研究结果一致，而在另一项对艾滋病疫苗全面覆盖计划的研究中提到：疫苗的特征和个体对艾滋病易感性的认知是影响艾滋病疫苗计划免疫的主要因素。

国外对于仍处于研制阶段的人乳头状瘤疫苗的潜在需求及其影响因素也开展了相应研究。Lazcano 等在墨西哥对 880 名 15～49 岁女性进行了人乳头状瘤实验性疫苗的接受性研究。调查内容包括对宫颈癌的发病危险因素和疫苗作用的认知。结果显示，个体对疾病严重性认识不足，但 84.2% 的个体能认识到疫苗的作用，并且有 83.6% 表示愿意让女儿接受疫苗。对疫苗效果的认知是影响接种行为的因素，研究建议疫苗推广时，应开展关于宫颈癌的病因、人乳头状瘤病毒的危害和疫苗益处的健康教育。国内研究中，吴兴华在其硕士论文中引入 PMT 来研究个体对伤寒疫苗的支付意愿，并运用 Probit 模型来拟合伤寒疫苗的“价格 - 接受率曲线”。许瑾在其博士论文中则按照 PMT 框架，运用理论各个组成部分加入调节因素来研究个体对菌痢疫苗的接受性及其影响因素。国内外研究的详细描述如表 3-10 所示。

表 3-10　PMT 在疫苗接种领域的研究概述

研究者	研究地区	疫苗名称	控制变量	PMT 变量	研究方法
国外研究					
Bodenheimr 等（1986）	美国	乙肝疫苗	社会经济状况、先前接种经验	易感性	逐步多元回归分析
Kackson D 等（1995）	肯尼亚	艾滋病疫苗	无	严重性、易感性、反应效能	前瞻性队列研究

续表

研究者	研究地区	疫苗名称	控制变量	PMT 变量	研究方法
Zimet 等（1997）	美国	Ⅱ型疱疹病毒疫苗	饮食习惯、饮酒、锻炼及体检等	易感性、反应效能	多因素回归分析
Liau A 等（1998）	美国	艾滋病疫苗	管理方式、疫苗类型等	易感性、反应效能	多元线性回归、联合分析
Bond L 等（1998）	澳大利亚	计划内疫苗	接种疫苗的障碍	严重性、易感性、反应效能	定性访谈
Harrington 等（1999）	英国	B 型流感嗜血杆菌疫苗	无	严重性、反应效能	定性访谈
Zimet GD 等（2000）	美国	艾滋病疫苗	疫苗接种方式、父母是否允许	反应效能	多因素分析
Lazcano PE 等（2001）	墨西哥	人乳头状瘤疫苗	性伴侣个数、子女个数和年龄	严重性、反应效能	描述性统计分析
国内研究					
吴兴华（2005）	广西灵川县	伤寒疫苗	无	严重性、易感性、反应效能、自我效能	Probit 回归拟合“价格 - 接受率曲线”
许瑾（2007）	河北正定县	菌痢疫苗	经济水平	严重性、易感性、反应效能、自我效能	定性访谈

五、保护动机理论的局限性

尽管 PMT 越来越受到健康教育工作者的重视。但理论的局限性不容忽视，首先，个体行为有时并非理性。1983 年 Maddux 和 Rogers 在试验中发现易感性、自我效能和反应效能的交互作用产生减少吸烟的意愿。如知觉到吸烟危害易感性很低，若自我效能和反应效能高，则减少吸烟的意愿就变得很强。其次，PMT 忽略了消极健康观。如有人认为有氧运动带给自己的是自信，所以，与其说体育锻炼可“促进健康”，不如说“是为了提高自信”。总之，PMT 两个关键假设不容忽视，即行为因素能增加某些疾病发生的危险和行为改变能降低某些疾病发生的危险。

第 4 节　跨理论模型研究综述

健康生活行为方式是个体通过积极主动的行为方式去预防疾病、促进健康，开展有利于健康的行为、采取有利于健康的各种预防保健措施。尽管健康生活行为方式和预防保健行为有利于自身健康维护，但有时个体的行为会受到复杂的社会心理等各种因素影响，并经长期重复而具有一定的固化性，因此需实施有序、有效、具有针对性的干预策略。以往研究发现，从社会、心理角度构建的健康行为理论对健康行为的预测、重建及维系作用较为显著。由此近年来涌现了众多基于心理社会角度的健康理论模型。

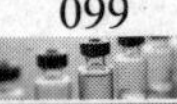

一、跨理论模型内涵

（一）含义

跨理论模型（trans-theoretical model，TTM）（以下简称 TTM）又称为“行为转变模型”，是分析行为改变的一种阶段理论，其脱胎于心理治疗和行为改变的主流理论的比较分析，也被称为是“有目的”的行为转变理论。该理论根据行为改变者的需求，从身心两方面提供有针对性的行为支持，聚焦于个体行为改变的决策能力，并认为行为的改变呈现渐进的、分阶段、螺旋式发展过程，根据个体在不同变化阶段的态度、意识、知识及技能需求，采取针对性、个体化的行为干预策略，促使个体建立并维持健康行为。主要用于改变人们的不健康行为或促进人们健康行为的形成。该理论由美国心理学家 Prochaska 于 1983 年首次提出，该模型综合了 18 种心理治疗和行为改变理论的精华，因此采用“跨理论”命名。该理论能够实现较高的参与率、保持率，同时为行为转变的过程提供敏感测量，最初应用于英国“帮助国民改变”的戒烟项目，并取得了突破性的效果。自此以后，无论是在体育锻炼、改善生活习惯，还是疾病的治疗等方面，在健康干预过程中引入 TTM 基本都取得了较好的效果，而且研究者发现这种针对性的健康干预对于未来的个性化健康服务，具有重要的基础意义和价值。

（二）理论框架

TTM 通过评估分析行为改变者的意愿及需求，并为之提供有针对性的行为支持技术，从而帮助改变者建立健康行为，主要组成包括：变化阶段（the stage of change）、变化过程（the process of change）、自我效能（self-efficacy）和决策平衡（decisional balance）四个部分，这四个部分组成了三个维度的变化，即：变化阶段、变化过程和变化水平。其中，变化阶段是该理论的核心。变化阶段体现出个体的行为改变意愿，呈现一定的时间序列；变化过程是个体在行为改变过程中出现一系列心理变化及自身采取的变化策略，也可以理解为在行为改变过程中，自我与本我，自我与环境的对话；自我效能及决策平衡为贯穿于整个行为改变过程的两个中间变量，并对行为改变有一定的预测作用。四个部分的详细内容介绍如下。

1. 变化阶段

变化阶段是跨理论模型的核心结构。反映了人们在何时产生行为改变，将人的行为变化过程分为五个连续的阶段，即前意识阶段、意识阶段、准备阶段、行动阶段、维持阶段。这些变化阶段反映了个体行为变化的意图和动机，体现个体不同的改变意愿及态度，是跨理论模型中的时间维度。通过使用变化阶段的框架。可将纷乱繁多的健康教育内容整理成有序、有结构的整体措施。这五个阶段的定义及特征如下：

（1）前意识阶段：未来 6 个月内无行为改变意图，此期个体既无行为动机，也无行为改变，被称为非意愿阶段。该阶段个体的特点为不能或拒绝思考自己的不良行为所带来的后果，改变意愿缺失，甚至对外界给予的健康建议存有抗拒心理，不会对过于简短的干预措施产生反应，对身边的健康信息为无视的态度。当面对诱惑情境的时候，前意识阶段的个体更容易受到诱惑，是健康教育中的重点及难点。

（2）意识阶段：准备在未来 6 个月内采取行动，此期个体有行为动机，但无明确计划、承诺，无行为改变。该阶段个体的心理特点是体会到健康与行为方式有关，有一定的改变意愿，亦能够理解改变可以带来良好的健康状况，但也顾虑到改变可能影响生活，例如戒烟可能产生戒断症状及脱离原先的吸烟群体。

（3）准备阶段：个体准备在 1 个月内采取健康行动，此期个体有行为动机，并已有一定改变或做了一定准备工作。准备阶段的个体经过意识阶段的踌躇后，改变的积极意义战胜了其他顾虑，对行为改变做出郑重承诺，并主动寻求帮助。比如计划戒烟的个体可能会购买戒烟用具、上戒烟门诊、搜索健康信息等。由于准备阶段与上述两个阶段只是态度和意愿的改变，并无实质性行为改变，被称为前行动（意愿）阶段。

（4）行动阶段：行为改变已经发生，但少于 6 个月，此期个体行为已发生改变，但时间尚短，容易故态复萌。

（5）维持阶段：行为改变已经发生并超过 6 个月，此期个体行为已经发生改变，且已成为生活习惯。由于行动阶段和维持阶段这两个阶段中，健康行为已发生变化，所以被称为后行动阶段。

TTM 根据研究对象的思考和行为阶段将其纳入各自的有序集合。5 个决策阶段组成了 TTM 的变化阶段，图 3-11 根据个体减轻危险因素的意愿和行为将其置于 5 个决策阶段之一。

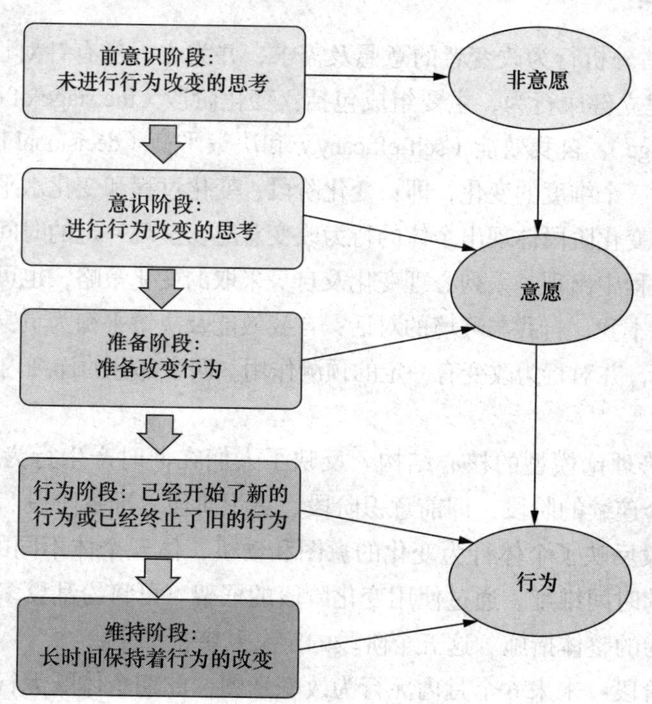

图 3-11　跨理论模型中变化阶段的组成部分

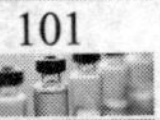

2. 变化过程

变化过程指个人为改变其行为所运用的认知、情感、行为和人际之间的策略和技巧，体现当个体面对改变时一系列从心动到行动的变化。处于前意识阶段个体较少使用变化过程中的策略和技巧，而处于准备阶段的个体使用较多。健康教育者制定干预方法需要关注、体会、理解这些变化，变化过程是制定干预内容的指南。在整个行为改变过程中，个体可经历以下 10 个变化过程：意识唤起、深刻释放、自我再评价、环境再评价、社会解放、刺激控制、帮助关系、反条件作用、强化管理、自我解放。各阶段着重应用几种转变策略，促使行为阶段的转变。见表 3-11。

表 3-11　TTM 中各变化阶段与变化程序匹配表（以吸烟为例）

定　义	变化过程 （行为转变策略）	行为 变化阶段
能回忆起如何戒烟的建议	意识唤起	前意识阶段
对吸烟危害健康有负性情感反应（恐惧、焦虑、苦恼）	深刻释放	
失望于自身对吸烟的依赖	自我再评价	意识阶段
能考虑到吸烟对于环境的危害	环境再评价	
意识到社会规范正发展成有益于非吸烟者	社会解放、自我解放	准备阶段
自身主动离开引诱吸烟的器具及场景	刺激控制	行动阶段
能找到愿意倾听以戒烟为话题的人	帮助关系	
个体发现能找到其他事物来替代吸烟	反条件作用	维持阶段
当不吸烟时，个体给予自身以奖励	强化管理	
做出戒烟的慎重承诺	自我解放	

TTM 中强调在不同行为变化阶段有其与之相匹配的转变策略介入，此表所列为各变化阶段着重应用的转变策略，各个策略和转变可能会存在交叉重合，并不是严格的界限和一成不变的规则，这 10 种变化程序可根据个体在每个阶段的不同需求重复使用

引自：陈小芳，刘海波．跨理论模型在健康教育中的研究进展［J］．医学与哲学，2016，37（557）：73-75.

3. 自我效能及决策平衡

自我效能是指个体对自身能够建立并维持健康行为充满信心，并觉得自己能够应付各种诱惑情境，自我效能充足的个体更有可能建立健康行为，是行为改变的中间变量之一。决策平衡根据个体对行为改变的权衡利弊过程，分为知觉利益与知觉障碍。知觉利益是发生行为改变的积极方面，知觉障碍则反之，当知觉利益胜于知觉障碍时，个体更多考虑行为改变所能带来的益处，更有可能建立及维持健康行为。通常在行为改变的早期，知觉障碍居多，而在行为改变的后期，多为知觉利益。

综合 TTM 的主要内容，变化阶段是跨理论模型的核心结构，反映出人们在行为改变过程中从意愿到行动的动态变化，为健康教育提供框架及评估方法。变化过程则为制定健康教育内容提供指南。自我效能及决策平衡贯穿于整个变化阶段及过程中，对行为改变有一定的预测作用。近年来，基于跨理论模型的健康教育已被广泛应用于个体及群体的生活方式健康教育中。

二、跨理论模型应用领域

跨理论模型注重行为改变的个体决策能力，着重从心理社会角度分析行为转变的变化过程与变化规律，是目前国内外应用最广泛的健康促进模型之一。其从建立至今的 40 多年时间里，理论构架不断完善，研究领域不断拓展，研究方法不断更新，成效显著。一般来讲，TTM 研究有如下特点：①通过调查问卷进行横断面研究，描述个体特定行为所处阶段现状；②以 TTM 为框架，制订与行为阶段相匹配的干预方法进行纵向研究，促进行为转变；③对 TTM 进行综述、评价或访谈；④针对 TTM 进行量表开发、修订或自行编制调查问卷。

（一）国外跨理论模型的应用

国外 TTM 最早应用于吸烟行为的健康教育等干预研究。一项研究利用 TTM 对吸烟者进行戒烟治疗，结果戒烟率仅次于药物治疗法，且 80% 以上的吸烟者均参与进来。有研究指出，在不同行为阶段的个体在收到戒烟的相关干预时，所表现出的行为改变是有所差异的。准备戒烟的个体才能从传统戒烟的干预中受益，这些手段包括了规律运动疗法、睡眠疗法和替代品疗法等。但是，Velicer 等在吸烟人群研究中发现，处于准备阶段的吸烟人群只有小部分，约为 20%；另有研究发现这部分人群只有 10%，大部分的吸烟者都处在前意识及意识阶段。Etter 等学者研究发现，实施 TTM 健康教育后，处于前意识阶段的个体戒烟率为 3.8%，对照组的戒烟率只有 0.8%，差异具有统计学意义（$P<0.01$），在其他阶段的干预组患者也均有效。Prochaska 等研究人员在 2001 年的研究中发现，通过 TTM 理论指导的干预组 1 周及 6 个月的戒烟率均高于对照组。Koyun 等在一项针对女性吸烟者的随机对照研究中，对干预组实施五次基于 TTM 的干预后，经过 6 个月的随访后发现，干预组的戒烟率要高于对照组的戒烟率。

Johnson 等将根据 TTM 设计的健康教育运用于 1 000 多个调查对象的体重管理干预计划中，经 24 个月的随访，干预组的健康饮食、运动、情绪压力管理均高于对照组，分别为 47.5%：34.3%、44.90%：38.10% 和 49.7%：30.30%，干预组体重得到了控制。在一项针对糖尿病住院患者的随机对照研究中发现，通过课题组人员对调查对象进行基于 TTM 的干预措施之后，干预组患者的运动意愿和锻炼行为均得到了明显地提升。而在另一项对于高血压病人的健康管理随机对照研究中发现，基于 TTM 的健康管理干预组参加体育锻炼的行为得到了提高，心肺功能也随之提高，血压控制良好。Jan 等运用 TTM 对糖尿病患者的饮食方式进行了干预，并取得了一定的效果。值得一提的是，美国在《行为改变规范手册》（*Pro-change Behavior Manual*）中，制定了与行为转变阶段相匹配的干预手段，并已广泛应用于改变个体的不良健康行为中，并取得了比较好的效果。

目前，国外已将 TTM 广泛用于多种健康教育和健康行为干预领域，包括戒烟、锻炼、饮食、减重、防晒、服药依从性、定期乳房体检、酒精和物质滥用、饮食行为、抑郁管

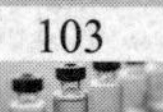

理、艾滋病预防等。TTM 已经属于国外较为流行和发展最快的健康行为和健康教育理论之一。在研究对象方面，既包括了社区人群又包括了住院患者，这些研究基本都证明了以下结论：综合性的行为干预措施，用于纠正健康相关的风险行为可产生更高的人群效应。

（二）国内跨理论模型的应用

由于 TTM 模型起源于西方，所以国内对于 TTM 的研究一部分集中于该理论的“本土化”。TTM 第一次引入国内始于国内学者程小虎，他在 1998 年将该模型的基本理论及成果进行了介绍，随后，司琦对 TTM 中的评价指标之一《阶段变化问卷》进行了翻译和本土化，并在大学生群体的锻炼行为中进行了应用。一部分国内的学者进一步对该问卷进行了信效度、项目区分度方面的检验，各指标均符合问卷的使用要求。到 2007 年有学者将 TTM 做了详尽的介绍，为其在我国的发展奠定了重要基础。2008 年，中南大学张静平博士将美国的《健康生活手册指引》（*Roadways to Healthy Living Manual*）引入我国，进行本土化修改后，应用于我国戒烟人群、冠心病及 COPD 患者抑郁管理研究，取得了较好的效果。国内也有学者将 TTM 应用到慢性病的健康管理研究中，比如楼青青等将 TTM 应用于糖尿病患者的健康教育中，经过干预后，所有患者的健康行为得到了一定程度的改善，血糖控制良好，但是，也有学者指出该研究存在一定程度的不足，比如并未对研究对象进行随机分组，具体的评价指标也未明示，尚不能完全体现该理论模型的有效性。有学者使用根据 TTM 内容设计的健康教育对糖尿病患者的足部自护行为进行干预，经过 11 个周的工作，干预组足部自护行为优于对照组（$F=38.799$，$P=0.000$）。陈小芳、李晴等对高血压患者及冠脉介入术后患者，进行了基于 TTM 的生活方式干预，干预组不良生活方式改变率高于对照组，血脂、血压等临床指标优于对照组。田文艳等将 TTM 用于高原基层部队官兵的吸氧依从性健康教育中，研究显示，干预组的吸氧依从性要高于对照组。也有学者将 TTM 用于社区男性人群的戒烟健康教育活动中，也取得了一定的效果。

目前，TTM 在我国的应用正处于繁荣发展的阶段。在实证研究中，有研究将 TTM 的 6 个阶段进行归纳总结，最典型的分类模型是 3 层子集：未考虑改变行为者、考虑改变行为者和已经改变行为者。这一分类已得到实证研究的检验。广泛应用于成瘾和非成瘾的健康相关行为研究中，比如戒烟、过度饮酒、艾滋病预防、长期体育锻炼、体重控制、防晒霜的使用、安全性行为及治疗的依从性等领域。综上所述，TTM 已经开始在国内有了一定发展，得到了众多学者的关注，其研究领域和研究人群也开始逐渐扩展，但相较于西方，该理论模型的起步较晚，特别是在研究设计上，还不够科学严谨，比如随机对照的研究还比较稀缺，同时，社区人群的实证研究也需要进一步的发展。在研究行为中，针对目标行为改变及病种也具有局限性，这些都是今后的发展方向。

（三）跨理论模型的发展

随着疾病谱和死亡谱的变化，医学模式进入了生物 - 心理 - 社会医学模式阶段，个体及群体的健康管理和健康教育得到了越来越多的关注。TTM 以其特殊的理论结构可以为实践工作中的健康教育提供相应的理论支持，在健康教育内容的设计方面更符合个体决策的行为特点，使健康教育计划实施更具有可操作性和有序性。TTM 与传统健康教育相比，其最大的特点和优势就在于其认为处于不同变化阶段的个体会有不同的需求，把被传统健康教育和健康促进的干预所忽略的“不愿意，不合作”的部分群体一并纳入研究对象中，使得参与率得到提高。

但是，尽管 TTM 具有一定的优点，但作为一个还处在发展阶段的理论模型，尚存在某些不足之处，例如五个阶段的划分带有一定的主观性，还不明确及清晰，不同的研究者根据理解不同对个体行为进行阶段划分，影响了研究的一致性及研究结果的可比性。而且，对其干预措施效果在学术界还存在争议。Aveyard 研究小组指出，对干预组实施以 TTM 架构的戒烟干预措施后，干预组的改变阶段并未发现明显前移。Koyun 等也提出目前还缺乏证据来证明分阶段干预比非分阶段干预更为有效。所以，这也为我们关于 TTM 的实证研究指明了一定的方向，需要有更多的研究者通过实证研究对其进行论证与实践，从而使 TTM 不断在实践中完善及充实，并经多文化范围使用及检验。

三、跨理论模型的作用

1. 遵从不同行为变化阶段的个体特征，从而实现较高的健康教育活动参与率

如前所述，TTM 与传统健康教育相比，其最大的特点和优势就在于其认为处于不同变化阶段的个体会有不同的需求，把被传统健康教育和健康促进的干预所忽略的“不愿意，不合作”的部分群体一并纳入研究对象中，使得参与率得到提高。在 TTM 模型的指导下，研究者就可以利用不同观察阶段，关注每个个体在不同行为阶段的不同需要，从而采取相应的干预措施进行研究。这样，全人群就可以根据不同的行为阶段分解为子群体，包括：还没有进行行为变化的人群、处于健康风险中的人群，以及那些已经发生健康行为改变但是仍存在消退危险中的人群，健康管理和健康教育工作人员就可以有目标地对不同的子群体设定针对性的干预计划、采取针对性的干预措施。

比如在控烟戒烟的健康教育和健康干预活动中，对个体的假设即为要么吸烟、要么不吸烟，不存在行为决策的不同阶段，而在实际中很多嗜烟成瘾的人不打算马上戒烟是因为他们缺乏动机，所以针对戒烟行为的干预活动对他们并没有多大意义。如此，既浪费了干预成本，又得不到很好的效果，实际上仅仅有极少的一部分人参与，并发挥了作用。在实际操作中，可以解释如下：在传统的干预方法中，被研究者通过大量招募参加者来到现场，先召开一个简短的介绍会，如果参加者未被说服参与戒烟临床实验，则这部分招募者就不会进入研究对象中。而 TTM 优于许多传统介入模式的最关键点，是它没有假定有关个体是如何做好准备的，而是承认不同的个体是处于不同的变化阶段，并且针对不同个体的需要发展适当的干预，因此能够达到非常高的参与率。

2. 具有针对性和即时性的干预措施可以保证较高的健康教育活动的持续性和完整性

由于传统的健康教育活动和健康干预计划把个体的行为看作独立的“事件”，相互割

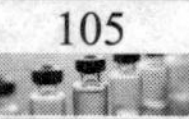

裂开来，忽视了个体行为的连贯性和持续性，所以会导致实施的健康教育活动或干预计划与个体的需求之间存在不对应的现象，这就会带来干预对象的中途退出。而 TTM 把个体的行为变化作为一个过程来描述，而非仅仅看作为一个事件，强调行为变化各阶段发展时变化过程的介入。跨理论模型设计用来发展适合每个个体的特殊需要的干预，针对不同的个体需要，把变化过程在 5 个变化阶段中穿插应用，以促进行为发生改变。所以，TTM 理论指导下的健康教育活动和健康干预计划的设计应该是针对个体行为变化阶段多元的干预活动设计，而非一成不变的统一规则，当被干预对象体会到这种活动的个性化和针对性时，也就是针对不同的问题行为和问题行为者，采用不同的健康教育内容和健康干预方案，那么被研究对象或被干预对象更容易具有较高的保持率。

以健康体检随访活动为例，在 TTM 模型的指导下设计的干预方案，应该具有以下特征：对个体行为改变的个性化设计、与阶段相匹配的干预措施以及即时性的专家干预反馈系统，基于这些干预内容其目的在于运用适合每个个体的特殊需要的行为干预措施，为个体提供最具有准确性和科学性的行为改变进展的前瞻。这样，根据参与者的需要干预方式被个体化到每个行为改变者的实际需要，人们就不会因为个体需求与行为改变策略之间的脱节而产生中途退出或放弃的行为，从而保证健康教育活动和健康干预活动的持续性和完整性。

3. 以个体行为变化作为视角，拓展了对行为的认识维度

TTM 出现之前，在健康教育和健康干预活动中，研究者对个体行为的认识都是一维的，传统的行为改变理论的测量结果只包含单一变量，且经常呈现出离散状态，并且传统的行动认识所带来的即为单一的、非连贯的结果测量，即行为是非黑即白的，任何达不到标准的行为进展都不会被承认。因此，传统的行为改变理论对行为改变可能产生的阶段变化缺乏敏感性。TTM 通过对变化过程的拓展和细化，拓展了研究者对整个行为变化范围的认知，并设计出一套较为敏感的结果测量，因此对行为变化的认识比传统的行动定向方法更符合实际、更科学有效。

以体育锻炼行为为例，传统的行为改变理论观点认为，个体要么成瘾，要么不成瘾，运用传统的行为改变理论将不能发现一个个体的行为进步是从“前意识阶段”向“意识阶段”，或者从“意识阶段”向“准备阶段”转变，也就无法在研究中，确定出针对各个阶段的干预计划，以及确定哪个阶段对行为决策的作用程度大小。与此相比，TTM 提出了一整套结构，形成一个多变量结果空间，包括自始至终对各个变化阶段的推进，以及针对各个阶段的测量手段。这些结构来自决策平衡量表、自我效能或诱因以及目标行为等，当然，也包括了正面的和负面的测量结果。

4. 着眼于个体行为阶段的变化，行为改变过程中所受到的影响可称为健康教育活动或健康干预计划的评估依据

TTM 明确地关注外界干预对行为变化结构的测量，为模型提供了一个强有力的干预基础，所以可以根据个体行为改变的结果来对这种干预进行直接的效果评价，干预的效果可以从个体在行为改变过程中所受到的影响来评估，即人口影响率＝参与率 × 成功率。

以戒烟为例，按照 TTM 的阶段分析，问题行为的人口分布比例普遍为：前意识阶段

40%，意识阶段40%，准备阶段20%。传统方法一般对准处于准备期的人口，如果成功率为30%，参与率为5%，则人口影响率为30%×5%=15%。而用TTM的方法，如果成功率同为30%，但参与率为60%，则人口影响率为30%×60%=18%。由此可知，基于TTM的干预方式具有既能保持高的成功率，又能有较高的参与率的潜力，这样对所有人口中有健康风险的个体的潜在影响急剧地增长。

四、跨理论模型与保护动机理论模型

虽然国外已有研究表明PMT可很好地解释个体是否采取预防行为的原因。但也有研究表明保护意愿和保护行为不能相互替代。比如Milne等对65项PMT研究进行Meta分析发现，有27项（41.5%）仅分析了保护意愿，22项（33.9%）研究仅分析了保护行为，只有16项（24.6%）研究对保护意愿和保护行为都进行了分析。而且这16项研究结果显示，PMT对保护意愿和保护行为的影响程度是不一样的，危险评估和应对评估变量对保护行为的影响程度要小于对保护意愿的影响程度。这与Weinstein的研究结论一致。Weinstein认为个体不同行为阶段的影响因素及其作用程度是有差异的。所以在行为研究中，已有很多研究将各个行为阶段进行细分。个体面对危险时的思考会影响其保护意愿和保护行为的形成，个体准备接受一项新的健康行为或已经开始一项健康行为都是一系列特定阶段、动态过程的思考结果。

个体保护意愿形成到最后保护行为发生，期间会有很多未知因素，个体两个行为阶段的影响因素也会有差异。2003年，Norman和Searle等学者运用PMT研究了父母对其弱视子女的眼罩保护行为依从性，研究对象为患病周期在2个月以上的弱视儿童父母。基线调查中，PMT解释了父母对子女的保护意愿，2个月后对其实际行为进行随访，结果发现PMT中的易感性、反应效能和自我效能对保护意愿具有显著作用，而保护行为依从性的显著影响变量为易感性和反应效能。所以，即使PMT对保护意愿和行为都有影响时，有影响的PMT变量也可能是不同的。

TTM纳入本研究的主要目的是根据不同研究人群进行具体分析。国外部分研究已对被解释变量进行科学的定义和分层，而PMT在国内应用较少，尚未在国内研究中发现对保护意愿和保护行为进行分层的研究，比如吴兴华等对广西灵川居民伤寒疫苗支付意愿的被解释变量定义为“是否购买”，许瑾的研究限制在“是否接受”等，都仅是单一意愿层面的研究。

第5节　本研究理论框架

对上述两个理论的实证研究进行梳理以后，将保护动机理论的应用定位于个体乙肝和乙肝疫苗的认知水平对接种意愿和接种行为的影响及其作用程度，理论的各个变量分解到个体的各个认知指标，细化到各个问题，试图全面表达保护动机理论的内部结构；同时，运用跨理论模型完成对个体乙肝疫苗接种过程的行为阶段分解，从而分层出各样本人群；最后，基于以上分析，构建出本研究的理论框架。

一、基于保护动机理论的认知指标

归纳总结 PMT 在其他领域的应用研究，“接种疫苗”属于一种健康相关行为。乙肝疫苗的重要作用已被科学证明，所以“接种乙肝疫苗”是一项良性的健康促进行为，也就是我们研究的关键点。同时，结合国内外乙肝疫苗接种意愿和接种行为的研究现状，个体对乙肝这项比较严重的传染病及乙肝疫苗的认知、个体人口学、社会学、经济及地理和医疗相关特征等都会对是否选择这种健康相关行为产生一定影响。通过引入 PMT，并结合社会经济与人文地理等控制变量，我们尝试探索 PMT 各变量与个体乙肝疫苗接种意愿和行为的关系及其作用程度。

本研究具体来说，在 PMT 框架下，个体是否打算将来接种乙肝疫苗的保护意愿和是否已接种乙肝疫苗的保护行为与个体以下认知指标有关，基于 PMT，我们试图定量表达这些认知指标，生成保护动机理论各因子（疾病严重性因子、疾病易感性因子、反应效能因子和自我效能因子），具体如图 3-12 所示。

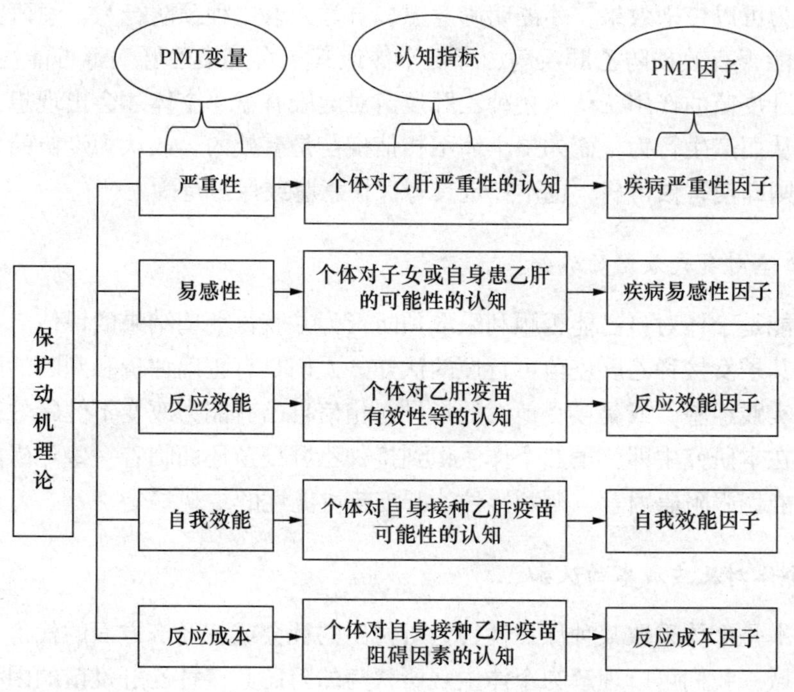

图 3-12　保护动机理论在本研究中的应用设想

（一）个体对乙肝严重性的认知

疾病严重性的认知是指个体对某种疾病严重性的判断，包括两种反应；一种是对疾病产生的临床后果的反应，如对死亡、残疾、病痛严重程度的判断；另一种是对疾病产生的社会后果的反应，如对工作中的烦恼、家庭生活、社会关系等影响程度的判断。本研究即对乙肝这项疾病的认知：包括乙肝带来的临床后果（死亡、痛苦等）、所花费的巨额医疗费、社会后果（失业、影响家庭生活等）以及社会歧视等。当个体相信疾病具有严重性，才会有恐惧感。

（二）个体对子女及其自身乙肝易感性的认知

疾病易感性的认知是指个体对于自己患某种疾病可能性的判断后形成的主观信念，包括个体对医生诊断的接受程度、疾病发生、复发可能性的判断等。此处即被调查对象对自身及家庭暴露在乙肝危险因素环境下的认识，比如该村或家庭病史中有人得过乙肝，或深刻地理解乙肝是一种传播性比较强的疾病，知道乙肝呈现复发的趋势等。个体对疾病严重性和易感性评价越高，则采取保护意愿和保护行为的可能性越大。

（三）个体对乙肝疫苗反应效能的认知

反应效能是个体对采取预防措施带来益处的认识。个体对于疾病反应效能的认识是指对采取某种预防行为能否有效降低个体患病的危险性或减轻患病后果的判断，只有当个体知道这种行为可以带来效果，才能明确意愿，自觉采取这种预防行为。本研究即个体对接种乙肝疫苗能否有效预防乙肝疾病、降低个体或其子女感染乙肝病毒可能性的主观认知。只有相信乙肝疫苗的作用、认为接种乙肝疫苗对健康有益，个体才会出现想去实现这项行为的意愿，从而产生行为；而如果个体不相信疫苗是有效的，或认为疫苗的副作用大于疫苗的作用，则即使害怕得病，也不一定具有保护意愿或保护行为。

（四）个体对自我效能的认知

自我效能是个体对自己能否顺利采取预防行为并获得期望结果的评估。本研究可理解为对个体及其子女接种乙肝疫苗可行性的认知。人们具有正确评价和判断的能力，通过自身或他人的实践经验，或是接受他人的指导，相信自己有能力改变不健康的行为并可获得预期结果。在本研究中即：虽然个体认识到接种乙肝疫苗还面临着一些障碍或代价，但个体相信自己能克服阻碍因素，顺利接种乙肝疫苗可能性的主观感受。

（五）个体对反应成本的认知

反应成本是个体采取某种保护性行为所付出的社会或者经济方面的代价。在成人乙肝疫苗接种领域，我们可以理解为个体主观所认为的阻碍其接种乙肝疫苗的因素。比如，个体接种乙肝疫苗的时间成本、交通成本、对疫苗价格的主观感受以及由于各种关于“疫苗事件”的报道，所担心疫苗会带来的副作用等。需要注意的是，在统计分析时，先将答案反向计分再加和，以此作为反应成本的分数，分数越高说明被试认为自己从事保护性行为所付出的代价越大。

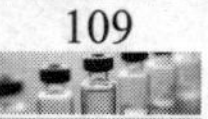

二、接种意愿到接种行为的人群分层

行为改变的每个阶段中，起主要作用的因素会随之变化。为定位不同行为阶段人群的具体影响因素，本研究根据跨理论模型关于个体健康行为决策思考过程的 3 个子集，对人群乙肝疫苗接种行为阶段分类如下：①已经完成健康相关行为（已采取某种保护行为或已终止健康危害行为）——接种行为者；②有进行健康保护行为的意愿——接种意愿者；③未进行健康保护行为且无此意愿——无接种意愿者。如图 3-13 所示，试图对个体接种意愿和接种行为的影响因素分别分析，从而针对不同目标人群提出不同政策建议。

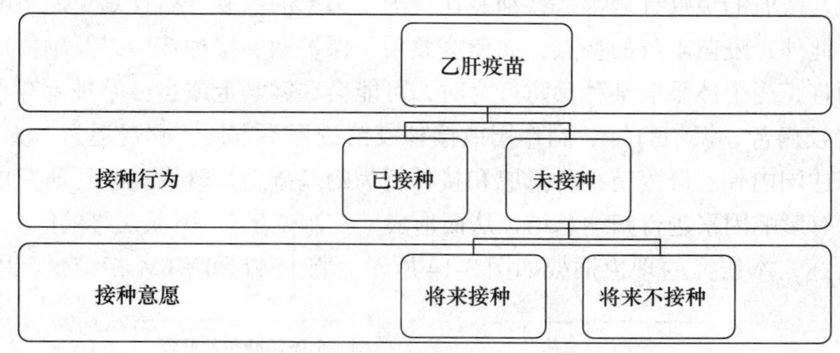

图 3-13　跨理论模型下的样本人群分层

具体来说，结合跨理论模型对“接种意愿—接种行为”的上述分析，研究人群首先分层为：总样本人群的接种行为和未接种人群的接种意愿；其次，考虑到我国乙肝疫苗免疫策略演变以及 15 岁以下“查漏补种”政策的实施，我们对总样本人群的接种行为又进行细分。如此，研究的各分层样本人群具体为：① 15 岁以下行为组人群，分析指标是乙肝疫苗首针及时接种行为。原因是：这部分人群由于计划免疫和“查漏补种”政策的覆盖，乙肝疫苗接种率水平已较高，而对于新生儿而言，乙肝疫苗首针及时接种在阻断母婴传播方面更为重要，这也是我国免疫政策的重点之一。② 15 岁及以上接种行为组人群，分析指标为是否接种过乙肝疫苗。③ 15 岁及以上接种意愿组人群，分析指标为是否将来打算接种乙肝疫苗。原因是：对于 15 岁及以上人群，由于资源有限，国家尚未颁布乙肝疫苗接种的普遍优惠政策，所以，在控制变量基础上，探讨乙肝和乙肝疫苗认知对于个体接种意愿和接种行为的影响，针对性地加以干预，提高个体的预防保健意识，从而克服其他因素，比如疫苗价格和时间成本等，积极主动接种乙肝疫苗具有可行性和现实意义。

三、本研究理论框架

PMT 中主要的信息来源有两方面：个体所生活的环境（如口头劝说，观察学习）和个体本身特征（如人口学、社会学等）。个体的良性反应（如加强体育锻炼）或者非良性反应（如逃避临床诊断）都是基于这些信息基础上产生和形成的。人们最终形成的保护动机，即是否采取预防措施是在综合考虑危险评估和应对评估的基础上形成的。人们对反应效能、自我效能的信念越强，形成保护意愿、采取保护行为的可能性越大。本研究围绕个体对乙肝疾病危险评估和接种乙肝疫苗的应对评估后所形成的保护意愿—决定对潜在威胁（乙肝）采取适应良性反应（保护行为—接种疫苗）或适应不良性反应（危险行为—患病等）进行综合分析。

应用 PMT 主要是在个体认知水平上对接种意愿和接种行为进行评价，而从总体上评价乙肝疫苗的接种意愿和接种行为是一项系统工程，许多因素可能产生影响，包括：社会、经济和文化因素，疾病性质与流行程度，个体对疾病的认知程度，医疗服务网络以及接种可及性，政府的免疫计划等。特别是在我国，国家的乙肝疫苗计划免疫策略具有重要影响作用。此外，疫苗本身的特点，如免疫效果、保护期、接种费用以及副作用等也是重要因素。而且，当个体采取某种预防行为时，可能会在客观上或自己心理上存在障碍，如接种疫苗比较痛苦、惧怕打针、副作用或接种疫苗过程不方便，路途遥远、太费时间等。本研究在综述国内外乙肝疫苗接种意愿和接种行为的基础上，既发现以往研究的缺陷和空白，又对所有影响因素进行归纳总结，从而形成“控制变量”，引入最终的回归模型。

综上所述，本研究的理论框架如图 3-14 所示。将 PMT 和 TTM 相结合，可以利用两

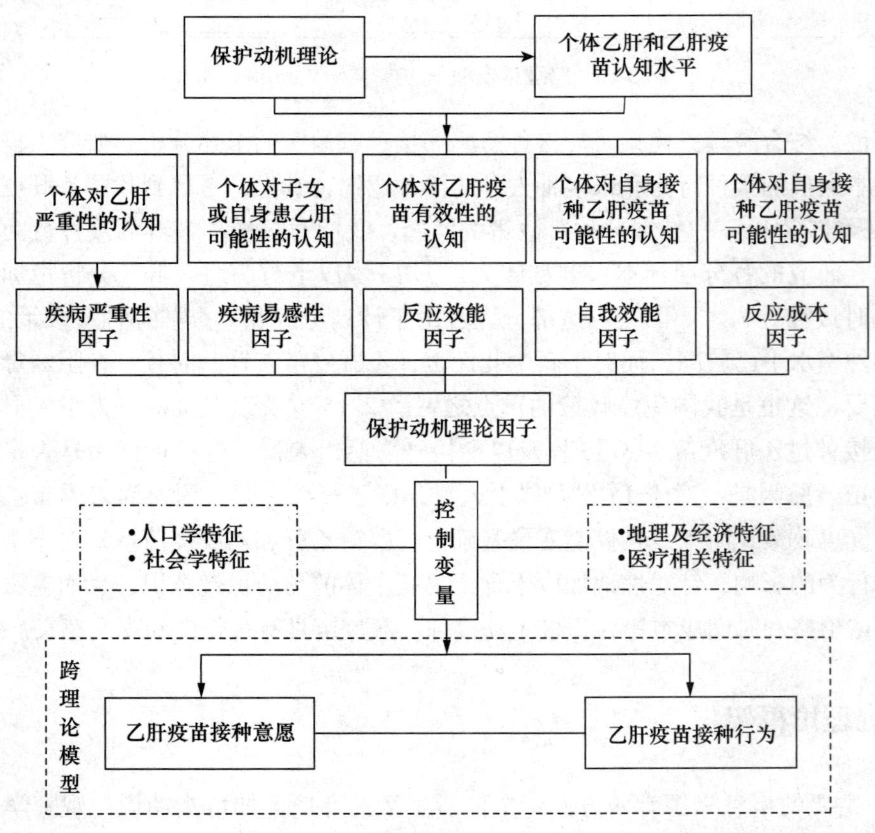

图 3-14　本研究的理论框架

个理论的优点：TTM 不具有 PMT 较清晰的理论模型，而 TTM 可以设定接种意愿到接种行为的不同阶段，将个体乙肝疫苗接种看作一个整体连贯的过程来研究。这样，两个不同行为阶段模型可分别用较清晰的理论模型来分析，从而在对整个“接种意愿—接种行为”过程的分析基础上，我们可以定位各自行为阶段的影响因素，特别是基于保护动机理论基础上构建的个体认知因子的作用。这样，两个理论的结合既可以提高对健康相关行为的解释能力，又可以根据个体不同行为阶段实施相应的干预措施。

本章小结

本章以保护动机理论为切入点，首先介绍了保护动机相关内容，然后系统描述和比较了与保护动机理论相近的个体健康行为理论，包括健康信念模型、理性行动理论、计划行为理论、联合行为模型、跨理论模型和采取预防措施模型，并对健康行为理论模型的融合和发展进行了述评；其次，对本研究运用的保护动机理论和跨理论模型的研究进行了综述；最后进入本研究的理论框架。

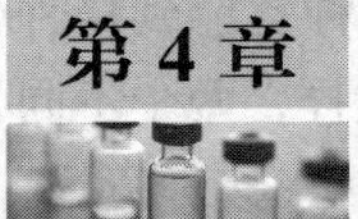

第 4 章 成人乙肝疫苗接种保护动机模型实证研究

本章基于第 3 章已搭建的基于保护动机理论和跨理论模型的理论框架，从需方角度，探讨对农村居民个体乙肝和乙肝疫苗认知水平的测量，构建不同分层人群的保护动机理论因子；并在实证研究的基础上，以河北省石家庄市和保定市作为样本地区，探讨保护动机理论各变量因子是否影响个体乙肝疫苗接种意愿和接种行为及其作用程度。

第 1 节　资料与方法

一、资料来源

（一）抽样方法与步骤

实证研究资料来源于国家自然科学基金委资助的青年项目《基于保护动机理论的农村居民乙肝疫苗认知干预策略与实证研究》。该项目自 2014 年 1 月开始收集现场调研数据，共调查了河北省石家庄和保定市的农村地区。本研究实证资料是该课题数据的一部分，家庭入户问卷调查是实证研究的主要信息来源。

1. *抽样方法*

本研究实证调查在河北省开展。从河北省石家庄市和保定市分别抽取 2 个县，每个县抽取 3 个村，在每村采用多阶段与概率比例规模抽样结合的方法抽取家庭住户进行入户调查，各住户所有家庭成员均为调查对象，剔除拒绝回答、举家迁移住户，共得到 5 126 名居民信息，其中，16～60 岁成人共计 4 020 名。由于保护动机理论、接种意愿和接种行为的研究是基于个体水平的，而村一级又是个体日常生活的最小集体单元，为保证个体一级水平上样本的代表性，在调查家庭住户的抽样中，本研究采用 PPS 抽样与整群抽样相结合的方法。PPS 抽样方法即世界卫生组织推荐的按规模大小成比例的概率抽样方法（probability Proportionate to Size，PPS），又称为概率比例规模抽样，具体如下所述。

PPS 抽样方法是指在有限母体中，设抽样单位 Ut 大小为 Yt，若 Ut 被抽到的概率与 Yt 大小成正比，即“大小度量越大的抽样单位被抽到的机会就越大，大小度量越小的抽样单位被抽到的机会就越小”。具体来说，设总体单元数为 N，其规模度量分别为 M_1，M_2，⋯，M_N，进行累积，直至$M_0=\sum_{i=1}^{N} M_i$，若欲抽取样本容量为 n，则先求得等距抽样的间隔$K=\frac{M_0}{n}$，然后在 1～K 之间随机等概率抽取 1 个数，假设为 r，则 r 所在的单元代码

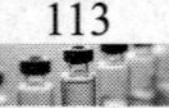

区间相应的单元即为被抽中的单元，以后每隔 K 个度量值，即 $r+K$，$r+2K$，$r+3K$，…，$r+(n+1)K$ 等数字所在的单元代码区间的相应单元，即为被抽中的单元。其特点如下：①优点：总体中含量大的部分被抽中的概率也大，可以提高样本的代表性，减少抽样误差。②缺点：需要使用一定的辅助信息进行抽样，即需要具有完整的母体名册。

基于抽样技术关键是选取有代表性的样本，而且获取完整的母体名册在本研究中具有可行性，因此我们首选 PPS 抽样方法。即：如果一个村的总户数小于或等于该村拟抽取样本量 n，则采取整群抽样，调查该村所有住户；如果一个村的户数大于拟抽取样本量 n，则我们就采用上述 PPS 抽样方法。

2. 抽样步骤

PPS 抽样方法在本研究中的具体操作步骤如下：

（1）抽样框的编制：首先从当地协调者手中拿到全部村民的花名册，按户主姓名进行“A～Z”排序，并按序号进行编码，一经编码不可变动，编好住户码列入住户清单表式中。

（2）计算每个村应抽户数：考虑到可能有外出打工、举家迁移、调查住户不在家、拒绝回答等原因所造成的调查对象丢失，为获得目标样本数，我们参考预调研经验及所调查地区最高外出打工率等情况，采取了 18% 的替代率。这样，假设每个村的目标样本量为 n_0，则拟抽取的样本量即为：$n=n_0*(1+18\%)$。

第一步：确定某村所有住户的累计户数 M_i、某村总住户数 M_0 和本村拟抽取的住户数 n；

第二步：计算抽样间距 K；

$$\text{抽样间距}(K)=\frac{\text{某村总住户数}(M_0)}{\text{拟抽取样本户数}(n)} \tag{4.1}$$

第三步：确定第一个随机数。方法为：在 EXCEL 内输入“＝RAND( )*(K−1) +1”确定随机数 R，取其整数 R_1，则累计户数为 R_1 的住户李四即为第一个所抽住户 r_1；

第四步：第二个所抽住户 r_2 应为［R_1＋抽样间距 K］(取整数)，同理［R_2 的累计户数＋$K=R_1+K+K=R_3$］(取整数）确定第三个样本 r_3。依次类推，直至完成拟抽选样本户数 n。

（二）调查方法与调查内容

课题组成员到达目的地后，及时与当地协调人员进行沟通交流，讨论出切实可行的调查方案，并在他们的协助下对调查任务进行部署安排。调查采用封闭式结构访谈，对回答问题情况进行量化分析。调查工具为项目基线调查研究小组设计的《居民乙肝及乙肝疫苗认知、接种及保护动机调查表》，其中关于乙肝与乙肝疫苗等相关知识认知部分问题的设计参考 2001 年 WHO 发布的《儿童乙肝疫苗计划免疫服务管理指南介绍》(*Introduction of Hepatitis B Vaccine into Childhood Immunization Services-Management Guidelines*)。调查员采用统一问卷与被调查对象进行面对面调查。

调查主要内容：家庭成员基本情况：性别、出生日期、职业、受教育程度、医疗保障情况、外出情况、自评健康状况、是否患有慢性病等；15 岁及以下儿童信息：调查对象父母的人口学特征和社会经济状况、儿童性别、是否为独生子女、儿童出生地点、被照顾方式、首针是否及时接种、是否有接种证（卡）等；调查对象保护动机基本情况：对乙肝严重性、易感性的感知，反应效能，自我效能和反应成本各维度的测量条目问题；调查对象家庭信息和乙肝疫苗认知基本情况：包括乙肝患病原因、症状表现、预防措施、传播途径、疾病的严重性、易感性认识、对乙肝患者的态度，是否存在歧视等；对乙肝疫苗的认知水平，包括对其有效性、有效期及乙肝疫苗接种的普遍性的认知水平，家庭基本收入和支出情况，自评经济现状及变化趋势、社会支持、社会地位自评状况和医疗机构可及性等。调查表详细情况见附录。

（三）数据管理与质量控制

（1）预调查：正式调查前，由研究人员在天津郊县选择一个村部分居民进行预调查，根据发现的问题对调查表进行调整，并据此设定调查实施计划和调查员培训工作。

（2）研究设计：课题组根据以往调查经验，多次论证调查方案，讨论和修改调查问卷。

（3）调查员培训：在培训当中，问卷设计者对每个问题的含义进行了详细解释，统一调查口径、询问方式和问题填写标准；所有调查员当场进行了模拟调查，课题组成员针对出现的问题及时进行了纠正，尽量保证信息的准确和完整。

（4）现场调查：调查员收集问卷后，要对填写内容全面检查，重新核实不确定问题，及时更正错误信息，尽快补填遗漏的项目。对于不熟练的调查员，课题组成员会与他们一起入户，当场指导，直到他们能独立调查为止。

（5）检查核对及复查回访：调查表完成后，由课题组成员每天进行检查和审核，核对有关数据，对不符合要求的调查表，重新入户来更正。

（6）当地协调员：在调查过程中，请当地村医和村委会干部协助调查员入户和调查，同样对他们进行了关于调查问卷的培训，因为他们比较了解被调查对象的基本情况，对保证调查的准确程度起到重要作用。

（7）资料录入和整理：由调查员本人进行二次录入。调查员录入自己的调查表可再次进行检查，有的问题还可通过回忆进行纠正或补充，并可对已录入的数据通过筛查异常值来纠正录入错误。

（四）资料录入与分析工具

问卷回收后，首先对调查表原始数据进行逻辑检查，确定数据库基本结构，利用Epidata3.1数据录入软件，进行双盲法二次录入，确保录入工作的准确性，经过数据校对整理后，用STATA13.0进行统计描述和统计分析。

二、实证模型与研究方法

对于个体乙肝疫苗接种意愿和接种行为影响因素的回归分析中，本研究以保护动机理论因子为关键变量。首先介绍乙肝疫苗接种意愿和接种行为相关变量的测量指标，然后在信度和效度分析的基础上，引入基于保护动机理论生成的个体认知因子，在此基础上构建保护动机理论因子对个体乙肝疫苗接种意愿和接种行为影响的实证模型，最后简要介绍纳入模型中的控制变量及其分组情况。

（一）接种意愿与接种行为相关变量

1. 乙肝疫苗首针及时接种率

乙肝疫苗首针及时接种率是指：15 岁以下被调查对象中，出生后 24 小时内完成首针乙肝疫苗接种的被调查对象所占的百分比。本研究中，以“15 岁以下人群是否在出生 24 小时内及时接种过乙肝疫苗”作为 15 岁以下人群接种行为的分析指标。该指标是衡量新生儿和儿童乙肝疫苗接种情况的重要指标，据国内外有关报道，约 30% 的 HBsAg 阳性人群是由围产期传播所致，乙肝疫苗第 1 针在 24 小时内及时接种是切断乙肝母婴传播最关键的手段。WHO 报道，在乙肝高度流行国家，HBV 主要是在出生时由母亲传染给婴儿，在婴儿出生 24 小时内及时接种乙肝疫苗可减少 90% 以上的由 HBsAg 阳性母亲传给子女的发病数。如果首针接种不及时，势必会影响儿童乙肝疫苗接种质量，对阻断新生儿 HBsAg 围产期传播、最大限度内降低慢性携带率不利。

乙肝疫苗首针及时接种情况除了受相关医疗机构因素影响，即一般来讲，新生儿出生的医院会在其出生后 24 小时内及时为其接种首针乙肝疫苗，这期间父母的影响不大，但如果婴儿不是在正规医疗卫生机构出生（如在家或私人医疗卫生机构），此时的新生儿乙肝疫苗首针及时接种情况则受其父母的影响因素比较大，所以本研究纳入该指标来侧面考察成人的乙肝疫苗“知信行”情况。

2. 乙肝疫苗接种率

乙肝疫苗接种率是指：样本总人群中，接种过乙肝疫苗的被调查对象所占百分比。包括样本总人群的乙肝疫苗接种率和 16 岁及以上人群的乙肝疫苗接种率。本研究中，以“15 岁及以上人群是否接种过乙肝疫苗”作为 15 岁及以上样本人群接种行为的分析指标。

3. 乙肝疫苗愿意接种率

乙肝疫苗愿意接种率是指：15 岁及以上未接种过乙肝疫苗的被调查对象中，将来打算接种乙肝疫苗的被调查对象所占百分比。以往研究中，根据研究目的不同保护意愿被界定为“是否会吸烟”“是否会饮酒”“是否会进行体育锻炼”等与健康相关的行为，本研究中，以“15 岁及以上未接种过乙肝疫苗的被调查对象是否选择将来接种乙肝疫苗”作为衡量 15 岁及以上样本人群的保护意愿，即接种意愿的测量指标。

接种判断依据：对于 15 岁以下人群，被调查儿童有预防接种证和预防接种卡者以预防接种证记录为准；无预防接种证，有预防接种卡者以预防接种卡记录为准；预防接种证和预防接种卡均无者，根据被监护人或其他家庭成员回忆进行判断；而 15 岁及以上被调查对象以被调查对象的回忆为依据。

4. 样本人群年龄分层和指标选取说明

样本人群分层以“15 岁”为界点原因：参考国家对 2002 年及以后出生新生儿的乙肝

疫苗计划免疫政策和15岁以下人群“查漏补种”政策，考虑到15岁以下人群在这两项政策覆盖范围之内，所以人群的乙肝疫苗接种行为与15岁及以上人群不同。

对于15岁以下人群，研究显示只有24小时以内及时接种乙肝疫苗才能有效阻断母婴传播，降低人群HBV携带率，减少慢性肝病发病率。故本研究采用“15岁以下人群是否在出生24小时内接种过乙肝疫苗”作为评价指标，虽然疫苗接种率是免疫工作常用指标，但随着计划免疫工作深入发展和群众健康需求日益增加，我国新生儿乙肝疫苗接种率水平已较高，而且只强调儿童在12月龄内完成接种是不够的，初始接种月龄的滞后会使儿童长时间处于易感状态，故采用乙肝疫苗首针及时接种率来评价儿童接种状况显得更为合适。而对于15岁及以上人群来说，母婴垂直传播的阻断已不现实，所以水平传播的预防显得更为重要和符合实际，所以我们以乙肝疫苗接种率为测量指标，并将接种行为研究定位于“15岁及以上人群是否接种过乙肝疫苗”、接种意愿研究定位于“未接种过乙肝疫苗的被调查对象是否将来打算接种”。

5. 分层样本人群指标描述、比较和变量筛检

数值变量资料的描述有均数、中位数、百分位数、方差、标准差等；分类变量资料的描述有率（说明某现象发生的频率或强度）、构成比（说明某一事物内部各组成部分所占的比重或分布）、相对比（是A、B两个有关指标之比，说明两者的对比水平即A为B的若干倍或百分之几）。主要用于描述样本人群基本情况、样本人群乙肝疫苗接种率、15岁以下人群首针及时接种率、15岁及以上人群愿意接种率等。

对无序分类资料采用Pearson卡方检验，主要用于检验各分组人群之间的乙肝疫苗接种情况有无统计学差异；多因素分析之前运用Logistic单因素分析进行变量筛选，筛选出有意义变量进入多因素回归分析，包括控制变量和PMT因子变量。各类检验水准取α=0.05，P=0.10为变量是否通过筛检的最低标准，P=0.05为是否具有统计学差异的判定标准，P=0.01为是否具有显著统计学差异的标准。

（二）保护动机理论因子构建

1. 保护动机理论各变量的测量

在其他研究领域PMT各变量的测量中，研究者都是根据健康行为的特点设计相关测量条目，并应用效度和信度分析来确定最后各变量的测量条目，不同研究领域各变量测量条目各不相同。本研究是根据WHO关于乙肝和乙肝疫苗的知识手册设计相应条目。有的条目采取了五点李克特量表（Likert Scale）的做法，有的则根据被调查者各问题的回答情况进行赋分，详细内容见表4-1所示。针对每个变量（疾病严重性、疾病易感性、自我效能、反应效能）设计相应测量条目，并进行编码，如Ser1等，具体如表4-2所示。

李克特量表一般采用所谓“五点”量表，根据测量的概念将每个测量项目划分为“有利”或“不利”两类，选择部分受测者对全部项目进行预先测试，要求受测者指出每个项目是有利的或不利的，并在下面的方向和强度描述语中进行选择，对每个回答给一个分数，如从“非常同意”到“非常不同意”的有利项目分别为1、2、3、4、5分，不利项目

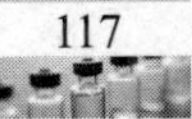

的分数为 5、4、3、2、1。根据受测者各个项目的分数计算代数和，得到个人态度总得分，并依据总分多少将受测者划分为高分组和低分组。选出若干条在高分组和低分组之间有较大区分能力的项目，构成一个李克特量表。

表 4-1　PMT 各变量的测量条目和赋值情况

PMT 变量	代码	测量条目	赋值情况
疾病严重性	Ser1	你觉得乙肝这种疾病的严重程度?	非常不严重～非常严重：1～5 分
	Ser2	乙肝不可治愈，这种说法你同意吗?	非常不同意～非常同意：1～5 分
	Ser3	乙肝病症状非常痛苦，这种说法你同意吗?	非常不同意～非常同意：1～5 分
	Ser4	乙肝会给家庭带来巨大经济负担和精神压力，这种说法你同意吗?	非常不同意～非常同意：1～5 分
	Ser5	乙肝患者会受到社会歧视或就业歧视，这种说法你同意吗?	非常不同意～非常同意：1～5 分
疾病易感性	Vul1	乙肝容易传染吗？	非常不容易～非常容易：1～5 分
	Vul2	您认为您或子女在将来 3 年内得乙肝的概率是?	非常不可能～非常可能：1～5 分
	Vul3	你愿意你的孩子跟乙肝病人或病毒携带者玩耍吗?	非常愿意～非常不愿意：1～5 分
	Vul4	你愿意跟乙肝病人或病毒携带者一起用餐吗?	非常愿意～非常不愿意：1～5 分
反应效能	Res1	对个人来说，接种乙肝疫苗能够有效预防乙肝。这种说法你同意吗?	非常不同意～非常同意：1～5 分
	Res2	对社会来说，接种乙肝疫苗能够预防乙肝疾病的暴发。这种说法你同意吗?	非常不同意～非常同意：1～5 分
	Res3	乙肝疫苗已经较为成熟，可放心接种。这种说法你同意吗?	非常不同意～非常同意：1～5 分
	Res4	乙肝疫苗的效果已得到临床验证，效果可靠。这种说法你同意吗?	非常不同意～非常同意：1～5 分
	Res5	新生儿接种乙肝疫苗可有效防控乙肝母婴传播。这种说法你同意吗?	非常不同意～非常同意：1～5 分
自我效能	Sel1	如果周围很多人接种乙肝疫苗，你会跟随大家一起接种吗?	非常不可能～非常可能：1～5 分
	Sel2	如果村里或单位组织一起接种乙肝疫苗，你会接种吗?	非常不可能～非常可能：1～5 分
	Sel3	如果家人和朋友推荐你去接种乙肝疫苗，你会接种吗?	非常不可能～非常可能：1～5 分
	Sel4	如果有医生建议你去接种乙肝疫苗，你会接种吗?	非常不可能～非常可能：1～5 分

续表

PMT 变量	代码	测量条目	赋值情况
反应成本	Cos1	乙肝疫苗价格如何？	非常昂贵～非常便宜：1～5分
	Cos2	接种乙肝疫苗的其他费用，如交通费、误工费如何？	非常昂贵～非常便宜：1～5分
	Cos3	接种乙肝疫苗对我来说非常不方便。	非常同意～非常不同意：1～5分
	Cos4	接种乙肝疫苗发生的副作用后果十分严重，这种说法你同意吗？	非常同意～非常不同意：1～5分

表 4-2　PMT 因子和控制变量的赋值情况

变量	变量赋值
PMT 变量	
疾病严重性因子	数值型变量
疾病易感性因子	数值型变量
反应效能因子	数值型变量
自我效能因子	数值型变量
反应成本因子	数值型变量
控制变量	
年龄（对照组＝0～8 岁或 15～25 岁）	
8～15	8～15 岁＝1，0～8 岁＝0
15～25	15～25 岁＝1，0～8 岁＝0
25～35	25～35 岁＝1，0～8 岁＝0 或 15～25 岁＝0
35～45	35～45 岁＝1，0～8 岁＝0 或 15～25 岁＝0
45～55	45～55 岁＝1，0～8 岁＝0 或 15～25 岁＝0
55 岁及以上	55 岁及以上＝1，0～8 岁＝0 或 15～25 岁＝0
婚姻状况（对照组＝未婚）	未婚＝（0，0）
已婚	已婚＝1，未婚＝0
离婚或其他	离婚或其他＝1，未婚＝0
父母婚姻状况（对照组＝已婚）	已婚＝（0，0）
离婚或其他	离婚或其他＝1，已婚＝0
（父母）受教育程度（对照组＝高中及以上）	高中及以上＝（0，0）
文盲半文盲	文盲半文盲＝1，高中及以上＝0
小学	小学＝1，高中及以上＝0
初中	初中＝1，高中及以上＝0
（父母）职业（对照组＝农民）	农民＝（0，0）
打工者	打工者＝1，农民＝0
工人及其他	工人及其他＝1，农民＝0
学生及其他	学生及其他＝1，农民＝0
是否外出（对照组＝否）	否＝（0，0）

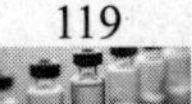

续表

变量	变量赋值
外出打工	外出打工＝1，否＝0
外出上学	外出上学＝1，否＝0
收入分组（对照组＝低收入组）	低收入组＝（0，0）
中低收入组	中低收入组＝1，低收入组＝0
中等收入组	中等收入组＝1，低收入组＝0
中高收入组	中高收入组＝1，低收入组＝0
高收入组	高收入组＝1，低收入组＝0
是否患慢病（对照组＝否）	是＝1，否＝0
医疗保障（对照组＝无）	有＝1，无＝0
医疗卫生可及性（对照组＝15 分钟及以上）	15 分钟及以上＝（0，0）
0～5 分钟	0～5 分钟＝1，15 分钟及以上＝0
5～10 分钟	0～5 分钟＝1，15 分钟及以上＝0
10～15 分钟	10～15 分钟＝1，15 分钟及以上＝0
是否独生子女（对照组＝否）	是＝1，否＝0
出生地点（对照组＝在家）	在家＝（0，0）
县级及以上医院	县级及以上医院＝1，在家＝0
乡镇卫生院	乡镇卫生院＝1，在家＝0
村卫生室或私人诊所	村卫生室或私人诊所＝1，在家＝0
是否具有接种证（对照组＝无）	无＝（0，0）
有	有＝1，无＝0
不知道	不知道＝1，无＝0

2. 保护动机理论测量的信度效度分析及因子形成

（1）信度分析：信度（reliability）即可靠性，是指采用同样方法对同一对象重复测量时所得结果的一致性程度。本研究我们采取以下措施来提高资料的可靠性：一是通过集中培训调查员，统一口径；二是采取面对面访谈的方式，使访谈对象能充分理解所调查问题；三是由课题组主要成员进行现场指导和监督。在 PMT 各变量测量条目设计完善之后，需要对其内在信度一致性进行检验来确定这些问题是否很好地反映了所要表达的指标，Cronbach's α 信度系数是目前最常用的信度系数。Cronbach's α 信度系数是测量一组同义或平行测“总和”的信度，具体来说，是指量表所有可能的项目划分方法得到的折半信度系数的平均值，美国教育学家 Lee Cronbach 在 1951 年对其命名。计算公式为：

$$\alpha=\frac{K}{K-1}\left(1-\frac{\sum_{i=1}^{K}{\sigma_{Yi}}^2}{\sigma_x^2}\right) \tag{4.2}$$

其中 K 为样本数，σ_x^2为总样本方差，σ_{Yi}^2为目前观测样本的方差。

通常 Cronbach's α 系数的值在 0 到 1 之间。一般认为，在实证研究中，0.6～0.8 之间的 Cronbach's α 系数是可以接受的。

（2）效度分析：效度（validity）即有效性，是指测量有效程度或测量正确性，即一个测验能够测量出所要测量特性的程度，效度主要包括表面效度、内容效度、准则效度（又称效标效度或预测效度）和结构效度。

表面效度是指被调查者仅凭常识判断或主观假设就可判定测量是否适用。本研究所用问卷使用前曾进行过小范围的预调研，根据被调查对象的语言和理解习惯对问卷的表述方式和结构进行调整来保证问卷的表面效度。

内容效度是考察测验的内容对测量主题的反映程度。本研究在设计问卷时，与多名有关专业人员进行了深度访谈，并借鉴以往其他疫苗接种领域 PMT 各变量的测量条目，所以，比自我报告乙肝和乙肝疫苗认知情况的单一或少量认知指标具有更好的内容效度。

准则效度主要是指测验分数与外在独立效标间的关联程度。选择一个合适的准则往往十分困难，使这种方法的应用受到一定限制，目前对于乙肝和乙肝疫苗 PMT 各变量的测量尚无统一定论，只能借鉴其他疫苗的应用，尽量提高准则效度。

结构效度是指测量在多大程度上正确验证了编制测量的理论构想。目前，利用因子分析测量量表的结构效度被认为是比较好的方法。因子分析的主要功能是从量表中提取一些公因子，各公因子分别与某一群特定变量高度关联，这些公因子即代表了量表的基本结构。在因子分析中，用于评价结构效度的主要指标有累计方差贡献（或解释）率、共同度和因子负荷。累计贡献率反映公因子对量表或问卷的累积有效程度，共同度反映由公因子解释原变量的有效程度，因子负荷反映原变量与某个公因子的相关程度。

探索性因子分析之前首先判断数据是否适合因子分析，判断指标：

① Kaiser-Meyer-Olkin（KMO）检验：KMO 检验是依据变量间简单相关与偏相关的比较，其计算公式为所有原变量简单相关系数的平方和除以简单相关系数平方和加偏相关系数平方和。即：

$$KMO=\frac{\sum\sum_{i\neq j} r_{ij}^2}{\sum\sum_{i\neq j} r_{ij}^2+\sum\sum_{i\neq j} r_{ij\cdot 1,2\cdots k}^2} \tag{4.3}$$

如原变量间相互作用较大，变量间偏相关系数就会相对较小，简单相关系数则相对较大。从上面公式看出，KMO 值越大，越适合于因子分析。一般认为，若 $KMO>0.9$ 则非常适合做因子分析，$KMO>0.7$ 比较适合，$KMO<0.5$，所得数据不适合做因子分析。主要用于检验和调整 PMT 各变量因子测量条目的构成情况，并为进行探索性因子分析奠定基础。

② Bartlette 球形检验：若检验 χ^2 值（自由度 df）达显著性，代表母群体的相关矩阵间有共同因子存在，不是单位矩阵。如果 Bartlett 球形测试 $P<0.005$，则数据适合做因子分析。

3．PMT 因子的生成

探索性因子分析主要用于 PMT 各变量指标问题的测评，分析各变量测量条目的结构效度，并生成各变量因子，为进一步分析奠定基础，具体来说：①探索性因子分析可以帮助我们检验 PMT 测量条目的结构效度，确定每个变量的测量条目是否都集中于该变量的测量目标，从而保留解释力度较强的测量条目，摒弃解释力度较弱甚至相反方向的条目，提高 PMT 变量的解释力度。②探索性因子分析可从 PMT 每个变量的多个测量条目中确定每个变量的潜变量，从而减少测量条目个数，但最大可能保留有用的信息，从而有利于进一步分析和研究。③探索性因子分析能发现各变量测量条目的潜在因子，且这些所提取因子之间是相互独立的，从而消除变量之间的多重共线性，用于下一步的多因素分析。

探索性因子最常用的方法是主成分分析，以特征根大于 1 为原则，并根据碎石图，判断提取因子数和因子结构，因子结构判断标准：①因子与假设一致，累计解释变异（即贡献率）大于 40%。②采用最大方差正交旋转法（varimax），每个问题条目都应在其中的一个公因子上有较高的负荷值，即因子负荷大于 0.40，而在其他公因子上较小，即在各因子上的差值大于 0.10。我们通过探索性因子分析研究了 PMT 量表的结构效度，测量了 Cronbach's α 信度系数以及各因子各个测量条目与对应因子总分之间的相关系数，各因子之间以及与总分之间的相关系数。因子分析的具体过程和结果见本章保护动机理论的因子分析部分。

（三）实证模型构建

由于本研究因变量属于二分类，可利用非条件二分类 Logistic 回归分析来研究因变量与一组解释变量之间的关系。在二分类模型中，因变量 Y 代表一个个体，它的取值有两种可能性，0 和 1（如：接种 $Y=1$，不接种 $Y=0$），假定有 X_p 个解释变量，且 $p=Pr(Y=1/X)$ 是要建模的概率，则线性 Logistic 回归模型有如下形式

$$Logit(p)=Ln\left(\frac{P}{1-p}\right)=\beta_0+\beta_1X_{1i}+\beta_2X_{2i}+\beta_3X_{3i}+\beta_4X_{4i}+\beta_5X_{5i}+\beta_pX_{pi} \qquad (4.4)$$

公式中，X_{Pi} 就是我们关注的关键变量。X_{Pi} 代表第 i 个个体的保护动机理论因子，包括疾病严重性因子、疾病易感性因子、反应效能因子、自我效能因子和反应成本因子，β_p 为 X_{Pi} 的估计参数，即保护动机理论因子对接种意愿或接种行为的作用程度。

公式中的控制变量为：

X_{1i} 代表第 i 个个体的人口学特征变量，包括性别、年龄等；

X_{2i} 代表第 i 个个体的社会学特征变量，包括婚姻状况、受教育水平、职业等；

X_{3i} 代表第 i 个个体的经济特征变量，包括收入水平等；

X_{4i} 代表第 i 个个体的医疗相关变量，包括个体的慢病情况、医疗保障情况和医疗机构可及性；

X_{5i} 代表 15 岁以下人群中第 i 个个体的特有变量，包括是否为独生子女、出生地点和有无预防接种证等。

各分层样本人群下的因变量取值情况分别为：

① 15 岁及以上人群接种意愿研究中："将来打算接种乙肝疫苗" $=1$，"将来不打算接种乙肝疫苗" $=0$；

② 15 岁以下人群接种行为研究中："出生 24 小时内及时接种过乙肝疫苗" $=1$，"出生 24 小时内未及时接种过乙肝疫苗" $=0$；

③ 15 岁及以上人群接种行为研究中："接种过乙肝疫苗"＝1，"未接种过乙肝疫苗"＝0。

其中 β_0 是截距参数，β 是解释变量 X 的估计参数。

上述模型也可按事件发生比的形式改写成为：

$$\begin{aligned} Odds &= \frac{P}{1-p} \\ &= \exp(\beta_0+\beta_1 X_{1i}+\beta_2 X_{2i}+\beta_3 X_{3i}+\beta_4 X_{4i}+\beta_5 X_{5i}+\beta_p X_p) \\ &= e^{\beta_0}\times e^{\beta_1 X_{1i}}\times e^{\beta_2 X_{2i}}\times e^{\beta_3 X_{3i}}\times e^{\beta_4 X_{4i}}\times e^{\beta_5 X_{5i}}\times e^{\beta_p X_{pi}} \end{aligned} \quad (4.5)$$

发生比（*Odds*）是事件的发生频数与不发生频数之比，即：

Odds＝事件发生频数 / 事件不发生频数

如对于第 k 种事件，上式还可以表示为：

$$Odds_k = P_k / (1-P_k) \quad (4.6)$$

其中，分子 P_k＝（第 k 组中事件发生频数）/n_k，分母（1−P_k）＝（第 k 组中事件不发生频数）/n_k，n_k 为第 k 组观测频数，因此，P_k 为研究对象的事件发生的概率估计，而（1−P_k）为事件不发生的概率估计，所以，发生比又可以理解为同一组中事件发生概率与事件不发生概率之间的比。

比值比（Odds Ratio，简称 *OR*）为两个发生比之比，即：

$$OR = Odds_1 / Odds_2 \quad (4.7)$$

在 Logistic 回归模型中，根据标准回归系数和比值比对影响因素的作用大小进行分析。对于估计参数 β_k 的自然指数 $e^{\beta k}$ 为：X_K 增加一个单位时发生比所变化的倍数，它实际上就是一个比值比，即 *OR*。

由此我们看出 *OR*（$e^{\beta k}$）在本研究的含义：在其他条件都不变的情况下，个体某一特性 X_K 每增加一个单位，被调查对象选择接种疫苗的发生比是原有发生比的多少倍。如果 X_K 是一个哑变量，以年龄组为例，*OR* 可表示为：

$$\frac{\left[\dfrac{Pr(\text{接种乙肝疫苗})}{1-Pr(\text{接种乙肝疫苗})}\right]_{8\sim15岁}}{\left[\dfrac{Pr(\text{接种乙肝疫苗})}{1-Pr(\text{接种乙肝疫苗})}\right]_{0\sim8岁}} = \frac{\left[\dfrac{Pr(\text{接种乙肝疫苗})}{Pr(\text{不接种乙肝疫苗})}\right]_{8\sim15岁}}{\left[\dfrac{Pr(\text{接种乙肝疫苗})}{Pr(\text{不接种乙肝疫苗})}\right]_{0\sim8岁}} \quad (4.8)$$

相应 *OR* 的含义就是：在其他条件都不变的情况下，8～15 岁人群选择接种乙肝疫苗的发生比是 0～8 岁人群的 *OR* 倍。

变量以何种形式引入模型是分析个体乙肝疫苗接种意愿和接种行为影响因素模型的关键步骤。本研究根据调查对象的基本资料，Logistic 回归分析所用的各 PMT 变量和控制变量的描述与赋值情况见表 4-2 所示。

（四）控制变量分组情况

实证模型中所用控制变量的分组方法，主要来源于以往乙肝疫苗接种率和儿童首针及

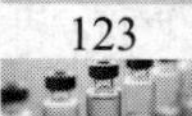

时接种率影响因素的文献综述，具体原因和分组情况如下所示。

1. 人口学特征分组

年龄是乙肝疫苗接种率和儿童首针及时接种率的重要影响因素，因为这两个指标受政府计划免疫政策影响较大，而政策制定又针对不同年龄的人群，特别是新生儿和儿童。所以在对年龄进行分组时，我们参考国家新生儿乙肝疫苗计划免疫政策，将 2002 年及以后出生的被调查对象分为第一组，即为“0～8 岁”，并结合 15 岁以下人群“查漏补种”政策，以“15 岁以下人群”为另一个界点，然后为了解各年龄层的乙肝疫苗接种情况，以 10 岁为间隔将全部人群划分为：0～8 岁，8～15 岁，15～25 岁，25～35 岁，35～45 岁，45～55 岁以及 55 岁及以上 7 个年龄组。性别分组是各种研究中最基础的分组方法。同时，农村地区“重男轻女”思想可能会影响乙肝疫苗接种情况，所以样本人群都采用性别分组进行描述。

2. 社会学特征分组

在总样本人群中，分为未婚、已婚、离婚及丧偶 3 个组；而在 15 岁以下人群中，对于父母婚姻状况的研究分为未婚、离婚及其他和已婚 2 个组。根据国际常用方法，1～15 岁被调查者由于其决定通常由父母（特别是母亲）做出，所以教育程度用其母亲的教育程度来代替，我们将总样本人群和 15 岁以下人群父母的受教育程度分为文盲、半文盲、小学、初中、高中及以上 4 个组。

根据文献中对职业的分类及与乙肝或乙肝疫苗认知的关系，把总样本人群职业划分为 4 组：第 1 组，农民：单纯或主要从事农业生产者；第 2 组，打工者：在外地和本地打工的工人；第 3 组，工人及其他：国家合同制工人以及在农村社会中有一定社会地位的非体力劳动工作者，如教师、村医、村干部、军人、电工等技术工人及个体经商者；第 4 组，学生及其他：包括求学的学生等。在 15 岁以下人群父母的职业分组和 15 岁及以上人群分组中，去掉了学生及其他组。本研究考虑到外出情况对乙肝疫苗接种会产生影响，所以按外出情况，分为外出上学、外出打工和非外出 3 个组，这个分组方式适应于所有样本人群。

3. 经济及地理特征分组

收入分组是行为研究中最基本的分层方法。国内外众多研究表明，经济和收入水平是影响居民卫生服务需求和利用的重要因素。相关研究显示，农村经济生活条件的好坏与乙肝疫苗的接种率密切相关，有调查结果表明：农村年人均纯收入 7 200 元，乙肝疫苗接种率 54.7%，年人均纯收入 500 元，乙肝接种率为 15.5%，我国广大农村社会生产力水平较低，且乙肝疫苗接种对于大部分人群仍实行有偿服务，这可能会成为阻挡被调查对象接种乙肝疫苗的门槛。以下两种维度分组方法都与被调查对象的经济水平息息相关。将本次调查所有家庭的年人均纯收入从低到高进行排序，分别取 20%、40%、60%、80% 四个位点，把人群分成五个收入组：高收入组年人均纯收入范围在 10 000 元以上、中高收入组收入范围在 6 250～10 000 元、中收入组在 4 000～6 250 元、中低收入组在 2 500～4 000 元、低收入组在 2 500 元以下。

4. 医疗相关特征分组

考虑到慢性病患者可能对卫生服务利用率较高，从而易于了解健康相关知识，影响其乙肝和乙肝疫苗认知水平，同时，样本人群对自身健康状况可能会影响其健康风险意识，从而对于是否接种乙肝疫苗会存在一定影响，所以，按照样本人群的自报慢性病患病情况，将15岁及以上样本人群分为是和否两个组。农村居民的医疗保障政策可能会覆盖乙肝疫苗接种，同时考虑到有无医疗保障可能会对被调查者的健康风险意识产生一定影响，从而影响其对接种卫生服务的利用。本研究被调查人群的医疗保障主要是新型农村合作医疗，所以我们把样本人群医疗保障情况按有或无分为两个组，这个分组方式适应于所有样本人群。家庭与医疗机构之间的距离在居民疫苗接种服务利用中可能有特别重要的作用，国内外都有研究证明了这一点。另一方面具有较高医疗服务质量的医疗机构，通常距离较远。因此居民在距离重要性认知方面的差异或偏好值得关注。本研究根据被调查家庭到最近医疗单位所需要时间进行划定，分为0～5分钟，5～10分钟，10～15分钟以及15分钟及以上4个组别。

5. 15岁以下人群特有指标

有文献表明，≥第2胎儿童的首针及时接种率非常明显地低于第1胎儿童。考虑到“是否独生子女”会影响子女在家中的地位，从而影响父母对子女乙肝疫苗的接种意愿和行为，所以本研究按这一因素进行分组。

出生地点在新生儿首针及时接种乙肝疫苗方面具有重要作用，这是在医院建立婴儿出生后即接种乙肝疫苗制度后所产生的必然结果。综合文献研究和农村实际情况，子女出生地点分为4组：第1组为县级及以上医院，第2组为乡镇卫生院，第3组为村卫生室或私人诊所，第4组为在家出生。

乙肝疫苗预防接种证是人群实现乙肝疫苗规范化和及时性接种的重要保证。同时，通过接种机构预防接种证的发放，儿童监护人可从接种机构了解关于乙肝疫苗各针次的接种时间和地点，或者从接种医生处获得关于乙肝和乙肝疫苗的相关知识，从而更好地保证接种的全程性和及时性。

结合本研究，具体来说：第一，描述总样本人群的人文地理特征、社会经济状况、乙肝和乙肝疫苗认识情况；利用人群分组法对总样本人群的乙肝疫苗接种率、15岁以下人群的乙肝疫苗首针及时接种率和15岁及以上样本人群的愿意接种率进行描述和比较。第二，对PMT测量问卷进行效度和信度分析，并运用探索性因子分析提取PMT因子。第三，在接种意愿分析中，首先对15岁及以上人群的乙肝疫苗接种意愿进行统计学描述，然后通过单因素分析确定最后引入模型Ⅰ的控制变量，并引入PMT因子建立多因素模型Ⅱ，通过模型比较确定15岁及以上人群乙肝疫苗接种意愿的影响因素以及PMT因子对乙肝疫苗接种意愿的作用和作用程度。第四，在接种行为分析中，对于15岁以下人群乙肝疫苗首针及时接种情况，首先运用单因素Logistic回归进行变量筛检确定有意义的控制变量建立模型Ⅲ，然后引入PMT因子与控制变量建立模型Ⅳ，通过两个模型比较来确定15岁以下人群乙肝疫苗首针及时接种行为的影响因素以及PMT因子在其中的影响和作用程度。采用同样的方法，我们可以确定15岁及以上人群乙肝疫苗接种行为的影响因素以及

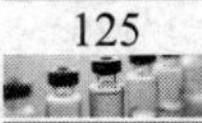

PMT 因子的影响和作用程度。

第 2 节　成人保护动机理论实证模型构建

基于保护动机理论，本节对个体认知指标进行分解和测量，通过信度和效度分析不断调整来构建保护动机理论因子，从而探讨个体乙肝和乙肝疫苗认知水平在接种意愿和接种行为中是否具有影响及其影响程度奠定基础。

一、调查对象乙肝及乙肝疫苗“知信行”情况

（一）调查对象乙肝及乙肝疫苗“知信行”基本情况

1. 乙肝及乙肝疫苗知识认知情况

调查对象中听说过乙肝的有 3 460 人，占 86.07%，听说过乙肝疫苗的 3 392 人，占 84.38%。通过设计关于乙肝症状、后果、治疗方法和传播途径等方面的问题，来对调查对象乙肝相关知识进行衡量，其中调查对象的正答率如表 4-3 所示。

表 4-3　调查对象乙肝相关知识认知情况

问题	正答率 /%
乙肝的症状	23.9
第一次患乙肝未接受任何治疗的后果	35.6
乙肝较有效的治疗方法	42.5
乙肝的传播途径	37.1

2. 乙肝及乙肝疫苗态度情况

在对调查对象乙肝及乙肝态度测量方面，设定了 7 个问题进行衡量，针对听说过乙肝的调查对象进一步进行态度方面的分析，结果如表 4-4 所示。

表 4-4　调查对象乙肝及乙肝疫苗态度情况 /%

问题	是	不确定	否
在与乙肝病人或病毒携带者相处时会时刻担心自己被传染	51.8	18.0	30.2
愿意接受乙肝病人或病毒携带者的礼物吗？	26.4	19.2	54.4
愿意同乙肝病人或病毒携带者一起吃饭吗？	20.5	14.6	64.9
愿意同乙肝病人或病毒携带者握手或者拥抱吗？	34.1	9.4	56.5
愿意让你的孩子同乙肝病人或病毒携带者的孩子玩耍吗？	14.9	7.8	77.3
愿意让你的孩子同乙肝病人或病毒携带者的人结婚吗？	3.6	8.1	88.3
是否相信乙肝疫苗能有效预防乙肝	87.3	3.5	9.2

3. 乙肝及乙肝疫苗接种及支付意愿情况

4 020 名调查对象中，接种过乙肝疫苗者 2 627 人，未接种过 790 人，不知道者 603 人。支付意愿的研究关注不确定及未接种过乙肝疫苗的 1 393（790＋603）名调查对象。采用表达偏好法来对未接种过乙肝疫苗的调查对象的支付意愿进行调查。表达偏好法，又叫条件估价法，利用调查表来调查个体表达的支付意愿。本研究以“将来是否打算接种乙肝疫苗”测量支付意愿；针对既无接种史又无支付意愿者，采用“竞价”方法进行衡量：所谓竞价，由 Randall 等引入，类似于拍卖中的竞价。首先让应答者对某个竞价水平做出反应：接受或拒绝，然后根据回答的情况抬高或降低该竞价水平，如此过程反复重复，一直达到应答者的最大支付意愿水平。

1 393 名调查对象中，有乙肝疫苗支付意愿者 597 人，占 42.9%。其中，16～20 岁者 161 人，占 11.5%，50～60 岁者 102 人，占 7.3%；男性 702 人，占 50.3%；农民 489 人，占 35.5%。

考虑到经济因素可能会对调查对象支付意愿产生影响。引入以下三个指标对调查对象经济因素进行衡量：①家庭人均年收入：按从低到高顺序将调查对象等分 5 组；②未来经济预期：询问“未来 5 年，您家经济状况将如何变化？”，据此测量调查对象的未来经济预期；③时间成本：较多数人会认为接种乙肝疫苗会耽误工作，引入“距离最近接种机构时间”衡量接种交通时间对支付意愿影响。

各收入水平组有无乙肝疫苗支付意愿人数和构成比如表 4-5 所示。高收入组有支付意愿人数多于无支付意愿人数，其他组反之，不同收入组支付意愿具有显著统计学差异（$\chi^2=60.934$，$P=0.000$）。不同经济预期组的支付意愿具有统计学差异（$\chi^2=12.219$，$P=0.032$），经济预期“改善组”支付意愿率大于“下降组”，随着经济预期越来越好，支付意愿率大体呈现越来越高的趋势。到达最近接种机构不同时间组支付意愿率具有统计学差异（$\chi^2=10.391$，$P=0.016$），在 0～5 分组，有支付意愿人数大于无支付意愿，其他组反之。随着到达最近接种机构时间增加，支付意愿率呈现下降趋势。

表 4-5　经济因素分组的农村成人乙肝疫苗支付意愿情况

指标		无支付意愿		有支付意愿	
		人数	%	人数	%
家庭人均年收入	低收入组	199	66.3	101	33.7
	中低收入组	160	53.2	141	46.8
	中等收入组	152	56.5	117	43.5
	中高收入组	148	58.3	106	41.7
	高收入组	63	31.7	136	68.3
自感经济状况发展	定会有很大改善	156	50.7	152	49.3
	可能会有改善	348	56.8	266	43.2
	无变化	157	53.8	135	46.2
自感经济状况发展	可能会有下降	31	57.4	23	42.6
	肯定会大大下降	2	100.0	0	0.0

续表

指标		无支付意愿		有支付意愿	
		人数	%	人数	%
	不确定	84	67.2	41	32.8
去最近接种机构时间（分钟）	0～5	55	48.7	58	51.3
	5～10	253	52.7	227	47.3
	10～15	256	56.6	196	43.4
	≥15	216	61.4	136	38.6

分析既无乙肝疫苗接种史又无支付意愿的调查者原因（3 名信息缺失），56.5% 认为“不需要”，37.9% 因为“疫苗相关费用太贵”，2.6%“怀疑疫苗有效性”，2.0%“担心疫苗安全和副作用”，1% 因为其他。

为挖掘其潜在支付意愿，采用竞价法进行询问，提出假设：“疫苗和接种服务免费，且接种每一针会对您的交通成本和误工费用等提供 X 额度补贴”（$X=0$，20，40，60，80 和 100 元），调查员从 0 元起问，若调查对象表示愿意接种，则结束，若不接受，则由 0 元变为 20 元，以此类推，直至其接受或 $X=100$ 元为止。据此得到图 4-1，补贴金额与乙肝疫苗支付意愿关系，可看出，在对调查对象提供一定补贴条件下，支付意愿会有 40% 以上增加；补贴金额 X 在 0～20 元及 80～100 元，调查者支付意愿出现陡增现象。

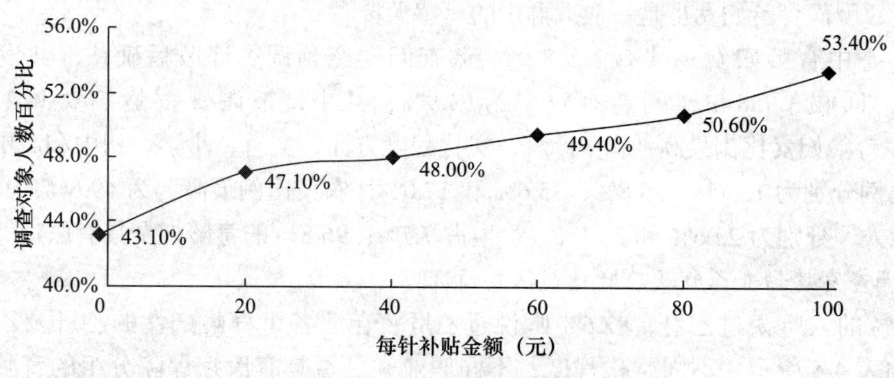

图 4-1　补贴金额与支付意愿关系

经济因素对农村成人乙肝疫苗支付意愿具有影响。本研究发现，家庭人均年收入较高组更倾向于具有支付意愿，这与以往研究类似，经济水平高人群更倾向于选择乙肝疫苗接种，且是高级别机构。未来经济形势预期影响消费行为，本研究也发现，预期经济状况改善者更倾向于具有支付意愿，一方面，较好经济预期会使消费者认为有多余资金用于预防保健，提高生活质量，另一方面，也反映出预防保健支出与其他生活必需品相比，在农民心目中仍属于“非必需、奢侈品”，只有在具有一定资金能力或经济预期下，才能成为支付意愿。时间成本也是影响支付意愿的重要因素，随着农村或周边城镇化进程的加快，除在家乡务农外，很多农民会到周边打工，所以时间成本会成为其接种疫苗的考虑因素，此时，减少误工时间、接种方便及时显得尤为重要。

农民的乙肝疫苗潜在支付意愿不容忽视，本研究也发现在提供一定额度补贴情况下，有40%以上调查者具有支付意愿，且“相关费用较高”是阻碍其支付意愿形成的第二大因素。所以，从政策上减轻影响农民具有乙肝疫苗支付意愿的障碍，转化为实际行动，在我国资源有限、尚不能实现全人群免费接种的情况下具有现实意义。首先，可为弱势群体，如乙肝高发区和高危人群提供一定接种补贴，充分发挥疫苗外部效应；其次，利用新农合其他医保政策，将部分二类疫苗纳入医保报销范围，一方面可增大基本医保受益面，提高人群对医保满意度和信任度；另一方面，符合国际疾病保险向健康保险过渡的趋势，将预防保健提到卫生发展的“上游”。

（二）育龄妇女乙肝及乙肝疫苗认知情况及其影响因素分析

我国的乙肝病毒携带者和慢性乙肝病人绝大多数（60%～80%）源于垂直传染，主要是母婴传播，大多又是围产期感染。新生儿围产期感染的慢性比率（即成为乙肝病原携带者和慢性乙肝的比例）高达90%。育龄期妇女，指妇女有生育能力、处于生育时期的妇女，一般指处于15～49周岁，不论未婚、已婚和丧偶。作为特殊群体的农村育龄妇女，不仅承担着家庭生产生活，还肩负着孕育下一代的社会职能，其乙肝知识认知情况和疫苗接种行为既关系到自身及家庭，还影响到下一代健康，而且，在乙肝三大传播途径中的母婴传播及性传播均与育龄妇女密切相关，同时由于妇女在妊娠、分娩、流产时需要输血及手术治疗，因而育龄妇女也是一般人群中的易感人群。

本调查中育龄妇女一共有2 228例。调查问卷经预调查修改后确认，共发放问卷4 309份，回收3 958份，问卷有效率为91.9%。其中，被调查育龄妇女共2 228人，15～25岁育龄妇女比例最高，占41.1%；文化程度方面，文盲、小学、初中和高中及以上者所占比例分别为18.7%、28.8%、35.6%和17.0%；农民比例最高，为49.6%，其次为打工者和工人，分别为22.6%和20.1%，学生占7.7%；96.8%的育龄妇女具有医疗保障。

1. 调查育龄妇女乙肝及乙肝疫苗认知情况

85.3%的人听说过乙肝，82.6%听说过乙肝疫苗。各组育龄妇女的乙肝及乙肝疫苗知晓率如表4-6所示。不同文化程度、不同职业和是否具有医疗保障分组的育龄妇女具有统计学差异（$P<0.05$）。具有高中及以上文化程度的育龄妇女知晓率分别为91.3%和86.8%，好于其他组，即文化程度越高的育龄妇女的乙肝和乙肝疫苗知晓率越高；职业分组中，学生和工人对乙肝和乙肝疫苗的知晓率都在90%左右，好于80%左右的农民和打工组；无任何医疗保障的育龄妇女知晓率高于90%，好于有医疗保障者，这可能与其更有健康危机意识有关。

2. 调查育龄妇女乙肝症状和乙肝病毒传播途径认知分析

对乙肝症状的认知，调查对象的得分情况为：仅有0.54%的调查对象获得10分，1.23%的调查对象获得9分，2.27%的调查对象得到8分，得到7分的调查对象占3.91%，得6分、5分、4分、3分和2分的调查对象分别占3.93%、5.99%、6.23%、7.95%和9.60%，得1分的调查对象人数最多，占到58.35%，这个结果说明，被调查农村育龄妇女对乙肝

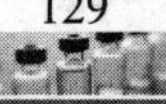

的症状了解比较片面，相关知识比较匮乏。

表 4-6 不同特征调查对象乙肝及乙肝疫苗知晓率

人群分组		调查人数 n/%	听说过乙肝 n/%	听说过乙肝疫苗 n/%
年龄	15～	917（41.1）	795（86.7）	764（83.3）
	25～	588（26.4）	496（84.4）	483（82.1）
	35～49	723（32.5）	610（84.4）	593（82.0）
	χ^2 值		2.345	0.581
	P 值		0.310	0.748
婚姻	已婚	1 433（64.3）	1 221（85.2）	1 189（83.0）
	未婚及其他	795（35.7）	680（85.5）	651（81.9）
	χ^2 值		0.044	0.419
	P 值		0.834	0.517
文化程度	文盲半文盲	416（18.7）	323（77.6）	307（73.8）
	小学	641（28.8）	551（86.0）	523（81.6）
	初中	793（35.6）	682（86.0）	682（86.0）
	高中及以上	378（17.0）	345（91.3）	328（86.8）
	χ^2 值		30.762	33.822
	P 值		0.000	0.000
职业	农民	1 105（49.6）	934（84.5）	882（79.8）
	打工	504（22.6）	403（80.0）	406（80.6）
	学生	172（7.7）	163（94.8）	157（91.3）
	工人	447（20.1）	401（89.7）	395（88.4）
	χ^2 值		31.255	26.752
	P 值		0.000	0.000
医疗保障	有	2 157（96.8）	1 835（85.1）	1 776（82.3）
	无	71（3.2）	66（93.0）	64（90.1）
	χ^2 值		3.982	4.721
	P 值		0.045	0.038
合计	–	2 228（100）	1 901（85.3）	1 840（82.6）

在对乙肝病毒传播途径相关知识中，针对 1 901 名听说过“乙肝”的育龄妇女，就乙肝的几种传播途径知晓情况分析发现：按文化程度分组的认知情况如表 4-7 所示，不同文化程度育龄妇女组的认知情况存在显著统计学差异（χ^2=12.65，P<0.01）。

表 4-7　不同文化程度调查对象乙肝病毒传播途径认知情况

传播途径	文盲半文盲 n/%	小学 n/%	初中 n/%	高中及以上 n/%
乙肝病毒会通过母亲传给胎儿	149（46.3）	247（44.8）	427（62.5）	253（73.4）
不洁医疗或牙科器具可导致乙肝病毒感染（如注射器、输血工具等）	88（27.2）	139（25.1）	233（34.2）	232（67.4）
未采取保护措施的性行为可导致乙肝病毒感染（如不使用安全套）	104（32.3）	164（29.7）	231（33.9）	229（66.4）
不卫生的文身、打耳洞或其他穿孔行为可以导致乙肝病毒感染	70（21.6）	200（36.4）	288（42.2）	170（49.3）
与感染人群共用剃须刀可以导致乙肝病毒感染	158（49.1）	291（52.9）	456（66.8）	250（72.4）
与乙肝患者或病毒携带者一起吃饭	211（65.4）	327（59.3）	326（47.7）	196（56.8）
蚊虫叮咬会传播乙肝	75（23.3）	190（34.5）	225（33.0）	189（54.7）
不知道	151（46.7）	191（34.6）	106（15.5）	31（9.1）

3. 乙肝病毒母婴传播知晓的影响因素

为分析育龄妇女对乙肝病毒母婴传播的知晓程度及其影响因素，以育龄妇女是否知晓"乙肝病毒会通过母亲传给胎儿"为因变量，分别以年龄、婚姻状况、文化程度、职业和医疗保障进行单因素分析，结果表明各变量均具有统计学意义；所以，进一步进行多因素 Logistic 回归分析，检验水准采取 $\alpha=0.05$。结果如表 4-8，年龄、文化程度和职业均对其是否知晓"乙肝病毒会通过母亲传给胎儿"具有影响。在控制其他变量情况下，15～25 岁年龄组知晓乙肝病毒母婴传播的概率分别是 25～35 岁和 35～49 岁年龄组概率的 1.139（1/0.878）和 1.387 倍（1/0.721）；文化程度越高的育龄妇女对乙肝病毒母婴传播的知晓程度也相对较好，组织性较好的学生和工人及其他职业组的知晓程度要好于农民组和打工组，其中，文化程度为高中及以上组的育龄妇女对乙肝病毒母婴传播的知晓概率分别是文盲半文盲组、小学和初中组的 1.629（1/0.614）、1.391（1/0.719）和 1.186 倍（1/0.843）；而职业为打工者、学生和工人及其他组的育龄妇女知晓乙肝病毒母婴传播的概率分别是农民育龄妇女的 0.876、1.419 和 1.798 倍。

表 4-8　乙肝病毒母婴传播知晓情况 Logistic 回归分析

变量	*B*	*SE*	*Wald*χ^2	*P* 值	*OR* 值	95%*CI*
年龄（对照组＝15～25 岁）				0.000		
25～35	−0.130	0.084	2.401	0.124	0.878	0.713～1.043
35～49	−0.327	0.087	14.123	0.000	0.721	0.550～0.892
婚姻状况（对照组＝已婚）	−0.171	0.084	4.145	0.052	0.843	0.678～1.008
文化程度（对照组＝高中及以上）				0.000		
文盲半文盲	−0.487	0.083	34.427	0.000	0.614	0.451～0.777
小学	−0.330	0.070	22.225	0.000	0.719	0.582～0.856
初中	−0.171	0.063	7.368	0.007	0.843	0.720～0.966
职业（对照组＝农民）				0.027		

续表

变量	B	SE	$Wald\chi^2$	P 值	OR 值	95%CI
打工	−0.132	0.071	3.457	0.063	0.876	0.737～1.015
学生	0.116	0.277	0.175	0.840	1.419	0.876～1.962
工人及其他	0.226	0.091	6.168	0.713	1.798	1.620～1.976
医疗保障（对照组＝无）	0.747	0.073	104.712	0.670	2.111	1.968～2.254

−2Loglkelihood＝12 615.449，Hosmer-Lemeshow 检验统计量＝3.967，p＝0.995，预测准确度＝77.5%

4. 讨论

（1）样本人群乙肝和乙肝疫苗知晓不容乐观，鉴于育龄妇女的特殊家庭地位，这会对新生儿及其家庭的危险因素增多。

良好健康的态度及行为的形成有赖于具备正确的卫生知识。目前我国新生儿首针及时接种率落后于乙肝疫苗接种率，而首针及时接种是切断乙肝母婴传播最关键的手段。从以上结果可以看出，调查地区农村育龄妇女中仍有近 15% 从未听说过乙肝，表明对乙肝的自我防护意识和能力仍较薄弱，一方面，自身容易受到疾病侵袭，另一方面由于育龄妇女的特殊家庭角色，其乙肝相关知识的匮乏可能会影响到其新生儿乙肝疫苗的首针及时主动接种，从而不利于切断乙肝病毒的母婴传播，带来围产期感染；预防和控制乙肝，健康教育和行为干预是快捷有效的方法。通过提高育龄妇女的认知水平，在儿童出生之前就提前通知村医或其他接种服务人群，从而保证新生儿在出生 24 小时内接种，对于保护后代，乃至全家身体健康意义重大。

（2）育龄妇女的文化程度对其乙肝和乙肝疫苗相关知识认知具有影响作用，提示在宣传教育中，要考虑对象的文化程度，采取针对性宣教措施。

相当数量的调查已表明，新生儿家长尤其是母亲的文化水平与新生儿乙肝疫苗的及时接种率高低有密切关系，本研究结果表明，不同文化程度的农村育龄妇女的乙肝和乙肝疫苗知晓程度具有显著统计学差异，而且对乙肝病毒母婴传播具有影响。这一结果表明，在乙肝相关知识的宣传教育活动中，要考虑到宣传对象的文化程度，针对不同文化程度采取不同的宣教措施。

（3）缺乏家庭照顾、缺乏组织性的农村留守及外出务工育龄妇女是认知的薄弱群体，也是乙肝疫苗推广工作的重点和难点之一。

本研究结果显示未婚及其他组缺乏家庭照顾群体的乙肝相关知识认知程度较低，已有研究表明这部分群体的乙肝疫苗接种率及其子女首针及时接种率也较低。所以，健康教育和社会支持政策应向这部分育龄妇女群体倾斜。对于不同职业组来说，身为农民的育龄妇女由于预防意识薄弱或忙于农活等原因，缺乏相关乙肝知识，流动性较强的在外打工育龄妇女由于工作不固定，乙肝相关知识也比较匮乏；而聚集性和组织性较强的学生群体和工人及其他职业者由于宣传效果较好，乙肝相关知识知晓程度较好。但是，农民始终是农村最主要的群体，而且外出务工在我国农村地区也已是比较普遍的现象，所以，农村留守育龄妇女和外出务工流动育龄妇女以后仍是我们乙肝疫苗推广工作的重点和难点之一。

（三）父母外出对儿童乙肝疫苗接种的影响分析

留守儿童是指父母双方或一方外出打工超过半年以上，而自己留在农村生活的儿童。中国留守儿童在全体儿童中所占比例为8.05%，其中农村留守儿童占全部留守儿童的86.5%。留守儿童的心理和教育等问题备受关注，而对留守儿童免疫预防、特别是乙肝疫苗接种问题关注较少。本部分以河北省保定和石家庄市1 106名儿童为例，重点探讨父母外出及其外出类型对儿童乙肝疫苗接种的影响，为乙肝疫苗接种问题提供实证资料与政策建议。

1. 资料与方法

本部分关注≤15岁儿童及其父母，剔除举家迁移、拒绝回答的住户，样本来自于4个县12个村的1 106名年龄≤15岁儿童，其中留守儿童524人，占47.4%，非留守儿童582人，占52.6%。

由于新生儿首针及时接种发生在出生24小时之内，此时母亲一般不会外出，此时的“母亲外出”或“父母外出”中的母亲外出指儿童出生2月龄后母亲外出，并超过6个月时间。乙肝疫苗全程接种3针，时间为出生24小时内接种第1针，1个月后接种第2针，6个月后接种第3针。

2. 父母外出类型与儿童乙肝疫苗首针及时接种和全程接种情况

1 106名儿童中，留守儿童524人（47.4%），非留守儿童582人（52.6%），其中，留守儿童中，父母均外出者117人（22.3%），母亲外出者21人（4%），父亲外出者386人（73.7%）。留守儿童与非留守儿童性别比例分别为1.01∶1和1.03∶1。对于新生儿首针及时接种，在留守儿童中，父亲外出组首针及时接种高于父母外出和母亲外出组，不同父母外出组儿童的乙肝疫苗首针及时接种情况差异有统计学意义（χ^2=18.843，P=0.027）。本研究非留守儿童全程接种3针的比率高于留守儿童。不同父母外出组儿童的全程接种针次具有统计学差异（χ^2=14.302，P=0.026）（表4-9）。

表4-9　父母外出类型与儿童乙肝疫苗首针及时接种与全程接种情况

指标		留守儿童						非留守儿童		χ^2值	P值
		父母外出		母亲外出		父亲外出					
		n	%	n	%	n	%	n	%		
首针接种时间	<24h	87	74.3	11	61.1	285	82.8	472	82.6	18.843	0.027
	24～48h	7	6.0	–	–	88	2.3	22	3.9		
	≥48h	9	7.7	2	11.1	25	7.3	38	6.7		
	不知道	14	12.0	5	27.8	26	7.6	39	6.8		
全程接种针次	0	5	4.2	1	5.3	27	7.5	18	3.1	14.302	0.026
	1或2	9	7.5	2	10.5	43	11.9	58	9.8		
	≥3h小时	106	88.3	16	84.2	291	80.6	514	87.1		

3. 父母外出类型与不同年龄组儿童乙肝疫苗接种率比较

各年龄组非留守儿童接种率高于留守儿童，其中，母亲外出组接种率最低，其次为父

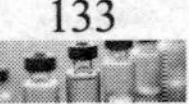

母外出组，说明父母外出，尤其是母亲外出对儿童接种影响程度最大（表 4-10）。

表 4-10　父母外出类型与不同年龄组儿童乙肝疫苗接种率

年龄组（岁）	留守儿童						非留守儿童		χ^2 值	*P* 值
	父母外出		母亲外出		父亲外出					
	人数	%	人数	%	人数	%	人数	%		
1～3	41	35.3	－	－	9	7.8	66	56.9	20.291	0.000
4～6	32	10.7	7	2.3	102	34.0	159	53.0		
7～9	38	14.9	4	1.6	83	32.7	129	50.8		
10～12	18	9.6	3	1.6	60	31.9	107	56.9		
13～15	18	10.2	4	2.3	48	27.1	107	60.4		

4. 父母外出对儿童乙肝疫苗接种的影响

以儿童是否接种乙肝疫苗为因变量（接种＝1，未接种＝0），父母外出类型作为关键变量，同时控制儿童年龄、性别、是否独生子女、是否具有户口、是否在家出生、父亲受教育程度、母亲受教育程度和家庭经济状况，进行多因素非条件 Logistic 回归分析，运用向前筛选变量法，变量纳入标准为 α＝0.05，排除标准为 α＝0.10。结果表明，父母外出、母亲外出和父亲外出是儿童乙肝疫苗接种的危险因素，医疗机构出生和较好的家庭经济状况是保护因素。回归方程 ROC 曲线以下面积为 0.791，表明该回归方程较好拟合了各变量（表 4-11）。

表 4-11　留守与非留守儿童乙肝疫苗接种多因素非条件 Logistic 回归分析

因素	观察组	对照组	β	*S.E.*	*Waldχ2*	*P* 值	*OR*	95%*CI*
外出类型		父母在家			6.441	0.042		
	父母外出		−0.17	0.08	3.198	0.013	0.84	0.683～0.997
	母亲外出		−0.45	0.11	3.656	0.007	0.64	0.425～0.856
	父亲外出		−0.33	0.04	1.270	0.604	0.89	0.812～0.968
出生地点	医疗机构	在家	0.30	0.13	2.195	0.047	1.35	1.095～1.605
经济状况		低收入组			15.060	0.005		
	中低收入组		1.25	0.48	6.758	0.009	3.47	2.529～4.411
	中等收入组		0.41	0.24	1.241	0.265	1.51	1.040～1.980
	中高收入组		1.92	0.58	11.026	0.001	6.83	5.693～7.967
	高收入组		0.84	0.51	2.693	0.011	2.31	1.311～3.310

外出类型、年龄、父亲教育程度、母亲教育程度和经济状况生成虚拟变量后纳入回归方程。经济状况以家庭人均年收入为依据，采用收入五分法，四个分位点分别为 2 750、4 400、6 667 和 10 000 元，各收入组人数为总样本人群的 20% 左右

5. 讨论

留守儿童是当今城镇化导致农村劳动力转移过程中带来的长存问题，农村留守儿童

预防接种问题已成为疫苗可防传染病发病率上升的重要原因。本研究结果表明，留守儿童乙肝疫苗接种率低于非留守儿童，留守是适龄儿童接受免疫规划服务的一个危险因素，这与以往调查结果基本一致。也有调查表明，乙肝疫苗首针及时接种要求严格，接种针次较多，完成全程接种所需时间较长，且没有开展强化免疫活动，故很多留守儿童不能完成全程接种，造成接种率较低。

父母外出对儿童乙肝疫苗接种产生影响，母亲单独外出对留守儿童疫苗接种影响最大，双亲外出次之，父亲单独外出影响最小。这与以往研究类似。一般来说，关于家庭预防保健事宜一般是由母亲这一角色来关注和决定，父亲外出可能更有利于家庭经济状况的改善，从而有利于母亲在经济实力范围内做出更有利于儿童预防保健的决策。母子关系是最直接、最亲近的人际关系，在中国“严父慈母”的传统教育下，母亲更有可能弥补父亲外出所造成的亲情缺失，对儿童身心健康产生较大影响。同时，儿童是否在家出生会影响新生儿的首针及时接种，在婴儿出生 24 小时内及时接种乙肝疫苗可减少 90% 以上的由 HBsAg 阳性母亲传给子女的发病数，但调查发现父母对乙肝疫苗首针及时接种的重要性认识不足。

本研究中家庭收入是影响儿童乙肝疫苗接种的重要因素，一般来说，收入水平会影响儿童的分娩方式，从而影响到新生儿疫苗的首针及时接种。因此，在政策执行中应向贫困地区、低收入家庭提供地理上和经济上可及性更高的服务。

有研究表明，对于留守儿童父母，长期外出的占绝大部分，除农忙期间有少数返乡外，只在春节返乡的比例达 70% 以上，因此在春节期间对返乡人员，特别是有小孩的或适婚青年进行乙肝疫苗首针及时接种和全程接种重要性的宣传尤为必要。提示我们在以后的研究中，要关注留守儿童父母的外出时间和外出规律这 2 个变量，深入细致探讨其对儿童免疫预防的影响。

（四）儿童乙肝疫苗首针及时接种情况及影响因素分析

乙肝疫苗首针及时接种是指新生儿出生后 24 小时内接种第 1 针乙肝疫苗。有研究报道，新生儿首针乙肝疫苗的及时接种可减少＞90% 的由 HBsAg 阳性母亲传给子女的发病数，因此乙肝疫苗首针及时接种是预防乙肝感染的最重要环节。2006 年原卫生部在 1～14 岁儿童乙肝血清流行病学调查中发现，有乙肝疫苗接种史的儿童占 81.56%，而 1～4 岁和 5～14 岁儿童的乙肝疫苗首针及时接种率分别为 73.37% 和 43.91%，提示儿童乙肝疫苗首针及时接种率还有待提高。而以往研究多采用传统 Logistic 回归模型分析乙肝疫苗首针及时接种的影响因素，忽略了生活在同一组织中人群的聚集性。为了解河北省农村儿童乙肝疫苗首针及时接种现状及其影响因素，为采取相应的干预措施提供参考依据，本部分采用多水平 Logistic 回归模型对河北省石家庄市和保定市抽取的 1 106 名≤15 岁农村儿童进行了分析。结果报告如下。

1. 对象与方法

本部分关注内容包括儿童乙肝疫苗接种情况，儿童性别、年龄、出生地点、是否具

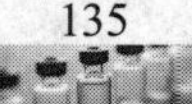

有户口、是否为独生子女等人口社会学特征，儿童父母婚姻状况、文化程度、职业、家庭年人均收入等人口社会学特征。家庭人均年收入从低到高排序后等分为低收入组、中等收入组和高收入组 3 组，其中：2 500 元≤低收入组<6 500 元，6 500 元≤中等收入组<9 333.3 元，9 333.3 元≤高收入组≤175 000 元。对儿童乙肝疫苗接种情况的调查，采用查阅预防接种证（卡）与其家长或主要监护人回忆相结合的方式。乙肝疫苗首针及时接种即儿童乙肝疫苗接种时间是否在出生后 24 小时以内，乙肝疫苗首针及时接种率＝出生 24 小时内接种儿童数 / 调查儿童数 ×100%。

采用 DataEasy 3.3 建立数据库，双盲法录入，经逻辑检查无误后，用 SPSS 19.0 统计软件处理与分析数据，运用 MLwiN2.28 进行多水平 Logistic 回归分析。采用率描述儿童乙肝疫苗接种率和首针及时接种率，Pearson χ^2 检验分析无序分类资料，检验各组儿童间乙肝疫苗接种率和首针及时接种的差异，$P<0.05$ 为差异有统计学意义。

考虑到个人处于村庄之中，村级间经济发展水平、卫生机构配置和卫生习惯等可能存在聚集性，由此会对儿童父母的卫生行为产生影响，首先运行“零模型”检验村级间的聚集效应，多水平 Logistic 回归纳入随机效应来处理层次结构数据中的组内相关问题，则农村儿童乙肝疫苗首针及时接种与解释变量的随机效应模型一般形式为：

$$Logit(p_{ij}) = Ln\left(\frac{P_{ij}}{1-p_{ij}}\right) = \gamma_{00} + \gamma_{0i}W_{1j} + \beta_1 X_{1ij} + \mu_{0j} \quad (4.9)$$

式中，i 代表调查儿童个体为水平 1 单位；j 代表村为水平 2 单位；$\gamma_{00}+\gamma_{01}W_{1j}+\beta_1X_{1ij}$ 为固定效应，μ_{oj} 为随机效应或水平 2 的残差，即水平 2 单位的 Logit 均值与总均值之差，其方差$\sigma^2_{\mu0}$越大说明数据在水平 2 单位内的聚集性或相似性越强；σ^2_{e0} 表示固定效应或水平 1 残差，则组内相关系数（intraclass correlation coefficient，ICC）$=\sigma^2_{\mu0}/(\sigma^2_{\mu0}+\sigma^2_{e0})$，表示水平 2 的残差占结局变量总残差的比例，即结局变量的差异中有多少比例变异可由水平 2 的差异引起，当$\sigma^2_{\mu0}$为 0 或无统计学意义时，该模型即为固定效应 Logistic 回归模型。

2. 结果

（1）基本情况：河北省 1 106 名≤15 岁农村儿童中，男性 585 人，占 52.9%，女性 521 人，占 47.1%；1～3 岁儿童 128 人，占 11.6%，4～6 岁儿童 301 人，占 27.2%，7～9 岁 265 人，占 24.0%，10～12 岁 207 人，占 18.7%，13～15 岁 205 人，占 18.5%；独生子女 530 人，占 47.9%，非独生子女 576 人，占 52.1%；有户口者 1 079 人，占 97.6%，无户口者 27 人，占 2.4%；出生在县级及以上医院者占 874 人，占 79.0%，乡镇卫生院者 110 人，占 10.0%，妇幼保健机构者 67 人，占 6.0%，村级卫生机构 22 人，占 2.0%，在家出生者 33 人，占 3.0%；父母已婚者 1 078 人，占 97.5%，未婚者 28 人，占 2.5%；父亲文化程度小学及以下者 142 人，占 12.8%，初中者 754 人，占 68.2%，高中及以上者 210 人，占 19.0%；母亲文化程度小学及以下者 206 人，占 18.6%，初中者 699 人，占 63.2%（699/1 106），高中及以上者 201 人，占 18.2%；父亲职业为农民者 354 人，占 32.0%，县内打工者 257 人，占 23.2%，县外打工者 279 人，占 25.2%，自主经营等其他职业者 216 人，占 19.5%；母亲职业为农民者 627 人，占 56.7%，县内打工者 229 人，占 20.7%，县外打工者 205 人，占 18.5%，自主经营等其他职业者 45 人，占 4.1%；家庭人均年收入低收入组 275 人，占 24.9%，中等收入组 374 人，占 33.8%，高收入组 455 人，占 41.1%，不详 2 人，占 0.2%。

（2）农村儿童乙肝疫苗接种和首针及时接种现状：河北省调查地区农村儿童乙肝疫苗接种率为 98.4%（1 088/1 106），乙肝疫苗首针及时接种率为 81.4%（900/1 106）。不同年龄组农村儿童乙肝疫苗接种率和首针及时接种情况比较，不同年龄组农村儿童乙肝疫苗接种率差异无统计学意义（$P>0.05$）；乙肝疫苗首针及时接种率差异有统计学意义（$\chi^2=17.993$，$P=0.001$），呈现随年龄增加首针及时接种率下降的趋势（表 4-12）。

表 4-12　不同年龄组农村儿童乙肝疫苗接种与首针及时接种情况比较

年龄	调查人数	乙肝疫苗接种		乙肝疫苗首针及时接种	
		接种人数	接种率 /%	接种人数	接种率 /%
1～3 岁	128	126	98.4	108	84.4
4～6 岁	301	293	97.3	255	84.7
7～9 岁	265	261	98.5	226	85.3
10～12 岁	207	203	98.1	163	78.7
13～15 岁	205	205	100.0	148	72.2
χ^2 值		5.534		17.993	
P 值		0.237		0.001	

（3）儿童乙肝疫苗首针及时接种影响因素分析：①零模型分析：不引入任何解释变量，以村为水平 2 单位、个体为水平 1 单位，运行零模型。水平 2（村）残差的方差估计值=0.492，标准误为 0.195，ICC 值为 13.0%，说明结局变量中约 13.0% 的变异由水平 2 单位引起，比例较大；同时σ_{u0}^2假设检验为：$\chi^2=6.346$，$P=0.012$，说明σ_{u0}^2不为 0。ICC 值较大和σ_{u0}^2不为 0 说明数据在水平 2 单位存在相当程度的组间异质性和组内同质性，即各村在儿童乙肝疫苗首针及时接种行为上存在聚集性，需运用多水平模型。②多水平模型分析（表 4-13）：以儿童首针乙肝疫苗是否在 24 小时以内接种为因变量（0=否，1=是），拟合以儿童年龄、性别、出生地点、是否具有户口、是否为独生子女、父母婚姻状况、父亲文化程度、母亲文化程度、父亲职业、母亲职业和家庭年人均收入对数为自变量的多水平 Logistic 回归模型。结果显示，年龄越小、出生在高级别医疗卫生服务机构、具有户口和父母文化程度较高的农村儿童乙肝疫苗首针及时接种较好。

表 4-13　农村儿童乙肝疫苗首针及时接种多水平 Logistic 回归模型

因素	观察组	参照组	β	$S_{\bar{x}}$	*Wald*χ^2 值	*P* 值	*OR* 值	95%*CI*
年龄			−0.084	0.021	16.577	0.000	0.919	0.881～0.974
出生地点	乡镇卫生院	县级及以上医院	0.182	0.288	0.400	0.527	1.200	0.564～1.546
	妇幼保健院		−0.326	0.320	1.042	0.307	0.722	0.627～1.718

续表

因素	观察组	参照组	β	$S_{\bar{x}}$	$Wald\chi^2$ 值	P 值	OR 值	95%CI
出生地点	村级医疗机构		−0.920	0.201	4.098	0.043	0.399	0.005～0.799
	在家		−1.479	0.112	15.423	0.000	0.228	0.120～0.449
户口	有	无	2.112	0.393	28.855	0.000	8.265	7.495～9.002
父亲文化程度	初中	小学及以下	0.592	0.255	5.468	0.019	1.808	1.499～2.382
	高中及以上		0.499	0.281	3.139	0.076	1.647	0.608～1.667
母亲文化程度	初中	小学及以下	0.453	0.209	4.708	0.030	1.573	1.149～1.982
	高中及以上		0.611	0.310	3.876	0.049	1.842	1.234～2.451
水平 2 σ_{u0}^2			0.492	0.195	6.352	0.012	1.636	1.254～2.018
截距			1.234	1.108			3.435	2.171～5.594

出生地点、父母文化程度程度以哑变量形式纳入模型。−2 对数似然函数为 2 031.385

3. 讨论

目前在中国母婴传播是最重要的传播方式，占乙肝病毒传播的 40%～50%。研究表明，在婴儿出生 24 小时内及时接种乙肝疫苗为切断母婴传播的主要措施，可预防 70%～95% 的母婴垂直传播，对于母亲未感染乙型肝炎病毒的婴儿，接种乙肝疫苗也可避免早期暴露带来的危险。

本研究中≤15 岁儿童的乙肝疫苗接种率高达 98.4%，而首针及时接种率仅为 81.4%，尚未达到原卫生部《2006～2010 年全国乙型病毒性肝炎防治规划》要求的：到 2010 年东部省区新生儿乙肝疫苗首针及时率达到 90% 的目标，这可能与调查儿童的年龄和地区有关，相对于新生儿和城市，年龄较大和农村地区的首针及时接种率较低，本研究也发现 1～9 岁的首针及时接种率要高于 10～15 岁儿童。

儿童出生地点是新生儿乙肝疫苗首针接种及时率的重要影响因素，本研究也证实了这一点，与卫生部 /WHO 于 2008～2009 年在甘肃省天水市 7 县（区）的试点项目研究结果一致。以往研究发现，产妇住院分娩率越高，儿童首针及时接种率越高。而在家出生新生儿的预防接种仍是重点和难点。同时，户口在本研究中也是显著影响因素，对于农村“黑户”儿童，家长多选择费用较低的医疗机构分娩或是直接在家，由此会耽误首针及时接种。父母文化程度是另一个影响因素，只有其认识到首针及时接种的重要性，才能选择正规医疗机构，及时实现儿童接种。

本研究运用多水平模型，有效处理层次结构数据，利用聚集信息获得地区因素在总变异中的作用，使参数估计和标准误更为准确，这是其优于传统模型的主要特点。儿童首针及时接种中约 13.0% 的变异可由水平 2 单位村一级来解释，这说明村级水平相关的医疗机构及村医在儿童首针及时接种中的重要作用。以往研究发现儿童接种主要在村级接种点进行，村医是乙肝防治及其疫苗及时接种知识宣传的重要环节。村医占据本村开展防保工作的先天优势，有良好群众基础，便于沟通，所以在孕产妇摸底登记和乙肝健康教育中作用重要，对于村级医疗机构的建设和村医的培训不容忽视。

二、调查对象保护动机基本情况

采用李克特 1～5 分程度赋分（最低分 1 分，最高分 5 分），从疾病严重性、疾病易感性、反应效能、自我效能和反应成本 5 个角度对被调查对象的保护动机进行基本的描述如表 4-14 所示。在疾病严重性方面，调查对象 5 个测量条目的平均分基本都在 4 分左右，其保护动机得分较为一致，都认为乙肝是一项较为严重的疾病；在疾病易感性方面，在"您认为您的子女在将来 3 年内得乙肝的概率是？"的回答中，该问题的得分显著低于其他问题，这说明调查对象对子女乙肝疾病易感性方面持较乐观的态度，或者处于比较"忌讳"的心态，不愿使其子女与较高的乙肝患病概率联系起来；同时，在"你愿意你的孩子跟乙肝病人或病毒携带者玩耍吗？"和"你愿意跟乙肝病人或病毒携带者一起用餐吗？"两个问题上又显现出了非常"谨慎"的态度；在反应效能方面，调查对象的得分也比较一致，得分在 4 分左右，都对乙肝疫苗防控乙肝方面的作用有一定的认识；在自我效能方面，两个条目"如果村里或单位组织接种乙肝疫苗，你会接种吗？"和"如果有医生建议你去接种乙肝疫苗，你会接种吗？"的得分较高，众数都为 5，这说明如果政府或组织有相应的政策，调查对象会积极响应乙肝疫苗的接种，凸显出了调查对象的集体组织感及对医生建议的服从；在反应成本方面，虽然媒体报道的乙肝疫苗社会热点问题产生了一定影响，但调查对象对乙肝疫苗副作用并不突出，都表示出了对乙肝疫苗科学性的信任。

表 4-14　调查对象保护动机得分基本描述

PMT 变量	测量条目	平均分 ± 标准差	众数	最低分	最高分
疾病严重性	你觉得乙肝这种疾病的严重程度？	4.03±0.93	4	1	5
	乙肝不可治愈，这种说法你同意吗？	3.36±1.13	4	1	5
	乙肝病症非常痛苦，这种说法你同意吗？	3.73±0.94	4	1	5
	乙肝会给家庭带来巨大经济负担和精神压力，你同意吗？	3.78±0.97	4	1	5
	乙肝患者会受到社会歧视或就业歧视，这种说法你同意吗？	3.92±0.90	4	1	5
疾病易感性	乙肝容易传染吗？	3.77±1.01	4	1	5
	您认为您或子女在将来 3 年内得乙肝的概率是？	2.19±0.78	3	1	5
	你愿意孩子跟乙肝病人或病毒携带者玩耍吗？	4.69±1.49	5	1	5
	你愿意跟乙肝病人或病毒携带者一起用餐吗？	4.41±0.59	5	1	5
反应效能	对个人来说，接种乙肝疫苗能够有效预防乙肝。这种说法你同意吗？	3.94±0.80	4	1	5
反应效能	对社会来说，接种乙肝疫苗能够预防乙肝疾病的暴发。这种说法你同意吗？	3.94±0.77	4	1	5
	乙肝疫苗已经较为成熟，可放心接种。这种说法你同意吗？	3.86±0.86	4	1	5

续表

PMT 变量	测量条目	平均分 ± 标准差	众数	最低分	最高分
反应效能	乙肝疫苗的效果已得到临床验证，效果可靠。这种说法你同意吗？	3.76±0.92	4	1	5
反应效能	新生儿接种乙肝疫苗可有效防控乙肝母婴传播。这种说法你同意吗？	3.23±0.40	4	1	5
自我效能	如果周围很多人接种乙肝疫苗，你会跟随大家一起接种吗？	4.02±0.92	4	1	5
	如果村里或单位组织接种乙肝疫苗，你会接种吗？	4.18±0.94	5	1	5
	如果家人和朋友推荐接种乙肝疫苗，你会接种吗？	4.05±0.89	4	1	5
	如果医生建议你去接种乙肝疫苗，你会接种吗？	4.25±0.85	5	1	5
反应成本	乙肝疫苗价格如何？	3.47±0.86	4	1	5
	接种乙肝疫苗的其他费用，如交通费、误工费？	3.64±0.78	4	1	5
	接种乙肝疫苗对我来说非常不方便。	3.44±0.97	4	1	5
	接种乙肝疫苗发生的副作用后果十分严重，这种说法你同意吗？	2.89±0.92	3	1	5

三、被调查对象保护动机理论实证模型构建

（一）保护动机理论各变量的测量

按研究方法中的赋值原则对 PMT 各变量赋分后，考虑到 15 岁以下人群接种疫苗的具体事宜一般来自于母亲的决定，所以对于 15 岁以下人群 PMT 各变量测量条目的得分情况，本研究采取其母亲的认知水平进行替代。对于 PMT 每个变量都有许多测量条目，而研究 PMT 各变量的贡献大小以及自变量与因变量之间的关系，形成最终的量表，确定测量条目之间的关系是我们进一步研究和分析的基础。探索性因子分析为我们确立这一基础提供了方法和工具。本研究各组样本人群 PMT 量表的 Bartlett’s 球形检验和 *KMO* 分析结果如表 4-15 所示。

表 4-15　调整前样本人群 PMT 的 Bartlett 球形检验和 KMO 结果

PMT 变量	条目个数	Bartlett’s 球形检验			KMO		
		<15 岁	≥15 岁	意愿组	<15 岁	≥15 岁	意愿组
疾病严重性	5	$P<0.005$	$P<0.005$	$P<0.005$	0.723	0.595	0.674
疾病易感性	4						
反应效能	5						
自我效能	4						
反应成本	4						

我们首先对 15 岁以下人群主要照顾者的 PMT 测量条目采用主成分分析法提取因子，以正交方差极大法进行因子转轴，然后使用 Kaiser-Guttman 法则并结合碎石图来决定因子的数量，即特征根大于 1 的因子被保留，在这部分样本人群中，PMT 各变量 $KMO=0.723$，意味着各变量之间比较适合进行因子分析，21 个测量条目经过因子分析生成 5 个因子，根

据方差最大化正交转轴后的因子负荷，将变量归于其因子载荷大于 0.50 的因子，或者归于其因子载荷最高的因子。每一个因子的意义应体现被这个因子解释的所有变量的意义。根据分析结果，对原有测量条目设计做了如下修订：删除测量条目“您认为您或子女在将来 3 年内得乙肝的概率是？”，因为这个条目因子负荷值和共同度较低（<0.500）。而这个条目设计的本意是测量调查对象对自身及其子女所处的周围环境的乙肝流行情况的认识和面对乙肝时的危机感和预防意识，但在调查中发现调查对象对于该种情况，特别是针对子女时，一般会处于一种“忌讳”的心理，并不能够准确测量出其面对乙肝的“易感性”，为了测量条目的准确，所以予以删除，取得比较稳定的 5 因子结构，KMO＝0.782，Bartlett's 球形检验 $\chi^2=784.51, P=0.000$，总方差的累计解释率为 81.17%，调整后的因子载荷情况见表 4-16。

表 4-16　调整后 15 岁以下调查对象的 PMT 因子分析结果

测量条目	主成分					α 系数
	Ser 因子	Vul 因子	Res 因子	Sel 因子	Cos 因子	
Ser1	0.550					0.810
Ser2	0.715					
Ser3	0.850					
Ser4	0.858					
Ser5	0.752					
Vul1		0.705				0.679
Vul2		0.683				
Vul3		0.713				
Res1			0.822			0.701
Res2			0.789			
Res3			0.724			
Res4			0.715			
Res5			0.523			
Sel1				0.580		0.771
Sel2				0.549		
Sel3				0.622		
Sel4				0.487		
Cos1					0.707	0.802
Cos2					0.671	
Cos3					0.521	
Cos4					0.503	
特征根	4.938	1.275	1.003	2.860	1.772	
方差解释率 /%				81.17		

从表 4-16 可看出，Ser1、Ser2、Ser3、Ser4 和 Ser5 六个变量的变异主要由第 1 个因子解释，Vul1、Vul2、Vul3 三个变量的变异主要由第 2 个因子解释，Res1、Res2、Res3、

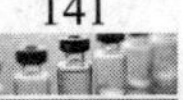

Res4 和 Res5 五个变量的变异主要由第 3 个因子解释，Sel1、Sel2、Sel3 和 Sel4 四个变量的变异主要由第 4 个因子解释，Cos1、Cos2、Cos3 和 Cos4 四个变量的变异主要由第 5 个因子解释。上述结果说明各测量条目基本表达了 PMT 各变量。这样，所提取的因子就可以按原来所要测量的变量依次命名为 15 岁以下人群的“疾病严重性因子”“疾病易感性因子”“反应效能因子”“自我效能因子”“反应成本因子”。

按照同样的方法，我们得到 15 岁及以上接种行为组和接种意愿组的“疾病严重性因子”“疾病易感性因子”“反应效能因子”“自我效能因子”“反应成本因子”。在 15 岁及以上接种行为组中，同样采用主成分分析法提取因子，以正交方差极大法进行因子转轴，然后使用 Kaiser-Guttman 法则来决定因子的数量，根据碎石图和特征根大于 1 因子被保留的原则。在这部分样本人群中，调整前 PMT 各变量的 $KMO=0.593$，意味着各变量之间做因子分析的适合度比较一般，但还可以进行因子分析，但调整前的分析结果显示 23 个测量条目经过因子分析生成了 5 个因子，其中测量条目“您认为您或子女在将来 3 年内得乙肝的概率是？”这个条目在疾病易感性和反应效能两个维度上存在均等交叉负荷，且因子负荷值和共同度较低（<0.500），所以予以删除；同时，测量条目“新生儿接种乙肝疫苗可有效防控乙肝母婴传播，这种说法你同意吗？”的因子负荷值和共同度也比较低（<0.500），分析原因可能是很多调查对象对于这个问题受到其乙肝及乙肝疫苗相关知识的影响，并不能客观反映其反应效能的态度，为了测量条目的准确，所以予以删除，重新进行因子分析后取得相对比较稳定的 5 因子结构，$KMO=0.724$，Bartlett’s 球形检验卡方值为 776.21，$P=0.000$，总方差的累计解释率为 79.83%，具体因子载荷负荷见表 4-17。

表 4-17　调整后 15 岁及以上接种行为组 PMT 因子分析结果

测量条目	主成分					α 系数
	Ser 因子	Vul 因子	Res 因子	Sel 因子	Cos 因子	
Ser1	0.732					0.880
Ser2	0.887					
Ser3	0.950					
Ser4	0.871					
Ser5	0.899					
Vul1		0.733				0.891
Vul2		0.724				
Vul3		0.675				
Res1			0.890			0.974
Res2			0.845			
Res3			0.728			
Res4			0.719			

续表

测量条目	主成分					α 系数
	Ser 因子	Vul 因子	Res 因子	Sel 因子	Cos 因子	
Sel1				0.646		0.928
Sel2				0.577		
Sel3				0.620		
Sel4				0.584		
Cos1					0.723	0.796
Cos2					0.715	
Cos3					0.604	
Cos4					0.632	
特征根	3.961	1.275	1.027	2.347	1.772	
方差解释率 /%			72.85			

从表 4-17 可看出，Ser1、Ser2、Ser3、Ser4 和 Ser5 五个变量的变异主要由第 1 个因子解释，Vul1、Vul2、Vul3 三个变量的变异主要由第 2 个因子解释，Res1、Res2、Res3 和 Res4 四个变量的变异主要由第 3 个因子解释，Sel1、Sel2、Sel3 和 Sel4 四个变量的变异主要由第 4 个因子解释，Cos1、Cos2、Cos3 和 Cos4 四个变量的变异主要由第 5 个因子解释。上述结果说明各测量条目基本表达了 PMT 各变量。这样，所提取的因子就可以依次命名为 15 岁及以上行为组人群的“疾病严重性因子”“疾病易感性因子”“反应效能因子”“自我效能因子”“反应成本因子”。

同理，在 15 岁及以上接种意愿组中，采用主成分分析法提取因子，以正交方差极大法进行因子转轴，根据分析结果，按照各测量条目的共同度和因子负荷的大小，删除因子负荷较低、共同度低或存在均等交叉负荷的条目，选取共同度较高和因子负荷较大的条目，再根据碎石图和特征根（大于 1）确定因子的个数。经过因子分析，对 15 岁及以上接种意愿组 PMT 变量的测量条目做了如下修订：删除测量条目“我很在意我接种乙肝疫苗的其他费用（如交通费、误工费）等”。因为该条目在反应成本变量的因子负荷值低于 0.50，这个条目的设计是考虑接种乙肝疫苗的间接费用可能会是调查对象选择接种乙肝疫苗的阻碍因素，但是经过调查发现，相对于间接费用，调查对象更在意的是接种乙肝疫苗的便利性，也就是时间成本，而我们设计了另一个测量时间成本和便利性的测量条目，考虑到这一条目对此处因子载荷较低的“间接成本”具有一定替代作用，因此按照测量条目精简又不失实质意义的原则，删除负荷值和共同度较低的这个条目；另外，Vul3“您认为您的子女在将来 3 年内得乙肝的概率是？”这个条目在疾病易感性和反应效能两个维度上仍旧存在均等交叉负荷，且因子负荷值和共同度较低，同理，删除这一测量条目。经过分析调整后，取得相对比较稳定的 5 因子结构，此时，$KMO=0.765$，总方差的累计解释率为 78.37%，调整后的条目负荷及共同度见表 4-18。

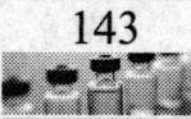

表 4-18 调整后 15 岁及以上接种意愿组 PMT 因子分析结果

测量条目	主成分					α 系数
	Ser 因子	Vul 因子	Res 因子	Sel 因子	Cos 因子	
Ser1	0.540					0.738
Ser2	0.668					
Ser3	0.843					
Ser4	0.844					
Ser5	0.709					
Vul1		0.635				0.882
Vul2		0.633				
Vul3		0.521				
Res1			0.736			0.901
Res2			0.724			
Res3			0.528			
Res4			0.719			0.901
Res5			0.549			
Sel1				0.846		0.897
Sel2				0.860		
Sel3				0.774		
Sel4				0.599		
Cos1					0.810	0.782
Cos3					0.604	
Cos4					0.632	
特征根	4.961	2.982	1.804	1.210	1.062	
方差解释率 /%			78.37			

从表 4-18 可以看出，Ser1、Ser2、Ser3、Ser4 和 Ser5 五个变量的变异主要由第 1 个因子解释，Vul1、Vul2、Vul3 三个变量的变异主要由第 2 个因子解释，Res1、Res2、Res3、Res4 和 Res5 五个变量的变异主要由第 3 个因子解释，Sel1、Sel2、Sel3、Sel4 三个变量的变异主要由第 4 个因子解释，而 Cos1、Cos3 和 Cos4 三个变量的变异主要由第 5 个因子解释。上述结果说明各测量条目基本表达了 PMT 各变量。这样，所提取的因子就可以依次命名为 15 岁及以上意愿组人群的“疾病严重性因子”“疾病易感性因子”“反应效能因子”“自我效能因子”“反应成本因子”。

（二）效度分析

本研究通过分析 PMT 各测量条目与对应因子总分之间的相关关系，以及 PMT 各因子之间与 PMT 总分的相关性来研究 PMT 各变量测量条目的一致性，进一步判断其结构效度，并为各因子的进一步运用提供实证支持。如果 PMT 各测量条目与对应因子总分之间存在显著的相关关系，则可以说明各因子同质性较好，问卷具有较好的结构效度。从表 4-19 可以看出，15 岁以下人群的 PMT 各变量测量条目与对应的测量变量之间的相关系数基本都在 0.70 以上，且全部达到显著性水平，表明 15 岁以下人群 PMT 各变量所形成因子的内部同质性较好，因此，这部分人群的 PMT 各变量测量条目具有较好的结构效度。

表 4-19　15 岁以下行为组人群 PMT 各测量条目与对应因子总分之间的相关系数

因子	条目 1	条目 2	条目 3	条目 4	条目 5
Ser 因子	0.902**	0.856**	0.913**	0.815**	0.782**
Vul 因子	0.704**	0.826**	0.764**	–	
Res 因子	0.807**	0.919**	0.894**	0.795**	0.826**
Sel 因子	0.697**	0.863**	0.742**	0.799**	–
Cos 因子	0.798**	0.828**	0.786**	0.795**	–

条目 1 表示相应因子中的第一个测量条目，条目 2 表示相应因子中的第二个测量条目，其余依次类推；$^{*}P<0.05$，$^{**}P<0.01$

同上，表 4-20 和表 4-21 中，15 岁及以上意愿组和行为组人群 PMT 各测量条目与对应因子总分之间的相关系数基本都在 0.70 以上，且全部达到显著性水平，表明 15 岁及以上意愿组和行为组人群 PMT 各个变量所形成因子的内部同质性比较好，因此，这两部分人群的 PMT 各变量测量条目也具有较好的结构效度。

表 4-20　15 岁及以上意愿组人群 PMT 各测量条目与对应因子总分之间的相关系数

因子	条目 1	条目 2	条目 3	条目 4	条目 5
Ser 因子	0.890**	0.852**	0.814**	0.788**	0.910**
Vul 因子	0.810**	0.808**	0.775**	–	–
Res 因子	0.852**	0.731**	0.820**	0.848**	0.719**
Sel 因子	0.843**	0.796**	0.759**	0.764**	–
Cos 因子	0.790**	–	0.864**	0.871**	–

条目 1 表示相应因子中的第一个测量条目，条目 2 表示相应因子中的第二个测量条目，其余依次类推；$^{*}P<0.05$，$^{**}P<0.01$

表 4-21　15 岁及以上行为组人群 PMT 各测量条目与对应因子总分之间的相关系数

因子	条目 1	条目 2	条目 3	条目 4	条目 5
Ser 因子	0.902**	0.885**	0.840**	0 790**	0.775**
Vul 因子	0.689**	0.723**	0.771**	–	–
Res 因子	0.900**	0.842**	0.733**	0.789**	–
Sel 因子	0.697**	0.719**	0.674**	0.721**	–
Cos 因子	0.697**	0.725**	0.802**	0.733**	–

条目 1 表示相应因子中的第一个测量条目，条目 2 表示相应因子中的第二个测量条目，其余依次类推；$^{*}P<0.05$，$^{**}P<0.01$

如果 PMT 各因子之间独立性比较好，没有明显相关关系或呈现出中等相关，说明各因子代表了 PMT 的不同侧面或结构，是具有一定相关性的异质性因子；同时如果 PMT 各因子与 PMT 总分之间呈现显著的正相关性，则说明这些因子都反映了同一个主题。

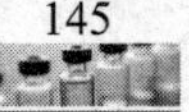

如表 4-22，表 4-23 及表 4-24 所示，各组样本人群的 PMT 各因子与总分之间的相关性基本在 0.60～0.70，均大于各因子之间的相关性，说明这些因子是反映同一个主题且具有一定相关性的异质性因子，达到测量学要求，说明我们的测量条目和 PMT 因子具有良好的结构效度和内容效度，同时，PMT 各因子独立性也较好，没有显著性相关关系，为下一步回归分析奠定了基础。

表 4-22　15 岁以下行为组人群 PMT 各因子、总分的相关系数矩阵

因子	均数	标准差	Ser 因子	Vul 因子	Res 因子	Sel 因子	Cos 因子	总分
Ser 因子	3.29	1.41	1	0.338	−0.119	0.223	−0.245	0.615**
Vul 因子	2.17	0.89	0.468*	1	0.092	0.134	−0.152	0.564**
Res 因子	3.80	1.10	0.149	−0.112	1	0.336*	−0.176	0.539**
Sel 因子	3.24	0.87	0.110	0.102	0.342*	1	−0.109	0.621**
Cos 因子	3.21	1.33	−0.213	−0.318	−0.098	−0.201	1	0.574**
总分	3.14	0.84	0.615**	0.564**	0.539**	0.621**	0.574**	1

*$P<0.05$，**$P<0.01$

表 4-23　15 岁及以上意愿组人群 PMT 各因子、总分的相关系数矩阵

因子	均数	标准差	Ser 因子	Vul 因子	Res 因子	Sel 因子	Cos 因子	总分
Ser 因子	4.12	0.90	1	0.338*	0.006	0.100	−0.198*	0.578**
Vul 因子	2.77	0.84	0.113	1	0.033	0.235*	−0.086	0.539**
Res 因子	3.68	0.78	0.108	0.090	1	0.365*	−0.009	0.519**
Sel 因子	3.29	0.78	0.055	0.056	0.235*	1	−0.279*	0.487**
Cos 因子	3.97	0.72	−0.080	−0.108	−0.101	−0.092	1	−0 469**
总分	3.57	1.14	0.578**	0.539**	0.519**	0.487**	−0.469**	1

*$P<0.05$，**$P<0.01$

表 4-24　15 岁及以上行为组人群 PMT 各因子、总分的相关系数矩阵

因子	均数	标准差	Ser 因子	Vul 因子	Res 因子	Sel 因子	Cos 因子	总分
Ser 因子	3.97	1.16	1	0.278*	0.035	0.100	−0.097*	0.556**
Vul 因子	2.32	0.98	0.021	1	0.016	0.009	−0.111	0.609**
Res 因子	3.58	0.85	0.014	0.115	1	0.288*	−0.003	0.576**
Sel 因子	2.99	1.00	0.087	0.079	0.289*	1	−0.332*	0.499**
Cos 因子	3.02	0.92	−0.101	−0.008	−0.095	−0.018	1	−0.596**
总分	3.18	0.99	0.556**	0.609**	0.576**	0.499**	−0.596**	1

*$P<0.05$，**$P<0.01$

（三）信度分析

信度主要是指测量结果的一致性、稳定性及可靠性，即测量结果是否反映了被测者稳定、一贯的真实特征，信度是效度的前提条件，最常用的信度分析是内部一致性信度，即 Cronbach's α 系数，该指标反映了条目的同质性。在哈佛大学公共卫生学院教授福勒博士所著《调查问卷的设计与评估》一书中，他提出用一致性分析可作为效度的测量指标，从技术上讲，是在测量信度，但效度受到信度的影响，信度低的条目其效度也低。

三组样本人群的 PMT 变量各组测量条目的 Cronbach's α 系数结果如表 4-25 所示。此结果是根据因子分析进行调整后的结果。从表中可以看出，调整后的测量条目能够较好地测量疾病严重性、反应效能、自我效能和反应成本 4 个 PMT 变量，而在疾病易感性这一方面，测量条目的 Cronbach's α 系数相对较小，但都超过 0.60，在实证研究中，0.60～0.80 的 Cronbach's α 系数是可以接受的，所以认为这一结果尚可接受。

表 4-25　样本人群 PMT 的 Cronbach's α 系数

因子	15 岁以下行为组	15 岁及以上行为组	15 岁及以上意愿组
Ser 因子	0.868	0.839	0.809
Vul 因子	0.667	0.701	0.623
Res 因子	0.793	0.818	0.782
Sel 因子	0.864	0.779	0.699
Cos 因子	0.732	0.805	0.799

在上述探索性因子分析基础上，我们得到三组分层样本人群的 PMT 因子，对其进行方差分析并进一步两两比较（LSD 法）发现，三组样本人群 PMT 各变量因子间具有显著性差异（$P<0.01$）。如此，在信度和效度分析基础上，我们得到各分层样本人群保护动机理论各因子（疾病严重性因子、疾病易感性因子、反应效能因子、自我效能因子和反应成本因子），为探讨基于保护动机理论的认知因子对个体乙肝疫苗接种意愿和行为的影响及其作用程度奠定了基础。

第 3 节　保护动机理论因子对接种意愿的影响

只有控制了其他变量的作用才能明确 PMT 因子对接种意愿的影响，这就需要我们对乙肝疫苗接种意愿的影响因素进行研究。乙肝疫苗接种意愿的影响因素是指能导致接种意愿发生或增加其发生概率的各种原因。本章我们首先对 15 岁及以上样本人群的接种意愿按照人群分组法进行描述，然后通过 Logistic 单因素分析对控制变量和 PMT 因子进行变量筛检，通过分别拟合只有控制变量和控制变量与 PMT 因子一起的两个 Logistic 多因素回归模型，来探讨 15 岁及以上样本人群接种意愿的影响因素及 PMT 因子对接种意愿的影响和作用程度。同时，对影响 15 岁及以上样本人群将来不打算接种乙肝疫苗的原因进行归类概括。

被调查的 4 020 名 16～60 岁居民中，接种过乙肝疫苗者 999 人，占 24.9%，从未接种过乙肝疫苗者 18 00 人，占 44.8%，不知道是否接种过的居民 1 221 人，占 30.4%。乙肝疫苗接种意愿研究关注从未接种过乙肝疫苗和不知道是否接种过的 3 021（1 800+1 221）

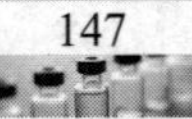

名居民的乙肝疫苗接种意愿情况。

一、调查对象乙肝疫苗接种意愿基本情况

（一）基本描述

3 021 名调查对象中，有接种意愿，即表示“将来打算接种乙肝疫苗”者 923 人，无接种意愿者，即表示“将来不打算接种乙肝疫苗”者 1 392 人，有 706 名调查对象表示“不确定”。

（二）不同特征调查对象的乙肝疫苗接种意愿基本情况

根据调查对象基本特征，从性别、年龄、婚姻、受教育程度、职业、收入、医保和自感健康几个方面与调查对象的乙肝疫苗接种意愿进行单因素 χ^2 检验，结果发现，受教育程度、职业、医保和自感健康这几个特征的各个组别间在乙肝疫苗接种意愿方面存在统计学差异（$P<0.05$）（表 4-26）。

表 4-26　被调查对象乙肝疫苗接种意愿的单因素分析

变量		有接种意愿		无接种意愿		χ^2 值	P 值
		人数	%	人数	%		
性别	男	297	42.7	398	57.3	0.000	1.000
	女	300	42.7	402	57.3		
年龄	16～	76	47.2	85	52.8	5.170	0.270
	25～	171	45.4	206	54.6		
	35～	161	38.9	253	61.1		
	45～	148	43.2	195	56.8		
	55～	41	40.2	61	59.8		
婚姻	未婚	43	44.8	53	55.2	1.615	0.446
	已婚	536	42.4	727	57.6		
	离婚及其他	17	53.1	15	46.9		
受教育程度	小学及以下	191	35.5	105	64.5	12.478	0.002
	初中	424	42.8	317	57.2		
	高中及以上	177	49.3	172	50.7		
职业	农民	216	44.2	273	55.8	10.947	0.027
	县内打工	99	41.6	139	58.4		
	县外打工	86	34.5	163	65.5		
	学生	8	42.1	11	57.9		
	工人及其他	187	47.5	207	52.5		

续表

变量		有接种意愿		无接种意愿		χ^2 值	P 值
		人数	%	人数	%		
收入	低收入组	212	42.2	291	57.9	2.534	0.282
	中等收入组	197	43.3	258	56.7		
	高收入组	169	47.5	187	52.5		
医保	无	71	34.1	137	65.9	8.163	0.017
	有	526	43.5	663	56.5		
自感健康	好	134	38.2	217	61.8	3.979	0.046
	差	463	44.3	583	55.7		

工人及其他包括：国家公职人员、教师、村医、专业技术人员等；收入是家庭人均收入，将其从小到大排序，按照样本量平均分为三组，即低、中、高收入组

二、调查对象保护动机理论因子对接种意愿的影响

（一）保护动机理论因子和控制变量筛检

在进行接种意愿多因素分析之前，首先采用单因素 Logistic 回归分析进行变量筛选，回归系数假设检验的水准 α 为 0.10，以“15 岁及以上人群将来是否打算接种乙肝疫苗”作为因变量，是＝1，否＝0，所有控制变量和 PMT 因子作为自变量分别拟合 Logistic 回归模型，共拟合 13 个模型，有 11 个模型通过了似然比 χ^2 检验，$P<0.10$，且模型拟合良好，最终筛选出 9 个有统计学意义的变量，其中，控制变量有 7 个：年龄、婚姻状况、受教育程度、职业、收入、医疗保障情况、自感健康，而 PMT 因子包括 4 个：疾病严重性因子、反应效能因子、自我效能因子和反应成本因子。

（二）保护动机理论因子对接种意愿影响的多因素分析

因变量仍然为“15 岁及以上人群将来是否打算接种乙肝疫苗”，是＝1，否＝0，分别拟合 2 个模型进行多因素 Logistic 回归模型：模型Ⅰ只拟合了 7 个控制变量，模型Ⅱ加入 PMT 因子，将上述 7 个被筛选出的变量全部纳入。两个模型的分析结果见表 4-27 所示，两个模型的拟合优度检验见表 4-28 所示。模型Ⅱ中最终被选进模型的控制变量有：年龄、婚姻状况、职业、医疗保障情况、自感健康；被选进模型的 PMT 因子有：疾病严重性因子、自我效能因子和反应成本因子。

表 4-27　15 岁及以上人群接种意愿的多因素 Logistic 回归分析结果及比较

变量	模型Ⅰ				模型Ⅱ			
	B	*SE*	*P*	*OR*	*B*	*SE*	*P*	*OR*
PMT 变量								
疾病严重性因子					0.877	0.283	0.000	2.402

续表

变量	模型Ⅰ				模型Ⅱ			
	B	*SE*	*P*	*OR*	*B*	*SE*	*P*	*OR*
自我效能因子					2.095	8.834	0.050	8.123
反应成本因子					−0.455	0.086	0.001	0.634
控制变量								
年龄	−0.065	0.008	0.000	0.937	−0.083	0.093	0.000	0.921
婚姻状况（对照组＝已婚）								
未婚	−1.970	0.084	0.001	0.140	−2.176	0.088	0.005	0.113
离婚或其他	−1.699	0.122	0.013	0.183	−1.337	0.230	0.127	0.262
受教育程度（对照组＝小学及以下）								
初中	−0.364	0.172	0.140	0.695	−0.165	0.244	0.567	0.848
高中及以上	0.550	0.521	0.050	1.733	0.535	0.620	0.141	1.708
职业（对照组＝学生及其他）								
打工者	−0.575	0.135	0.016	0.562	−0.600	0.154	0.032	0.548
工人及其他	−0.651	0.177	0.055	0.521	−0.432	0.211	0.183	0.649
农民	−2.307	0.071	0.001	0.099	−2.714	0.062	0.004	0.066
医保（对照组＝无）	3.305	23.18	0.000	27.252	2.932	17.822	0.002	18.774
自感健康（对照组＝好）								
中	0.186	0.246	0.363	1.203	−0.108	0.214	0.651	0.896
差	−0.739	0.110	0.001	0.477	−1.244	0.079	0.000	0.288

以下变量因在 2 个模型中均无意义而未被列出：收入、反应效能因子

从表 4-28 可以看出，引入 PMT 因子的模型Ⅱ的各检验值都高于模型Ⅰ，预测准确度也得到了一定的提升，所以 PMT 因子的引入提高了模型的拟合优度和各自变量的解释力度，可以说，个体的 PMT 因子（疾病严重性因子、自我效能因子和反应成本因子）对个体的乙肝疫苗接种意愿具有显著影响。

表 4-28　模型拟合优度检验及比较

检验方法	−2Loglkelihood	Hosmer-Lemeshow 检验		预测准确度 /%
		统计量	*P*	
模型Ⅰ	854.480	3.664	0.834	67.24
模型Ⅱ	673.067	3.948	0.981	79.65

下面我们将根据引入了 PMT 因子、拟合优度较好的模型Ⅱ来对 15 岁及以上人群的接种意愿影响因素进行研究，表 4-27 可以看出，对接种意愿有统计学意义的 PMT 因子是疾病严重性因子、自我效能因子和反应成本因子。根据标准回归系数和相对危险度的值，PMT 因子的作用具体为：在控制其他变量的条件之下，疾病严重性因子每增加一个单位，

15 岁及以上人群选择将来会接种乙肝疫苗的发生比是选择将来不会接种乙肝疫苗发生比的 2.402 倍；自我效能因子每增加一个单位，15 岁及以上人群选择将来打算接种乙肝疫苗的发生比是选择不接种的 8.123 倍；而随着反应成本因子的增加，15 岁及以上人群选择将来会接种乙肝疫苗的概率逐渐降低，疾病严重性因子每增加一个单位，15 岁及以上人群选择将来会接种乙肝疫苗的概率降低 0.455 个单位。即 15 岁及以上人群认为乙肝这项疾病的严重性越强、认为自身会去接种乙肝疫苗的可能性越大、认为阻碍自身接种乙肝疫苗的因素越少，则选择将来会接种乙肝疫苗的相对概率越大，接种意愿越容易产生。

而对于其他控制变量我们分析如下。年龄：随着年龄的增加，15 岁及以上人群选择将来接种乙肝疫苗的概率逐渐降低。具体来说，年龄每增加一个单位，乙肝疫苗接种意愿降低 0.083 个单位。婚姻状况方面：与未婚组相比，已婚组的乙肝疫苗接种意愿发生比是其 8.850 倍；职业方面：学生及其他组选择将来接种乙肝疫苗的发生比是打工者组的 1.825 倍，是农民组的 15.152 倍；与无任何医疗保障的调查对象相比，具有医保的调查对象选择将来接种乙肝疫苗的发生比是其 18.774 倍；自感健康方面，自感健康较好组具有乙肝疫苗接种意愿的发生比是自感健康较差组的 3.472 倍。

三、调查对象无乙肝疫苗接种意愿的原因分布

3 021 名调查对象中，无接种意愿，即表示“将来不打算接种乙肝疫苗”者 1 392 人，占 46.07%。对这部分人群过去未接种过乙肝疫苗，同时将来也不打算接种乙肝疫苗的原因进行分析，结果如表 4-29 所示。

因为“自己年龄大不需要疫苗”的调查对象所占的比例最高，达 42.65%，表现出调查对象认为接种疫苗是儿童的事情，对疫苗的作用缺乏科学的认知。其次“周围其他人打就打”和“村里或单位没有组织”两项所占的比例也都超过了 20%，这两项体现了调查对象在乙肝疫苗接种意愿方面存在“从众心理”。而调查对象中认为由于“疫苗花费较高”而不打算接种疫苗的人数较少，仅占 1.17%，这也体现出随着老百姓生活水平的提高，疫苗价格的影响逐渐降低，乙肝疫苗普及的阻碍因素更多的是个体对疾病和疫苗的认知水平和国家相应的卫生保健体制。

表 4-29　调查对象无乙肝疫苗接种意愿的原因分析

原因	百分比 /%
疫苗花费较高	1.17
担心疫苗安全和副作用	3.73
自己年龄大不需要疫苗	42.65
自己不会得乙肝	8.39
村里或单位没有组织	20.75
周围其他人打就打	22.38
其他	0.93

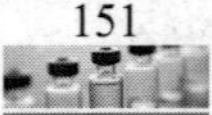

第 4 节　保护动机理论因子对接种行为的影响

同上所述，要了解 PMT 因子对接种行为的影响，需要我们对乙肝疫苗接种行为的影响因素进行研究，在控制其他变量的情况下，才能得到 PMT 因子的作用。乙肝疫苗接种行为影响因素是指能导致接种行为发生或增加其发生概率的各种原因。本章我们对 15 岁以下人群首针及时接种行为按照人群分组法进行描述，然后通过 Logistic 单因素分析对控制变量和 PMT 因子进行变量筛检，通过分别拟合只有控制变量和控制变量与 PMT 因子一起的两个 Logistic 多因素回归模型，来分别探讨两组样本人群接种行为的影响因素及 PMT 因子的影响和作用程度。同时，对从“意愿 - 行为”的影响因素进行比较和总结。

一、15 岁以下儿童乙肝疫苗首针及时接种行为描述

（一）基本描述

我们研究的 15 岁以下人群乙肝疫苗接种行为，即乙肝疫苗首针及时接种，描述指标为乙肝疫苗首针及时接种率。河北省调查地区农村儿童乙肝疫苗接种率为 98.4%（1 088/1 106），乙肝疫苗首针及时接种率为 81.4%（900/1 106）。

（二）不同特征调查对象的乙肝疫苗首针及时接种行为状况

对所调查地区的 15 岁以下人群的乙肝疫苗接种率和乙肝疫苗首针及时接种率，从不同年龄、性别、是否独生子女、是否有户口、出生地点、父母婚姻状况、父亲文化程度、母亲文化程度、父亲职业、母亲职业和家庭人均年收入几个方面进行分析如表 4-30 所示。其中，随着年龄的增加，15 岁以下儿童的乙肝疫苗首针及时接种率呈现出逐渐降低的趋势，不同年龄组儿童的乙肝疫苗首针及时接种率存在显著统计学差异（$P<0.01$）。持有户口的儿童的乙肝疫苗首针及时接种率（82.4%）显著高于无户口的儿童（40.7%），两组之间存在显著统计学差异（$P<0.01$）。不同出生地点儿童之间的乙肝疫苗首针及时接种率也存在显著统计学差异（$P<0.01$），出生在妇幼保健机构、县级及以上医院和乡镇卫生院等医疗机构的儿童的乙肝疫苗首针及时接种率要显著高于出生在村级医疗卫生机构、私人诊所和在家的儿童。母亲文化程度不同的儿童间的乙肝疫苗首针及时接种率也存在显著统计学差异（$P<0.01$），母亲文化程度为初中、高中及以上的儿童的乙肝疫苗首针及时接种率要高于母亲文化程度为小学及以下的儿童。同时，不同父亲职业组别间儿童的乙肝疫苗首针及时接种率存在显著统计学差异（$P<0.01$），而不同母亲职业组别间儿童的乙肝疫苗首针及时接种率也存在统计学差异（$P<0.05$）。

表 4-30 不同特征调查对象乙肝疫苗接种率和乙肝疫苗首针及时接种率及其差异分析

特征	分组	乙肝疫苗接种率 /%	乙肝疫苗首针及时接种率 /%	χ^2 值	P 值
年龄	1～3 岁	98.4	85.7	17.993	0.001
	4～6 岁	97.3	84.4		
	7～9 岁	98.5	85.3		
	10～12 岁	98.1	78.7		
	13～15 岁	100.0	72.2		
性别	男	98.5	82.3	0.506	0.477
	女	98.3	80.6		
是否独生子女	是	98.9	83.4	2.745	0.098
	否	97.9	79.5		
是否有户口	是	98.4	82.4	30.149	0.000
	否	96.3	40.7		
出生地点	县级及以上医院	98.3	83.1	50.045	0.000
	乡镇卫生院	100.0	74.6		
	妇幼保健机构	90.9	88.2		
	村级卫生机构	100.0	63.6		
	私人诊所	96.7	40.0		
	在家	100.0	33.3		
父母婚姻状况	已婚	100	81.7	2.001	0.157
	未婚*	98.3	73.3		
父亲文化程度	小学及以下	99.3	80.3	0.901	0.637
	初中	98.3	81.4		
	高中及以上	98.1	81.9		
母亲文化程度	小学及以下	99.0	72.3	13.684	0.001
	初中	98.0	83.6		
	高中及以上	99.0	83.1		
父亲职业	农民	94.6	82.5	31.150	0.000
	县内打工	99.6	81.0		
	县外打工	99.2	79.4		
	自主经营等	100.0	83.8		
母亲职业	农民	100.0	73.3	8.390	0.039
	县内打工	98.5	81.5		
	县外打工	97.6	79.7		
	自主经营等	100.0	87.3		
家庭人均年收入	低	97.8	82.2	0.493	0.781
	中	97.1	80.2		
	高	99.8	81.8		

* 父母未婚包括离婚、丧偶和未结婚等情况

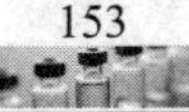

二、保护动机理论因子对 15 岁以下人群首针及时接种行为的影响

（一）保护动机理论因子和控制变量筛检

首先采用单因素 Logistic 回归分析进行变量筛选，回归系数假设检验的水准 α 为 0.10，以“15 岁以下人群首针乙肝疫苗接种是否在出生 24 小时内接种”作为因变量，是＝1，否＝0，所有控制变量和 PMT 变量作为自变量分别拟合 Logistic 回归模型，共拟合 16 个模型，有 12 个模型通过了似然比 χ^2 检验，$P<0.10$，且模型拟合良好，最终筛选出 12 个有统计学意义的变量，其中控制变量有 7 个：年龄、是否独生子女、是否持有户口、出生地点、母亲受教育程度、父亲职业、母亲职业，而 PMT 因子有 4 个：疾病严重性因子、疾病易感性因子、反应效能因子和自我效能因子。

（二）保护动机理论因子对首针及时接种行为的多因素分析

因变量仍然为“15 岁以下人群是否及时接种乙肝疫苗”，出生 24 小时内及时接种了乙肝疫苗＝1，出生 24 小时内未及时接种乙肝疫苗＝0，分别拟合了两个多因素 Logistic 回归模型：模型Ⅲ只拟合了 7 个控制变量，模型Ⅳ加入了 4 个 PMT 因子。两个模型的分析结果见表 4-31 所示，拟合优度检验见表 4-32 所示。模型Ⅳ中最终被选进的控制变量有：年龄、出生地点和母亲受教育程度 3 个变量，有意义的 PMT 因子有 2 个：自我效能因子和反应成本因子。

表 4-31　15 岁以下人群乙肝疫苗接种行为的多因素 Logistic 回归分析结果与比较

变量	模型Ⅲ				模型Ⅳ			
	B	*SE*	*P*	*OR*	*B*	*SE*	*P*	*OR*
PMT 变量								
自我效能因子					0.250	0.127	0.049	1.284
反应成本因子					−0.551	0.129	0.000	0.577
控制变量								
年龄	−0.104	0.020	0.000	0.901	−0.079	0.042	0.047	0.923
出生地点（对照组＝乡镇及以上医院，包括妇幼保健院）								
村级卫生机构	−0.367	0.184	0.059	0.707	−0.358	0.188	0.050	0.711
私人诊所	−1.479	0.555	0.008	0.228	−1.646	0.565	0.004	0.193
在家	−1.824	0.350	0.000	0.161	−1.925	0.357	0.000	0.146
母亲受教育程度（对照组＝小学及以下）								
初中	0.321	0.270	0.235	1.378	0.336	0.276	0.223	1.400
高中及以上	0.361	0.184	0.050	1.434	0.389	0.187	0.037	1.476

以下控制变量因在 2 个模型中均无意义而未被列出：是否独生子女、是否持有户口、父亲受教育程度

从表 4-32 可以看出，引入 PMT 因子的模型Ⅳ的各检验值都高于模型Ⅲ，预测准确度也得到了一定的提升，所以 PMT 因子的引入提高了 15 岁以下人群乙肝疫苗接种行为的多因素 Logistic 回归模型的拟合优度和自变量的解释力度。监护人的 PMT 因子（自我效能因子和反应成本因子）对 15 岁以下人群的首针及时接种行为具有影响。

表 4-32　模型拟合优度检验及比较

检验方法	−2Loglkelihood	Hosmer-Lemeshow 检验		预测准确度 /%
		统计量	*P*	
模型Ⅲ	1 042.189	7.047	0.532	61.43
模型Ⅳ	924..940	5.211	0.915	66.01

下面我们将根据引入了 PMT 因子、拟合优度较好的模型Ⅳ来对 15 岁以下人群的首针及时接种行为的影响因素进行解释。表 4-31 可以看出，对首针及时接种行为具有统计学意义的 PMT 因子是自我效能因子和反应成本因子。根据标准回归系数和相对危险度的值，这两个因子的作用具体为：自我效能因子每增加一个单位，15 岁以下人群首针及时接种乙肝疫苗的发生比是不选择首针及时接种乙肝疫苗的发生比的 1.284 倍，即 15 岁以下人群的监护人认为能够主动带子女及时接种首针乙肝疫苗的可能性越大，则这种及时接种行为就越容易实现；同样，反应成本因子每增加一个单位，15 岁以下人群首针及时接种乙肝疫苗的发生比则相应降低 0.551 个单位。即 15 岁以下人群的监护人认为带子女及时接种乙肝疫苗的阻碍因素越多，则选择为子女首针及时接种乙肝疫苗的相对概率越小。

而对于其他的控制变量，从表 4-31 中可以看出：年龄方面：随着年龄的增大，乙肝疫苗首针及时接种率是逐渐降低的，具体来说，在控制其他变量的条件下，年龄每增加一个单位，则 15 岁以下儿童选择首针及时接种乙肝疫苗的行为就降低 0.079 个单位。出生地点来说：与在家出生和私人诊所出生的儿童相比，其他地点出生的儿童首针及时接种乙肝疫苗的相对概率较大，乡镇卫生院、县级及以上医院和妇幼保健院出生的儿童首针及时接种乙肝疫苗的概率相对要高，呈现出出生医疗机构的级别越高，儿童首针及时接种的发生概率越大。具体来说，乡镇及以上医院（包括妇幼保健医院等专科医院）出生的 15 岁及以下儿童乙肝疫苗首针及时接种行为发生率是村级医疗卫生机构的 1.406(1/0.711）倍，是私人诊所的 5.181（1/0.193）倍，是在家出生儿童的 6.849（1/0.146）倍。母亲受教育程度也是影响 15 岁以下儿童乙肝疫苗首针及时接种行为的因素，具体来说，受教育程度为高中及以上的母亲选择为儿童及时接种首针乙肝疫苗的概率是受教育程度为小学及以下母亲的 1.476 倍。

三、15 岁及以上人群乙肝疫苗接种行为描述

（一）基本描述

4 020 名调查对象中，接种过乙肝疫苗者 2 627 人，调查人群的乙肝疫苗接种率为 65.35%，未接种过 790 人，不知道者为 603 人。在 15 岁及以上人群的乙肝疫苗接种行为

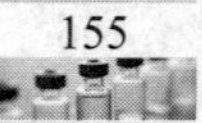

分析中，我们重点关注接种过乙肝疫苗的 2 627 人和未接种过乙肝疫苗的 790 人。

（二）不同特征调查对象的乙肝疫苗接种行为情况

根据调查对象基本特征，从性别、年龄、婚姻、受教育程度、职业、收入、医保和自感健康几个方面与调查对象的乙肝疫苗接种行为进行单因素 χ^2 检验，结果发现，年龄、婚姻、受教育程度、职业、收入和自感健康这几个特征的各个组别间在乙肝疫苗接种行为方面存在显著统计学差异（$P<0.01$）。

具体来说，随着年龄的增大，乙肝疫苗的接种率逐渐降低，15～24 岁人群的乙肝疫苗接种率为 89.46%，而 35～44 岁人群的乙肝疫苗接种率降低到 71.12%，到 55 岁及以上人群，乙肝疫苗的接种率仅为 57.76%；从婚姻状况来看，未婚组的乙肝疫苗接种率最高，为 89.49%，而离婚及其他的乙肝疫苗接种率最低，为 66.18%，这可能与年龄的混杂因素有关，所以我们需要进一步运用多因素分析来寻求其中的因果关系；受教育程度方面，基本呈现出乙肝疫苗的接种率随着受教育水平的提高而提高，小学及以下组的乙肝疫苗接种率仅为 67.45%，而高中及以上组为 85.55%；职业方面，学生组和工人及其他组的乙肝疫苗接种率较高，分别为 95.26% 和 85.31%，这一方面由于学生群体年龄较小，享受到了国家的乙肝疫苗接种政策，另一方面可能与学生和工人及其他群体的组织性较好，国家政策更容易宣传和执行；在收入方面，也大致呈现出收入水平越高，调查对象的乙肝疫苗接种率越高的现象，高收入组的乙肝疫苗接种率（80.31%）略高于低收入组（74.18%）；在自感健康方面，自感健康较好组的乙肝疫苗接种率略高于自感健康为差的组（表 4-33）。

表 4-33　被调查对象乙肝疫苗接种行为的单因素分析

变量		未接种乙肝疫苗		接种过乙肝疫苗		χ^2 值	P 值
		人数	%	人数	%		
性别	男	392	22.46	1 353	77.54	0.862	0.353
	女	398	23.80	1 274	76.20		
年龄	15～	102	10.54	866	89.46	182.107	0.000
	25～	119	19.51	491	80.49		
	35～	225	28.88	554	71.12		
	45～	208	28.18	530	71.82		
	55～	136	42.24	186	57.76		
婚姻	未婚	78	10.51	664	89.49	86.443	0.000
	已婚	681	26.40	1 899	73.60		
	离婚及其他	23	33.82	45	66.18		
受教育程度	小学及以下	333	32.55	690	67.45	84.858	0.000
	初中	357	20.98	1 345	79.02		
	高中及以上	100	14.45	592	85.55		

续表

变量		未接种乙肝疫苗		接种过乙肝疫苗		χ^2值	P值
		人数	%	人数	%		
职业	农民	559	27.47	1 476	72.53	89.287	0.000
	县内打工	90	22.39	312	77.61		
	县外打工	88	20.18	348	79.82		
	学生	13	4.74	261	95.26		
	工人及其他	36	13.69	227	86.31		
收入	低收入组	306	25.82	879	74.18	12.359	0.002
	中等收入组	266	23.64	859	76.36		
	高收入组	218	19.69	889	80.31		
医保	无	27	20.30	106	79.70	0.629 3	0.428
	有	762	23.26	2 514	76.74		
自感健康	好	514	21.14	1 917	78.86	18.783	0.000
	差	276	28.05	708	71.95		

工人及其他包括：国家公职人员、教师、村医、专业技术人员等；收入是家庭人均收入，将其从小到大排序，按照样本量平均分为三组，即低、中、高收入组

四、保护动机理论因子对 15 岁及以上人群接种行为的影响

（一）保护动机理论因子和控制变量筛检

同上所述，首先采用单因素 Logistic 回归分析对资料进行变量筛选，回归系数假设检验的水准 α 为 0.10，以“15 岁及以上人群是否接种过乙肝疫苗”作为因变量，是＝1，否＝0，所有控制变量和 PMT 因子作为自变量分别拟合 Logistic 回归模型，共拟合 13 个模型，有 9 个模型通过了似然比 χ^2 检验，$P<0.10$，且模型拟合良好，最终筛选出 9 个有统计学意义的变量。其中，控制变量有 6 个：年龄、婚姻、受教育程度、职业、收入和自感健康，PMT 因子有 3 个：疾病严重性因子、自我效能因子和反应成本因子。

（二）保护动机理论因子对 15 岁及以上人群接种行为的多因素分析

因变量仍然为“15 岁及以上人群是否接种过乙肝疫苗”，是＝1，否＝0，将分别拟合 2 个模型进行多因素 Logistic 回归模型：模型Ⅴ只拟合了 6 个控制变量，模型Ⅵ加入 3 个 PMT 因子，并将上述 6 个筛选出的变量全部纳入。两个模型的分析结果见表 4-34 所示，模型的拟合优度检验见表 4-35 所示。模型Ⅵ中最终被选进模型的变量有：年龄、婚姻状况、受教育程度、职业、收入水平、疾病严重性因子、自我效能因子和反应成本因子。

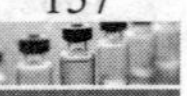

表 4-34　15 岁及以上人群接种意愿的多因素 Logistic 回归分析结果及比较

变量	模型Ⅴ				模型Ⅵ			
	B	*SE*	*P*	*OR*	*B*	*SE*	*P*	*OR*
PMT 变量								
疾病严重性因子					0.092	0.017	0.000	1.096
自我效能因子					0.222	0.104	0.033	1.249
反应成本因子					−0.148	0.073	0.042	0.862
控制变量								
年龄	−0.028	0.005	0.000	0.972	−0.027	0.005	0.000	0.973
婚姻状况（对照组＝已婚）								
未婚	−0.235	0.164	0.154	0.791	−0.467	0.362	0.197	0.627
离婚或其他	−0.392	0.309	0.205	0.675	−0.373	0.186	0.045	0.688
受教育程度（对照组＝小学及以下）								
初中	0.251	0.100	0.012	1.285	0.257	0.113	0.022	1.294
高中及以上	0.436	0.140	0.002	1.547	0.420	0.152	0.006	1.522
职业（对照组＝学生及其他）								
打工者	−0.516	0.223	0.021	0.597	−0.500	0.251	0.046	0.606
工人及其他	−0.590	0.222	0.008	0.554	−0.445	0.249	0.074	0.641
农民	−0.546	0.193	0.005	0.579	−0.566	0.215	0.008	0.568
收入（对照组＝低收入组）								
中等收入组	0.093	0.101	0.358	1.098	−0.022	0.113	0.843	0.978
高收入组	0.308	0.108	0.004	1.361	0.400	0.121	0.001	1.492

从表 4-35 可以看出，引入 PMT 因子的模型Ⅵ各检验值都高于模型Ⅴ，预测准确度也得到了一定的提升，所以 PMT 因子的引入提高了 15 岁及以上人群接种行为多因素 Logistic 回归分析模型的拟合优度和各自变量的解释力度。检验结果也显示，PMT 因子（疾病严重性因子、自我效能因子和反应成本因子）对 15 岁及以上人群的乙肝疫苗接种行为具有影响。

表 4-35　模型拟合优度检验及比较

检验方法	−2Loglkelihood	Hosmer-Lemeshow 检验		预测准确度 /%
		统计量	*P*	
模型Ⅴ	3 425.730	6.026	0.644	62.58
模型Ⅵ	2 799.326	4.956	0.823	70.53

由于模型Ⅵ的拟合优度较好，所以我们将根据模型Ⅵ的标准回归系数和相对危险度来对 15 岁及以上人群接种行为的影响因素和 PMT 因子对其影响程度进行研究。表 4-34 可以看出，对接种行为具有统计学意义的 PMT 因子是疾病严重性因子、自我效能因子和反应成本因子，这三个因子的作用具体为：疾病严重性因子每增加一个单位，15 岁及以上人群接种乙肝疫苗的发生比是不接种乙肝疫苗发生比的 1.096 倍，即 15 岁及以上人群认为乙肝这项疾病越严重，对自身、家庭和社会造成的影响越大，则选择接种乙肝疫苗的相

对概率越大；同样，自我效能因子每增加一个单位，15 岁及以上人群接种乙肝疫苗的发生比是不选择接种乙肝疫苗的发生比的 1.247 倍。即 15 岁及以上人群对能够保证自己有时间或有能力等完成接种乙肝疫苗这项行为越有信心，则选择接种乙肝疫苗的相对概率越大；反应成本因子每增加一个单位，15 岁及以上人群接种乙肝疫苗的发生比则降低 0.148 个单位，认为阻碍乙肝疫苗接种发生的因素越少，越容易选择接种乙肝疫苗。

而对于有意义的其他控制变量来说，我们分析如下。年龄方面，随着年龄的增加，乙肝疫苗的接种率逐渐降低，具体来说，在控制其他变量的条件之下，15 岁及以上人群的年龄每增加一个单位，调查对象选择接种乙肝疫苗的概率则下降 0.027 个单位；婚姻状况：未婚组人群接种乙肝疫苗的概率在 3 个婚姻状况组中最高，这可能是因为与已婚组和离婚或其他组相比，年轻人比例更大一些有关，离婚和丧偶组与已婚组相比两组的乙肝疫苗接种情况存在统计学差异，已婚组选择接种乙肝疫苗的概率是离婚及丧偶组的 1.453 倍（1/0.688）；受教育程度方面：15 岁及以上人群呈现出随着受教育程度的增高，乙肝疫苗接种率随之增高的趋势，具体来说，受教育程度为高中及以上组人群接种乙肝疫苗的概率最高，是小学及以下组的 1.522 倍，而受教育程度为初中组的人群接种乙肝疫苗的概率是小学及以下组的 1.294 倍；对于职业来说：学生及其他组的乙肝疫苗接种率最高，是打工组人群的 1.650 倍（1/0.606），是工人及其他组的 1.560 倍（1/0.641），是农民组的 1.761 倍（1/0.568）；收入组来讲，高收入组接种乙肝疫苗的概率是低收入组的 1.492 倍。

五、接种意愿和接种行为影响因素的差异和分析

跨理论模型根据研究对象的思考和行为阶段将其纳入各自的有序集合：未考虑改变行为者、考虑改变行为者、已经改变行为者。在本研究中，即非接种意愿人群、接种意愿人群和接种行为人群。然后根据每个集合的特点来识别各自的影响因素。本研究跨理论模型分层下的每一组样本人群呈现出的规律性，为我们得到样本人群接种意愿和接种行为的影响因素提供了基础。跨理论模型的乙肝疫苗接种意愿和接种行为研究指标及各指标的影响因素如图 4-2 所示。从意愿到行为，从 15 岁以下人群到 15 岁及以上人群，在实证基础上研究不同行为阶段、不同政策背景下的各分层人群，从而为进一步提高儿童乙肝疫苗首针及时接种率和成人乙肝疫苗接种率提出具有针对性的政策建议。从图 4-2 中我们可看出，不同行为阶段、不同政策背景下，15 岁及以上人群乙肝疫苗接种意愿、接种行为的影响因素与 15 岁以下人群的乙肝疫苗首针及时接种行为还是存在较大差异的。

（一）15 岁及以上成人乙肝疫苗接种意愿到接种行为的影响因素探讨

1. 控制变量

具体来说，15 岁及以上调查人群的乙肝疫苗接种意愿影响因素包括：年龄、婚姻状况、职业、医保、自感健康，PMT 因子为疾病严重性因子、自我效能因子和反应成本因

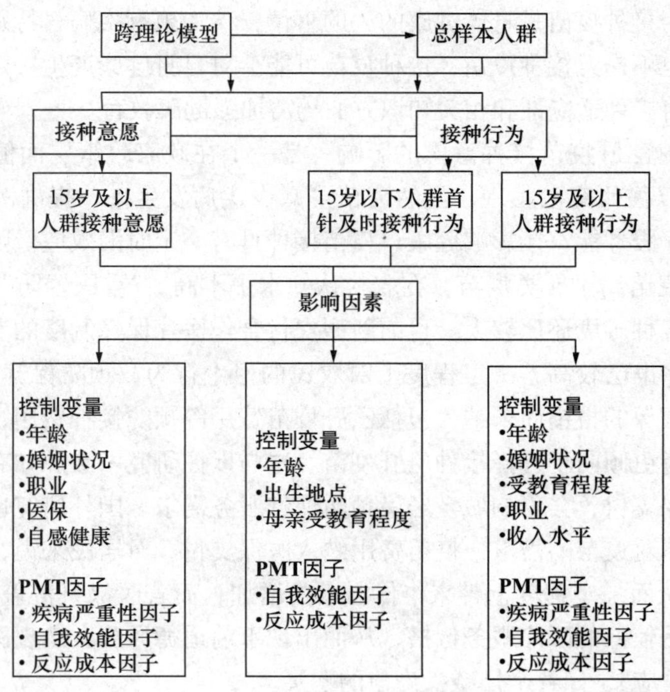

图 4-2　各分层样本人群接种意愿和接种行为影响因素总结

子，而 15 岁及以上调查人群乙肝疫苗接种行为的影响因素包括：年龄、婚姻状况、受教育程度、职业、收入水平，PMT 因子为疾病严重性因子、自我效能因子和反应成本因子。意愿组和行为组比较来看，年龄越小的调查对象将来会接种和已经接种乙肝疫苗的概率较大，这从另一个方面也反应了国家乙肝疫苗政策取得了一定效果，但是，不少调查对象认为“接种疫苗是小孩子的事情”的现象也反映出对于“疫苗接种”“预防保健”等方面仍需加强对成人的健康教育。而婚姻状况在两组人群中都具有意义，这一方面说明了有“家室”的人因为家庭责任感等原因，可能会更注重自我的预防保健；另一方面，也可能是由于已婚人士会得到来自夫妻双方的照顾和关心，从而对健康事宜更为关注。职业也是影响乙肝疫苗接种意愿组和行为组的重要因素，从不同职业分类对两组调查人群乙肝疫苗接种的影响来看，具有一定组织性和集体性的职业的乙肝疫苗接种意愿率和接种行为率，相较于其他职业都较高，如学生、工人等群体，这一方面可能与乙肝病毒在组织性和集体性较强的人群中的传播风险更大，群体中的个体认识到这一点后会更愿意和更主动地选择接种乙肝疫苗，另一方面，也可能与组织群体中的“群体效应”或“从众效应”有关，调查中也发现，75.64% 的调查对象表示如果你周围的人都选择接种乙肝疫苗，其也会跟随接种。同时，对无接种史者询问“如果村医或村干部组织接种乙肝疫苗，你是否接受”时，有 71.4% 居民表示愿意接种。这也提示我们在今后的工作中，对于组织性和集体性较弱的流动人口将会是乙肝防控工作中的重点，同时，农村居民对于村医和村干部的信任度较高，如果从国家政策层面进行相应组织，一定程度上也会提高成人的乙肝疫苗接种率。自感健康较好的人接种乙肝疫苗的意愿要强于自感健康较差的人，这仍然与个体的健康意识相关，调查对象认为接种疫苗是身体健康的人的事情，认为患有疾病，特别是慢性非传染性疾病的人群不用也不愿意接种疫苗，接种疫苗可能会对自身健康产生一定的影响，这也启示我们个体在疫苗接种适应证和相关知识方面仍需加强健康教育。

而对于医保对乙肝疫苗接种意愿的影响，是一个在政府政策层面值得我们深入思考和探讨的问题。以往研究已发现，虽然疫苗可减少疾病发生率、提高医疗服务边际产出率，但相较于医疗服务能直接影响健康，疫苗接种具有一定时滞效应，因此易被忽视。在我国，成人乙肝疫苗属于Ⅱ类疫苗，在农村认知水平不高、“重医轻防”的背景下，要实现居民自愿自费接种难度还比较大。目前新型农村合作医疗保障制度的参合比例已经超过90%，农民知晓率也已较高，一定程度上对农民的卫生行为、预防保健意识会产生影响。本研究中，虽然医保的报销尚未纳入包括乙肝疫苗费用等预防接种费用，但已影响其接种意愿，保障较高者更倾向于选择接种乙肝疫苗。这与以往研究一致。如有研究表明预防保健费用是否由医保支付，会影响城乡居民预防保健服务需求。国外研究也发现，医保的保障范围会影响个体对疫苗的需求：疫苗费用纳入医保支付，对居民来说，就相当于疫苗的价格有所降低，从而一定程度上带来个体需求的增加；而若医保只覆盖疾病治疗的费用，个体将面对的就是较低的医疗服务价格，从而出现事前道德风险，出现医疗服务对预防保健服务的“挤出效应”，导致个体减少疫苗的购买。

医疗保险费用到底应该在疾病前支付还是在疾病后支付，一直是经济学领域评价医疗保险作用的研究课题。一直以来，我国大多数居民对于疾病总是事后处理，生病后才肯去医院求医问诊，医疗保险也就成了为病人看病买单的“单一险项”。新农合已采用的将账户积累资金用于给农民免费体检的政策受到欢迎，同时，一项在河南 19 个县（市、区）包括 1 117 人的实证调研发现，农村居民同意从现有新农合经费中拿出部分用于预防接种工作。若将乙肝疫苗纳入新农合支付，不但可增强农民对新农合满意度，也可通过接种疫苗提高抵御乙肝的能力，防控我国乙肝死灰复燃的趋势，形成良性循环。就目前我国实施的城镇职工基本医疗保险和城镇居民基本医疗保险来说，2008 年开始，珠海、盘锦、宁波和大庆等市明确医保的个人账户“可用于支付参保人及其配偶、父母或子女预防接种的疫苗费用（按规定免费的除外）”；除Ⅰ类疫苗外，部分Ⅱ类疫苗纳入医保支付，包括成人甲肝、乙肝疫苗、狂犬病疫苗、流感疫苗等。福建省人力资源和社会保障厅于 2012 年将部分疫苗纳入到该省城镇职工基本医疗保险个人账户支付范围内。深圳市人力资源和社会保障局在 2011 年印发了综合医疗保险预防接种生物制品目录。此外，一些地方政府在财力允许的条件下，扩大了地方财政对部分二类疫苗的支持，如北京市免费向老人和儿童提供流感疫苗接种服务。

借鉴国外的疫苗筹资机制，如法国，85% 的疫苗在私立医疗机构接种，而疫苗费用的 65% 由社会医疗保险报销，剩下 35% 由使用者或补充性医疗保险进行支付；德国 90% 的疫苗通过法定医疗保险进行报销，儿童疫苗费用由父母的法定医疗保险进行报销，剩下 10% 的疫苗由私人医疗保险报销或使用者支付。因此，将参保人接种疫苗的预防保健费用纳入医保管理及支付范围，实现由单纯的大病、疾病保险向健康保险过渡成为必然趋势。

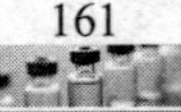

受教育程度和收入水平变量带给我们的政策启示依然是落脚到提高居民的健康素养和健康意识方面的工作上，特别是针对低收入和低受教育程度水平的人群，在健康教育开展方面要具有针对性，要通过通俗易懂的语言、喜闻乐见的形式，把相关的知识和观念渗透人心。

2. PMT 变量

在 15 岁及以上人群的乙肝疫苗接种意愿影响因素和乙肝疫苗接种行为的影响因素的分析中，对其有影响的 PMT 因子都是以下三个：疾病严重性因子、自我效能因子和反应成本因子。通过这三个因子所代表的含义可以得出以下结论：个体认为乙肝这项疾病的症状越严重、越痛苦，认为乙肝所带来的家庭负担、经济压力和社会歧视等越严重、越无法忍受，则选择接种乙肝疫苗的概率越大；个体认为自己主动选择接种乙肝疫苗的信念越强，并会具有合适的自我约束机制或外部监督机制督促其去坚持完成这一行为，其选择接种乙肝疫苗的概率越大；个体主观意识上认为选择接种乙肝疫苗所付出的经济成本和社会成本越少、阻碍因素越少，比如，个体不认为接种乙肝疫苗是一件费时费力的事情，或个人不会受到接种乙肝疫苗可能存在的副作用的影响等，则其选择接种乙肝疫苗的概率就会越大。

（二）15 岁以下儿童乙肝疫苗首针及时接种行为的影响因素探讨

1. 控制变量

在我国除了乙肝疾病所引起的社会经济问题外，对于乙肝认识不足，对乙肝患者的偏见和歧视丛生也成为遮蔽视野，阻碍乙肝有效防控的重要推手。事实上，乙肝只通过母婴、血液和性三种方式传播，其中母婴传播是最主要的一种途径，而前述的偏见造就的盲区让许多孕妇忽略了这一重要的事实，从而耽误了乙肝母婴阻断和疫苗接种的黄金时期，人们对阻断母婴传染的认识和相关工作还远未到位。

虽然我国在 2002 年将新生儿乙肝疫苗预防接种纳入儿童免疫规划，但是在一些经济比较落后、交通较为闭塞的偏远地区，新生儿乙肝疫苗首针及时接种率长期处于较低水平。这是因为产妇住院分娩率与当地的经济发展水平、交通建设条件及群众的健康观念和健康意识等因素有密切联系。一般来讲，经济发展水平越高、交通条件越便利、居民的健康知识越丰富、健康观念和意识越科学的地区，其产妇住院分娩率也就越高。已有研究表明：产妇住院分娩率越高，儿童首针及时接种率就越高，特别是对于偏远农村地区。产妇住院分娩率和新生儿乙肝疫苗首针及时接种率关系非常密切，保持了很高的一致性。所以，提高乙肝疫苗首针及时接种率的工作重点落脚到两个层面，一方面要提高孕产妇的住院分娩率，另一个方面要对在家或私人诊所等机构出生的新生儿进行重点关注，这两方面中居民的健康知识和健康观念会起到非常重要的作用。所以，开展孕产妇摸底登记和广泛的乙肝健康教育，是提高在家出生新生儿乙肝疫苗首针及时接种率行之有效的方法。在加强居民、特别是边远地区村民的健康教育方面，健康宣教人员要深入开展业务培训，一方面从形式上要组织多样的宣传教育活动，更一方面在内容上要通俗易懂，针对人群特点进行设计。同时，为提高在家分娩新生儿乙肝疫苗首针及时接种率，工作人员还要注意组织开展孕产妇摸底登记工作，一方面掌握了孕产妇信息，便于提前预约和安排新生儿首针乙肝疫苗接种；另一方面在摸底过程中开展了面对面的健康教育，宣传乙肝防治知识，动员、鼓励住院分娩，将免疫规划服务对象提前到了孕产妇，这样会起到事半功倍的宣传教育效果。针对住院分娩的新生儿，各级医疗机构要吸取全国工作经验，落实“谁接生谁接种”的原则，指定专人负责新生儿的《乙肝首针疫苗接种登记及报告工作》，并制订相关的院内考核和管理措施，确保住院分娩新生儿乙肝疫苗首针及时接种率。

在该项工作中，在人员保障方面，健康教育宣传人员和接生人员的重要性不言而喻，他们既肩负着新生儿乙肝疫苗首针及时接种的重担，又肩负着健康知识的传播责任，所以开展对健康宣教和接生机构管理及相关人员培训，完善住院分娩新生儿乙肝疫苗首针及时接种的工作流程，提高住院分娩新生儿乙肝疫苗首针及时接种率，同时完善和落实乙肝疫苗首针入户接种策略，并给予入户接种相关人员适当的补助，从而提高非住院分娩新生儿乙肝疫苗首针及时接种率等，是在孕产妇住院分娩尚不能完全保证实现的前提下，提高偏远或贫困地区新生儿乙肝疫苗首针及时接种率的可行措施之一。而在设备方面，村级接种点无冷链设备仍是目前制约提高在家出生新生儿首针乙肝疫苗及时接种率的主要因素之一。

世界卫生组织在近期又出最新规划，到 2030 年力争实现全球新生儿消除乙肝，彻底阻断母婴途径的传染，以上讨论到的我国在提高乙肝疫苗首针及时接种率的“短板”因素，值得我们深入思考。

2. PMT 变量

在 15 岁及以下人群的乙肝疫苗首针及时接种行为的影响因素的分析中，对其有影响的 PMT 因子为以下两个：自我效能因子和反应成本因子。通过这两个因子所代表的含义可以得出以下结论：15 岁以下儿童的监护人认为自己主动选择为其子女接种乙肝疫苗的信念越强，并会具有合适的自我约束机制或外部监督机制督促其去坚持完成这一行为，其选择接种乙肝疫苗的概率越大；个体主观意识上认为选择接种乙肝疫苗所付出的经济成本和社会成本越少、阻碍因素越少，比如，个体不认为接种乙肝疫苗是一件费时费力的事情，或个人不会受到接种乙肝疫苗可能给子女带来的副作用的影响等，则其选择为子女首针及时接种乙肝疫苗的概率就会越大。

第 5 节　实证研究的方法学讨论

一、研究设计能有效揭示个体认知水平对接种意愿和接种行为的影响

本研究采用横断面研究设计，比较大的样本量可以帮助我们快速有效地得到个体认知水平和乙肝疫苗接种意愿和接种行为等相关资料。而个体认知水平对其乙肝疫苗接种意愿和接种行为的影响是一个长期复杂的综合作用过程，因此这种横断面数据分析只能探讨个

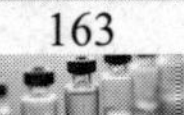

体认知水平对接种意愿和接种行为一个时点的因果关系和作用程度，很难明确建立长期深入的影响路径和影响机制，要弥补这一缺陷，最好的办法是进行长期的队列研究，并获得时间序列资料。但是，社会与行为科学研究的共性特点是以同时性（concurrent）来测量收集资料的，即资料发生时间相同，本研究中"个体认知水平影响其乙肝疫苗接种意愿和接种行为"的研究假设是建立在保护动机理论和国内外大量实证研究基础之上的，而且基于个体的认知水平是一个长期积累形成的过程，所以，在样本量较为充足的情况下，可以反映两者之间的因果关系。

为使这种因果关系的存在具有相当的稳定性和内部关系的有效性，排除和控制其他变量的影响十分重要。而由于基本性质和伦理道德等原因，社会科学的研究无法像实验研究那样精准地控制其他因素的影响，只能借助于以往的研究结果以及使用较科学的统计控制程序。本研究在控制变量的选取上是在综述以往国内外研究并结合政策效果基础上完成的，针对不同的样本人群选取不同的控制变量；在统计方法上，结合资料特点，应用多因素回归分析；同时，以往的研究都是局部地区、小范围的研究，而大型的关于乙肝流行状况和乙肝疫苗接种情况的调查资料中囊括个体详细认知水平的信息也十分有限。本研究是在经过大量实证研究反复验证的保护动机理论和跨理论模型的基础上展开的，样本量较大，虽然无法完全代表样本省和全国的基本情况，但却为大范围地区乙肝和乙肝疫苗的宣传教育工作提供了一定借鉴作用。所以，本研究的设计是建立在科学理论基础上，有大量既往实证研究支持，并应用了充足的样本量加以验证，同时选择了适当的模型来控制误差，研究设计具有可靠性和科学性，能有效揭示个体乙肝和乙肝疫苗认知水平对接种意愿和接种行为的影响。

二、抽样方法具有代表性且样本量充足

由于 PMT、接种意愿和接种行为的研究是基于个体水平的，而村一级又是个体日常生活的最小集体单元，为保证个体一级水平上样本的代表性，本研究在个体水平上严格按照随机抽样原则抽取家庭入户问卷调查样本，采用 PPS 抽样与整群抽样相结合的方法。

调查样本的选取遵循经济而有效的原则，样本的选取较为科学、合理。在数据搜集阶段，采取了如培训调查员、建立调查质量核查制度等，整理录入过程中也有严格的质量控制措施，采用双录入、一致性检验的方法，保证了资料的可靠性，数据质量较好。每户的所有家庭成员均为调查对象；如被调查对象调查时因故不在家或由于年龄偏大或偏小无法正常回答问卷的问题，则请其家人代答。从分析接种意愿与接种行为影响因素的多非条件二分类 Logistic 回归分析模型来看，本研究的 6 个模型中，按照最常被引用的样本量应为指标数量的至少 5～10 倍的标准，本研究的各样本人群都满足了对样本量的基本要求，样本量较为充足。

本研究在调查中可能存在回忆偏倚，因为关于乙肝疫苗接种史等内容，对于有的被调查者来说，由于调查时间与接种时间相距甚远，可能回忆不准确，或者代答人员不太明确等原因会产生回忆偏倚。调查中主要通过加强调查员培训、控制回忆期间等措施以尽量减

少偏倚的程度。

三、保护动机理论与跨理论模型相得益彰且实证模型拟合优度较好

研究中个体的认知水平是基于保护动机理论而形成的认知因子，所以，保护动机理论为个体认知水平提供了理论基础和定量结构表达，并将个体的认知水平进行分解，量化成各个指标，定位个体对于乙肝和乙肝疫苗各个方面的认知水平，从而对认知干预措施起到导向作用。而跨理论模型将原本孤立的乙肝疫苗接种意愿和接种行为联系在一起，当作个体不同行为阶段的一个连贯过程来考虑，从而对干预措施的连贯性起到一定作用。

保护动机理论和跨理论模型相结合，可以充分利用两个理论的优点：保护动机理论具有跨理论模型没有的比较清晰的理论模型，而跨理论模型可以设定接种意愿到接种行为的不同阶段，将个体乙肝疫苗看作一个整体连贯的过程来研究。这样，两个不同行为阶段模型可分别用较清晰的理论模型来分析。在对整个“接种意愿 - 接种行为”过程的分析中，我们可以定位哪些因素在各个阶段起了最显著的作用。这样，两个理论的结合既可以提高对健康相关行为的解释能力，又可以根据个体不同行为阶段实施相应的干预措施。

个体乙肝疫苗接种意愿和接种行为多因素模型形成过程中，对保护动机理论因子引入前后的两个实证模型分别进行了检验，确定这些认知因子的加入使模型各检验值都有了一定水平的提高，同时，模型预测准确度也得到一定提升，形成更加稳健可靠的模型。所以保护动机理论因子的引入提高了模型的拟合优度和各自变量的解释力度，得出结论：个体的保护动机理论因子对其乙肝疫苗接种意愿和接种行为具有显著影响。

四、研究指标选取具有针对性和合理性

（一）以跨理论模型和乙肝疫苗免疫策略为依据的接种意愿和接种行为指标具有针对性和具体性

下面我们对接种意愿和接种行为的研究指标及其选取原因和意义进行分析。在接种意愿的分析中，我们的研究对象是样本人群中未接种过乙肝疫苗的个体，分析指标是个体将来是否打算接种乙肝疫苗；对于接种行为的分析，针对 15 岁及以上人群的研究指标为是否接种过乙肝疫苗。这两个指标选取的原因主要是：对于 15 岁及以上人群，由于资源有限，国家尚未有乙肝疫苗接种的普遍优惠政策，所以，在控制变量的基础上，探讨乙肝和乙肝疫苗的认知对于个体接种意愿和接种行为的影响，针对性地加以干预，使个体充分认识到乙肝的严重性、易感性、乙肝疫苗的有效性和接种乙肝疫苗的相关信息，克服其他因素而主动接种乙肝疫苗，对于提高我国成人乙肝疫苗接种率，减少乙肝病毒的水平传播具有重要作用。而在 15 岁以下人群的接种行为研究中，分析指标为个体是否在子女出生 24 小时内为其接种过乙肝疫苗。原因是：这部分人群由于政策的全面覆盖，乙肝疫苗接种率水平

已经较高，而对于新生儿而言，乙肝疫苗首针及时接种在阻断母婴传播方面更为重要，这也是我国免疫政策的重点。所以，针对我国目前乙肝疫苗免疫政策中的相对薄弱群体——成人和免疫政策的目标重点——提高新生儿首针及时接种率，我们采用了以上三个指标。这三个指标是在跨理论模型和我国乙肝疫苗免疫策略背景下产生的，具有针对性和具体性。

对于乙肝疫苗接种意愿的调查，采取调查对象自报的形式，这可能对将来的行为不是一个很好的反应指标，而且本研究是 PMT 在乙肝疫苗接种意愿和接种行为领域的首次比较系统地尝试，但是由于各方面的限制，本次调查不是一个集中于实际行为的纵向研究，这也为进一步的深入研究提供了方向。

（二）保护动机理论因子指标能反映个体认知的内部结构，从而有效引导政策干预点

乙肝疫苗接种情况的评价指标各种各样，在政策实践过程中，政策制定者通常希望使用一种比较便捷的方法快速识别出人群中的弱势群体及政策缺陷或空白点。根据保护动机理论设计的干预措施能提高人们接受健康相关行为的可能性，该理论为健康教育和行为干预措施提供了理论依据。据此，保护动机理论因子可以定位人群对乙肝和乙肝疫苗认知中的盲点，从而针对性地进行健康教育等干预措施。

几乎所有对乙肝疫苗接种意愿和接种行为的研究都发现：人群对于乙肝和乙肝疫苗知识的匮乏阻碍了其乙肝疫苗接种意愿和接种行为，而且在同一政策背景下的人群中，认知水平有时会起到关键性的作用。国内外关于疫苗接种意愿和接种行为及其影响因素的研究比较多，但目前还缺乏一种科学、公认、实用的研究理论和方法，特别是理论和实证相结合的研究几乎没有。以往的研究，对于影响乙肝疫苗接种意愿和接种行为的重要因素——个体对于乙肝和乙肝疫苗认知这一变量也未进行系统、全面、科学的界定和应用，仅是采取一个或几个代表性的问题直接作为变量，或者简单运用知识打分的方式转化成变量进行研究，这样可能会难以量化、具体并具有针对性得到认知变量的作用和作用程度。保护动机理论为人们自我保护行为的形成提供了新的研究思路，也为我们的研究提供了理论基础。

保护动机理论在其他健康相关行为领域的研究已经开展较多，形成了一套比较成熟的方法和思路，而乙肝疫苗的接种意愿和接种行为毋庸置疑也是个体以维护自身健康为出发点的健康相关行为。所以，我们可以借鉴该理论在其他领域的研究思路来构建我国农村居民对乙肝和乙肝疫苗认知水平的保护动机理论因子，形成对于个体认知水平的测量方法，通过这种测量方法，能够反应个体认知水平的内部结构并进行衡量，从而针对较为薄弱的方面进行干预，对干预措施具有引导性。

五、保护动机理论测量的信度和效度分析能保证认知水平反应指标的代表性和精确度

在 PMT 各变量的测量中，我们针对每个变量（疾病严重性、疾病易感性、自我效能、反应效能、反应成本）设计了相应的测量条目，有的采取了五点李克特量表的做法，有的

关于被调查者对乙肝和乙肝疫苗认知的问题，我们根据 WHO 关于乙肝和乙肝疫苗的知识手册设计了相应的问题，并根据被调查者的选择进行赋分。然后在 KMO 统计量和 Bartlett 球形检验的基础上应用探索性因子分析来检验 PMT 各变量测量条目的结构效度，确定是否每个变量的测量条目都集中于该变量所要试图测量的方向，从而保留解释力度比较强的测量条目、摒弃解释力度比较弱甚至相反方向的测量条目，提高 PMT 因子的解释力度。在 PMT 理论每个组成部分的测量指标设计完善之后，我们对各测量条目的内在信度一致性进行检验，来确定这些问题是否很好地反映了所要表达的指标，即"Cronbach's α"检验。

同时，从 PMT 每个变量的多个测量条目中确定每个变量的潜变量，构建出疾病严重性因子、疾病易感性因子、反应效能因子、自我效能因子和反应成本因子。由于这 5 个因子是相互独立的，消除了变量之间的多重共线性，从而可用于分层后 3 组样本人群的乙肝疫苗接种行为或接种意愿风险因素的研究中，由于因变量中此时只涉及两个分类，所以采用了常用的非条件二分类 Logistic 回归模型。从 Cronbach's α 检验系数看，3 组样本人群的 5 个保护动机理论因子（疾病严重性因子、疾病易感性因子、反应效能因子、自我效能因子、反应成本因子）和总问卷的可靠性（内部一致性信度）都比较好。

运用探索性因子分析对保护动机理论测量问卷的结构效度进行分析。结果显示，3 组样本人群所提取的 5 个保护动机理论因子的各条目因子负荷与原量表结构基本一致，累计可以解释总变异的 60% 以上，符合测量学要求；然后通过相关分析得到各保护动机理论因子之间具有一定的异质性，共同反映了保护动机理论的不同侧面，从而反映出本研究的保护动机理论问卷具有良好的结构效度。通过以上信度和结构效度分析，最后形成的保护动机理论各因子在对个体认知水平反应方面，能够最大限度地保证代表性和精确度。

本 章 小 结

本章是在第 3 章理论框架搭建的基础之上，以河北省石家庄和保定市的农村地区作为样本地区进行的实证研究。在第 1 节中对实证研究的资料来源与研究方法进行介绍；第 2 节对调查对象乙肝及乙肝疫苗"知信行"情况、保护动机基本情况两个方面进行描述后，构建了调查对象的保护动机理论实证模型；第 3 节和第 4 节分别探讨了保护动机理论因子对接种意愿和接种行为的影响。最后，在 15 岁及以上人群的乙肝疫苗接种意愿影响因素和乙肝疫苗接种行为的影响因素的分析中，对其有影响的 PMT 因子都是以下三个：疾病严重性因子、自我效能因子和反应成本因子。而在 15 岁及以下人群的乙肝疫苗首针及时接种行为的影响因素的分析中，对其有影响的 PMT 因子为以下两个：自我效能因子和反应成本因子。不同人群乙肝疫苗接种意愿和接种行为的影响因素各有差异，通过保护动机理论模型的定位，可使我们的健康教育干预面对各类人群更具有针对性。

第5章 农村基本公共卫生服务体系与乙肝疫苗接种

第1节 成人乙肝疫苗接种服务的可及性

一、卫生服务可及性概述

（一）卫生服务可及性的概念

可及性是居民对医疗卫生服务的基本要求，也是医疗卫生服务机构提高服务水平的重要标志。可及性是卫生政策的基本点，是卫生服务的基本内容之一。卫生服务可及性是衡量与评价卫生服务系统公平性、效率和质量的主要指标。作为卫生系统中间目标之一，卫生服务可及性将卫生服务系统和服务人群联系在一起，是卫生系统绩效评估和卫生政策制定的关键要素。

卫生服务可及性于1968年由洛杉矶加州大学公共卫生学院卫生服务系主任、教授安德森博士首次提出。安德森通过服务利用行为模型来研究医疗服务的可及性，并把医疗服务可及性分为六类：潜在的可及性、实现的可及性、平等和不平等的可及性、有效的可及性、有效率的可及性。对医疗卫生可及性的研究在学术界公认比较权威和系统的早期经典文献有两篇：一篇为 Aday L. A. 和 Andersen R. M. 1974年的《医疗保健可及性研究框架》（*A Framework for the Study of Access to Medical Care*），另一篇为1981年 Roy Penchansky 和 Wilian Thomas 发表的《可及性概念：定义和与消费者满意的关系》（*The Concept of Access: Definition and Relationship to Consumer Satisfaction*）。这两篇文章提出了可及性的分类学定义，他们把可及性的程度直接具体的描述成病人和卫生保健系统之间的“适合度”的量纲。主要包括五个方面，①可得性（availability），现有服务（和资源）的数量和类型与患者的数量和需求类型之间的关系。②可接近性（accessibility），服务提供方位置和患者位置之间的关系，同时考虑到患者的交通资源和旅行时间，距离和成本。③可适合性（accommodation），用来接受患者的资源组织提供的方式（包括门诊预约制度、营业时间、供患者通行的设施，电话服务）和患者适应这些因素的能力，及患者对适宜的看法之间的关系。④可承受性（affordability），服务的价格与患者的收入，支付能力及现有的医疗保险之间的关系。⑤可接受性（acceptability），患者的个人态度与现有提供方的实际特征。

美国预防医学与社区健康学教授 Clark D. W. 等（1983）认为，医疗服务可及性可以理解为一个政治概念，所有的公共政策、法律、社会和相关事项围绕着个人健康或群体健康医疗服务的利用展开。医疗服务可及性主要包括三个维度，即患者的负担能力、医疗服务可接受性和医疗服务可利用性。世界卫生组织 2000 年卫生报告中把卫生服务可及性解释为：实现居民最基本医疗卫生需求的难易程度，即居民到医疗卫生机构的方便程度。

Norris T. L、Aiken M.（2006）对先前医疗服务可及性的概念进行总结分析后，提出个人医疗服务可及性的概念框架，以提供一种医疗服务质量的评价机制。该概念框架主要包括三大内容，一是个人医疗服务需要的自我感知；二是医疗服务的属性，即可用性、医疗服务提供资格、医疗服务的义务性以及医疗服务的兼容性；三是医疗服务的结果，包括医疗服务利用的适当性、减少健康差距、提高生命质量以及预防保健。Sanchez R. M. 和 Ciconelli R. M.（2012）认为，医疗服务可及性包含四个维度，即医疗服务可利用性，医疗服务可得性，患者支付能力以及医疗信息。20 世纪 70 年代，医疗服务可及性主要强调的是地理可及性和患者支付能力。随着时间的推移，医疗服务可及性的概念变得越来越复杂，更注重许多无形的因素，如文化、教育以及社会经济方面，并且将医疗服务可利用性融入医疗服务可及性的概念中。他们认为医疗服务可及性的改善不是仅靠卫生系统的努力，而是需要社会多部门的合作。

卫生服务包括两方面即医疗卫生服务与公共卫生服务。医疗卫生服务是由政府及其职能部门，非营利机构、乡镇卫生院、村卫生室等集体及私人性质的诊所向居民提供基本的疾病诊断及医疗服务。公共卫生服务是指，对一定范围内居民提供具有公共产品属性的疾病预防与保健、健康教育、医疗保障等服务。

（二）卫生服务可及性影响因素研究现状

美国健康学会 2004 年版卫生保健术语词汇表将“可及性”定义为“个人获得适当的卫生保健服务的能力”，认为可及性的障碍有 4 种：经济方面（缺钱）、地理方面（距离远）、组织方面（缺服务供给机构）、社会方面（歧视和语言障碍）。龚幼龙教授认为，卫生服务可及性是论述卫生服务对象具备接受服务的能力，可从地理、经济和服务三方面论述。Pechansky 和 Thomas 在前人基础上进一步研究卫生服务可及性的外延，包括影响卫生服务可及性的个人因素、经济原因以及组织问题。①个人的障碍：指的是患者对卫生服务的认知程度、服务态度以及过往经历等，个人障碍常受外界环境的制约，间接影响到卫生服务可及性的提高。②经济障碍：指的是患者因为获取医疗卫生服务而需要支付的经济成本，包括医疗服务费用，交通成本以及因病离岗而导致的损失等。③组织障碍：主要为医疗卫生机构组织结构不完善而导致的等待时间。

在国内，梁万年等认为，医疗卫生服务可及性包括影响人们医疗卫生服务需要的多种因素，主要表现为地理位置上是否靠近、医疗卫生服务使用是否便捷、医患关系是否和谐以及医疗卫生服务价格是否公平、合理。谢小平、王从从（2010）等认为，医疗卫生服务可及性是指有医疗卫生服务需要的居民，能利用医疗卫生服务的机会和能力，包括经济上的可及性、地理上的可及性以及文化上的可及性等。苗艳青认为卫生服务可及性可根据服务供需方分为两类：第一类是供方可及性，也称为绝对可及性，指的是卫生服务机构能够长期有效的提供给服务人群以有效且可接受的卫生服务资源，一般可以通过个人离卫生服务机构的空间距离、

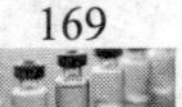

卫生服务内容和技术、人均卫生资源拥有量以及医疗保障制度等指标进行衡量；第二类为需方可及性，也称为相对可及性，是指个人获取有效卫生服务的能力。衡量需方可及性一般可通过个人经济收入、认知水平、健康意识以及生活方式等指标进行衡量和评价。刘秋艳从卫生服务需求者对服务接受能力的角度出发，可分为物质上的可及性和经济能力的可及性，众多学者从这个角度又提出了地理可及性，文化可及性，服务可及性和行政管理可及性等。

（三）卫生服务可及性相关理论模型

1. Andersen 卫生行为模型

Andersen 卫生服务利用行为模型将相关影响因素划分为四个方面，即人群特征，环境因素，健康结果以及卫生行为等，如图 5-1。Andersen 的卫生服务利用模型能够将卫生服务需要、需求和卫生服务利用进行综合分析评价，是一种研究三者之间关系的评价模型，较好地将卫生服务系统与服务人群联系起来综合进行研究。依据 Andersen 的行为理论，可及性可选取四个维度进行分析研究，包括潜在的可及性、实现的可及性、平等的可及性、不平等的可及性。图 5-2 是早期 Andersen 对可及性进行的分类理论。

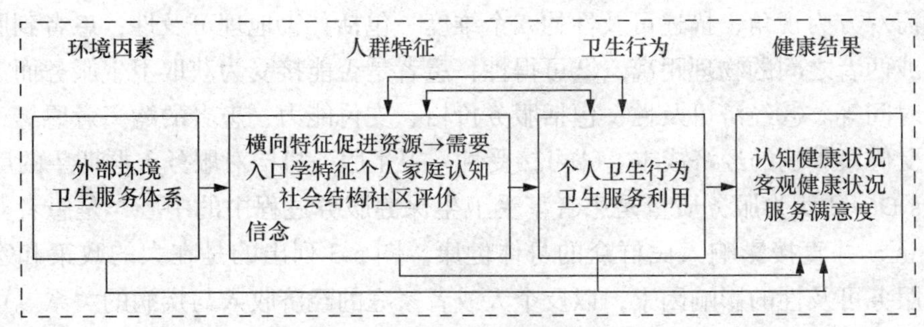

图 5-1　卫生服务利用行为模型

2. Martin Gullifbrd 的卫生服务可及性模型

Martin Gullifbrd 等从经济、组织、社会和文化 4 个方面对可及性进行综合评价，认为卫生服务可及性并非只是能够达到有效的卫生服务供给，更应该注意到提供服务的过程中所需要考虑的患者的支付能力、交通费用以及对服务的接受程度等几个方面。①服务可得性：指的是卫生服务总需求与现有卫生服务资源总量匹配程度，即是否有足够的资源供给，如医生数量或者人均病床数等指标可以用以衡量；②服务利用与可及性的障碍：患者在获取所需卫生服务时会有一定的难度，如克服思想上的认知困难，接受较高的费用负担或者组织障碍等；③关联性、效率与可及性：常用人群健康状况来评价；④公平与可及性：确保不同层次需求人群都可以获得自己能够承担得起并且容易获得的卫生资源。研究卫生服务的可及性不仅仅要考虑到不同层次人群获取卫生服务的途径和有可能存在的困难，还应该考虑到不同社会群体的文化背景，以及指标是否具有实际的可操作性等，从而发现卫生服务利用的主要障碍。

3. Peters David 可及性概念框架

Peters David 通过研究建立了卫生服务可及性评估的概念框架（图 5-3）。在这个框架

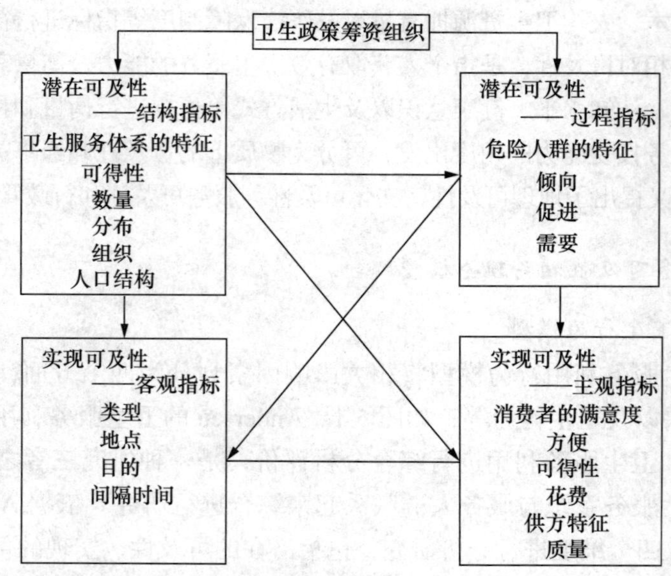

图 5-2　安德森对可及性进行的分类理论

内，以供需双方为视角，描述可及性的 4 个维度。包括：①地理可及性：患者到服务机构所需时间或两者之间的物理距离。②可得性：患者是否能接受为获取卫生服务而需要付出的如等待时间等。③经济可及性：包括服务价格、支付能力、患者的购买意愿等，也包括被保护免受健康影响的经济成本。④可接受性：卫生服务机构对服务人群期望的反馈。

Peters David 认为服务质量是患者享受卫生保健服务过程中的中心，是患者获得有效需求的保证，并直接影响人民群众的身体健康。图 5-3 列出的是在大的政策和宏观环境下，卫生服务可及性的影响因素，以及个人或者家庭的经济收入与疾病的关系。可以看出贫穷在很大程度上是影响基层群众获取有效卫生服务需求的决定性因素，不同收入水平人群在享受卫生服务的过程中存在着不公平的现象。

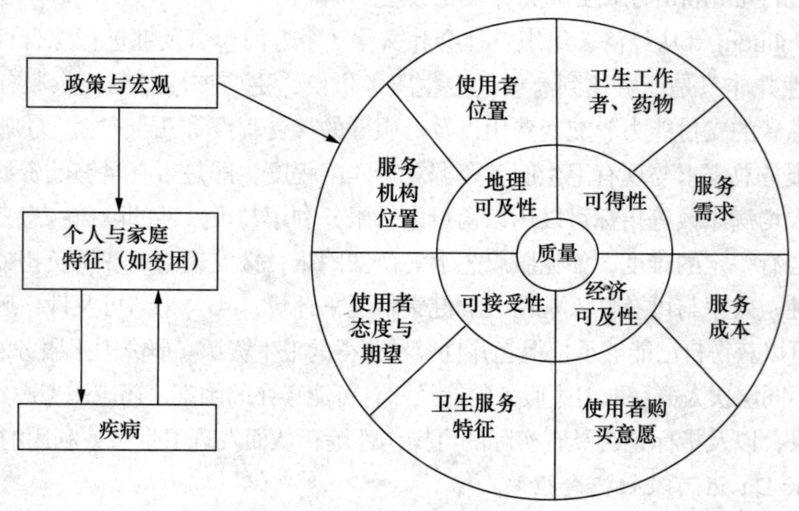

图 5-3　卫生服务可及性评估的概念框架

（四）公共卫生服务可及性现状

可及性概念的研究主要集中于医疗卫生服务，Derose 等首次提出并阐述公共卫生可及性，把公共卫生部门和卫生政策纳入卫生可及性解释中，认为医疗卫生服务系统是在“下游”影响卫生服务可及性，而公共卫生是从“上游”，如社会、经济、环境等决定因素影响卫生服务可及性的不公平。

（五）卫生服务可及性现状

自从社会主义市场经济体制形成和发展以来，我国经历了多次医疗卫生体制改革，虽然全国整体医疗卫生服务水平有了很明显地提升，然而，大多数的农村医疗卫生资源仍然在整个卫生服务体系中处于弱势地位，资源不足，管理不善，经济社会发展跟不上城镇脚步，我国 80% 的农村人口却仅仅享有 20% 左右的卫生资源，处于绝对的弱势地位。城市医疗资源充沛，大型医疗仪器和高端设备配备较为密集，已逐渐与发达国家的医疗卫生服务硬件接轨，如此城乡二元结构在我国仍然很严重。2008 年国家第四次卫生服务调查结果显示，我国农村偏远地区的医疗卫生服务水平还很落后，卫生服务可及性差，城乡卫生服务水平逐渐拉大。

研究发现，我国各地医疗卫生服务可及性水平普遍不高，但总体来讲，城市地区居民医疗卫生服务可及性尚可，但农村经济贫穷地区可及性较低，有待进一步提高。如徐州、陈家应（2008）通过调查南京居民达到最近医疗卫生机构的距离和时间发现，南京市居民医疗卫生服务可及性较好；而李建新、夏翠翠（2014）基于 2011 年中国老年健康影响因素跟踪调查研究，发现我国城镇老年居民医疗卫生服务可及性要优于农村。而王宏（2012）基于对河北省农村地区医疗卫生服务可及性的现况研究发现，河北省农村居民在地理上的卫生服务可及性较低；同时，针对不同群体卫生服务可及性的研究，特别是针对弱势群体的研究也发现其医疗卫生服务可及性状况不容乐观。如周伟，崔颖等（2012）对我国中西部地区农村老年人的医疗卫生服务可及性研究分析后，认为其地理可及性和时间可及性有待进一步提高；周钦、秦雪征等（2013）通过对北京市农民工调查发现，农民工的常规性实际医疗卫生服务可及性较低；2009 年 4 月 6 日，《中共中央国务院关于深化医药卫生体制改革的意见》（中发〔2009〕6 号，以下简称《意见》）公布。《意见》决定，2009～2011 年重点抓好五项改革，其中，首次确立基本公共卫生服务均等化目标；医改 3 年的阶段性目标为到 2011 年“明显提高基本医疗卫生服务可及性”。

二、成人乙肝疫苗接种服务可及性的实证研究

（一）对象与方法

1. 对象

本研究用多阶段概率比例规模抽样方法，抽取河北省石家庄和保定市 4 020 名 16～60 岁农村居民，从地理、经济和服务信息三方面探讨乙肝疫苗接种服务可及性及对接种行为

的影响。

2. 指标与分析

（1）乙肝疫苗接种服务可及性的测量指标：借鉴医疗卫生服务方法及预防接种服务特点，具体化为地理、经济和信息可及性。地理可及性指由距离和速度决定的居民到达最近接种机构所需时间；经济可及性指与居民收入相对应的对接种服务费用的承受能力；信息可及性指居民对乙肝和乙肝疫苗相关知识信息和接种政策信息的认知和获得情况。

（2）统计分析：采用 DataEasy 3.3 软件建立数据库，双盲法二次录入，经逻辑检查无误后，运用 SPSS 19.0 软件进行 *Pearson* 卡方检验、*t* 检验，$P<0.05$ 为差异有统计学意义。

（二）结果与分析

1. 一般情况

4 020 名居民中，男性占 51.0%（2 050/4 020），女性占 49.0%（1 970/4 020）；16～20 岁占 10.2%（410/4 020），20～30 岁 占 24.8%（998/4 020），30～40 岁 占 16.8%（675/4 020），40～50 岁 占 27.0%（1 086/4 020），50～60 岁 占 21.2%（851/4 020）； 未 婚 占 20.0%（804/4 020），已婚占 77.3%（3 109/4 020），离婚、丧偶及其他占 2.7%（107/4 020）；小学及以下占 31.4%（1 262/4 020），初中占 49.4%（1 986/4 020），高中及以上占 19.2%（772/4 020）；职业信息 9 人缺失，农民占 61.7%（2 475/4 011），外出打工者占 23.6%（945/4 011），学生及其他占 14.7%（591/4 011）；家庭经济状况信息有 23 人缺失，34.8%（1 390/3 997）为低收入组（2 500～5 000 元），34.1%（1 363/3 997）为中等收入组（5 000～9 333.3 元），31.1%（1 244/3 997）为高收入组（9 333.3～150 000 元）；自感经济状况趋势信息有 4 人缺失，认为家庭经济状况一定会有很大改善者占 13.4%（540/4 016），可能会有改善者占 38.0%（1 528/4 016），无变化者占 29.8%（1 195/4 016），可能会有下降者占 8.4%（338/4 016），认为肯定会大大下降者占 0.6%（23/4 016），还有 9.8%（392/4 016）的居民表示不确定；无医疗保障占 2.4%（96/4 020），有医保占 97.6%（3 924/4 020）。

2. 可及性分析

（1）地理可及性：用“到最近接种机构的距离”和“到最近接种机构的时间”两个指标来衡量有无乙肝疫苗接种史两组的地理可及性。到最近接种机构不同距离的 3 组乙肝疫苗接种率差异无统计学意义（$P>0.05$），而到最近接种机构不同时间的 3 组乙肝疫苗接种率差异有统计学意义（$P<0.05$）。93.0%（3 739/4 020）的居民到最近接种机构的距离<1km，70.0%（2 816/4 020）的居民到最近接种机构时间在 5～10 分钟，随着到最近接种机构的时间增加，乙肝疫苗接种率降低（表 5-1）。

表 5-1 有无接种史者地理可及性指标状况

指标		有接种史者 /%	无接种史者 /%	χ^2 值	*P* 值
距最近接种机构距离 /km	<1	24.8	75.2	0.324	0.850
	1～2	25.9	74.1		
	≥2	21.1	78.9		

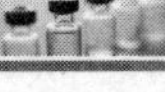

续表

指标		有接种史者 /%	无接种史者 /%	χ^2 值	P 值
到最近接种机构时间 / 分钟	＜5	29.1	70.9	10.593	0.005
	5～10	23.4	76.6		
	≥10	22.5	77.5		

（2）经济可及性：用家庭人均年收入和自感经济状况发展趋势衡量有无乙肝疫苗接种史者的经济可及性。中等和高收入组乙肝疫苗接种率高于低收入组，但各组差异无统计学意义（$P>0.05$）；自感经济状况改善组乙肝疫苗接种率（24.3%）高于下降组（16.6%），不同组差异有统计学意义（$\chi^2=44.941$，$P=0.000$）（表 5-2）。

表 5-2　有无接种史者经济可及性指标状况

指标		有接种史者 /%	无接种史者 /%	χ^2 值	P 值
家庭人均年收入 / 元	低收入组	23.2	76.8	4.646	0.098
	中等收入组	26.7	73.3		
	高收入组	24.7	75.3		
自感经济状况发展	一定会有很大改善	24.3	75.7	44.941	0.000
	可能会有改善	29.4	70.6		
	无变化	24.3	75.7		
	可能会有下降	16.6	83.4		
	肯定会大大下降	4.4	95.6		
	不确定	17.9	82.1		

（3）信息可及性

① 乙肝认知信息：信息可及性从居民的乙肝认知信息和乙肝疫苗接种信息两个方面分析。有接种史者乙肝认知信息 22 个问题得分为（12.8±3.92）分，高于无接种史者的（10.0±5.19）分，差异有统计学意义（$t=15.407$，$P=0.000$）；不同得分组乙肝疫苗接种情况差异有统计学意义（$\chi^2=221.068$，$P=0.000$）（表 5-3）。

表 5-3　有无接种史者乙肝认知信息指标状况

得分	有接种史者 /%	无接种史者 /%
0～5	8.3	91.7
5～10	13.8	86.2
10～15	28.7	71.3
15～22	37.4	62.6

② 接种信息：分析有接种史者接种信息来源和接种机构（2 人信息缺失），76.5%（763/997）来自“村医或村干部的宣传或通知”，20.7%（206/997）来自“医院医生告知”，2.8%（28/997）为其他，村医和村干部为其接种信息主要来源；接种机构中，41.3%

（412/997）为村卫生室，22.9%（228/997）在学校或工作单位接种，18.5%（184/997）为防疫站或疾控中心，8.3%（83/997）为县级及以上医院，6.3%（63/997）在乡镇卫生院，2.7%（27/997）在家，村卫生室为主要接种机构。同时，对无接种史者询问“如果村医或村干部组织接种乙肝疫苗，你是否接受”时，有71.4%（2 158/3 021）居民表示愿意接种。

③ 接种信息来源与不接种原因：乙肝和乙肝疫苗最主要知识来源（4人信息缺失），56.7%（2 278/4 016）为新闻媒体（电视、广播、网络、书籍等），24.1%（966/4 016）为医学专业人员（村医、医生等），15.9%（637/4 016）为亲朋好友，2.4%（97/4 016）为肝炎患者，0.9%（38/4 016）为其他。未接种过且将来也不接种者原因调查显示（3人信息缺失），66.7%（924/1 385）不需要，28.7%（397/1 385）认为相关费用太贵，2.6%（36/1 385）怀疑疫苗有效性，2.0%（28/1 385）担心疫苗安全和副作用。

（三）讨论与建议

服务可及性是衡量与评价卫生服务系统公平、效率和质量的主要指标。通过对农村成人乙肝疫苗接种的地理可及性分析可看出，70.0%（2 816/4 020）的居民到最近接种机构时间在5～10分钟，随着到最近接种机构的时间增加，乙肝疫苗接种率降低，这与相关研究结果一致，到卫生机构不便是引起未利用可获得卫生服务的主要障碍之一。

经济可及性分析中，家庭人均年收入高的组乙肝疫苗接种率也高，自感经济状况会显著影响农村成人乙肝疫苗接种行为，且价格成为农村成人乙肝疫苗接种的第二位阻碍因素，仅次于“不需要乙肝疫苗”，提示提高居民收入水平和对未来经济状况的预期和信心、通过政策手段减轻疫苗价格和服务费用的经济压力能在一定程度提高农村成人乙肝疫苗接种水平。这与在卫生服务经济可及性的研究类似，如有研究指出卫生政策和健康保险形式影响个体卫生服务利用，实证研究也发现新型农村合作医疗一定程度可提高农村居民卫生服务可及性，因为医疗保障覆盖面和参保率以及筹资机制与筹资水平间接反映了个人在医疗费用中的受益水平。虽然我国尚未实现全民健康保险，但可根据国情，将预防接种纳入新农合，弥补“大病统筹”弊端，引导“预防为主”的观念。

对信息可及性的分析发现认知水平会影响接种行为，这与以往研究结果一致，新闻媒体和医生是知识的主要来源；同时，村医和村干部为接种过乙肝疫苗者的主要接种信息来源，村卫生室为主要接种机构，这显示了村级医疗卫生机构和村医在农村成人乙肝疫苗接种中的重要作用。村医具有“乡里乡亲”的地缘优势，担负着维护农村公共卫生的职责，是居民卫生知识和政策的主要信息来源。但以往研究也发现，村医收入结构中，基础医疗服务收入占全部收入80.3%，而预防保健收入只占10.9%。村医倾向开展利润较高的治疗类项目，而对收益少的预防保健项目缺乏主动性和积极性。这提示相关部门应改变现有激励机制，为充分发挥村医在农民预防保健和健康教育中的天然优势和作用提供政策支持。

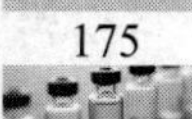

第 2 节　我国农村村级基本公共卫生服务体系现状

中国拥有 70% 的农村人口，这部分人群的卫生问题对我国卫生事业的全面发展有着重要影响。20 世纪 60～70 年代，具有中国特色的三级预防保健网对农村卫生事业的发展做出了积极贡献。改革开放后，农村卫生服务体系的生存环境发生了变化，卫生事业的发展遇到了前所未有的挑战。因此，各地均就如何建立并完善适合农村经济体制和形势需要的卫生服务体系进行了积极研究和探索。

一、我国农村基本公共卫生服务体系

农村公共卫生服务是指面向农村地区向农村居民提供公共卫生服务资源用以实现预防、医疗、保健和康复的过程。良好的公共卫生服务体系，不仅能够维持和提高居民的生存能力，而且能够促进人力资源的普遍发展，对于促进宏观经济增长也具有重要作用。因此，建立公共卫生服务体系，为居民提供公共卫生保障是国际通行做法。2001 年以来，我国卫生总费用中个人支出比例略有下降，但是，城乡人均卫生费用的差距却在不断拉大：2000 年城市人均卫生费用是农村的 3.8 倍，2004 年扩大到 4.2 倍。不仅城乡之间，地区之间同样存在着不均衡。2004 年，东部、中部、西部人均卫生经费分别为：81.39 元、38.04 元、52.03 元。因此，促进城乡之间、地区之间公共卫生服务均等化是公共财政的重要方向。

（一）基本公共卫生服务

公共卫生问题，如传染性疾病的控制、健康教育宣传、环境卫生保护等，涉及的是人民群众的群体健康问题，关系人数众多，基本需求类似，差异性较小，具有绝对的非竞争性和非排他性，被中外学者一致认定为典型的纯公共物品。纯公共物品的非竞争性和非排他性表现在：由社会全体成员共同使用或享用，使用权归集体所有，提供公共产品带来的收益不为投资者独享，而为公众所共享，每增加或减少一个消费者，其边际成本为零，具有市场失灵的特性和维护社会公平秩序的功能，因此公共卫生的提供是政府改善和促进人类健康和福利过程中不可回避和推卸的责任。所以，基于基本公共卫生服务纯公共物品的特性，基本公共卫生服务是指政府在基础层面向全体公民免费提供的，旨在保障公民基本的健康权、生存权和发展权的卫生服务。

（二）我国农村基本公共卫生服务体系及内容

1. 我国农村基本公共卫生服务体系

2003 年的非典疫情让我们清楚地看到了我国公共卫生政策的弊端，为此，党中央、国务院开始考虑改变过去的卫生工作方针，努力扭转卫生工作中重医轻防、重城轻乡、重大轻小的现象，同时在公共卫生、重大疾病防控、农村卫生能力建设等方面实行一系列新政策，建立并不断完善新型农村合作医疗制度。随后，中央政府制定并启动了公共卫生体系建设三年规划（2003～2005 年），2006 年国家启动了《农村卫生服务体系建设与发展规划》，2009 年国务院开始实施卫生体制改革，新医改方案为建设覆盖城乡居民的公共卫生服务体系指明了方向。通过两年的努力，以县级医院为龙头、以乡镇卫生院为枢纽，以村卫生室为基础的农村三级医疗卫生服务网络不断完善，覆盖城乡居民的基本医疗保障体系逐步建立，公共卫生服务均等化水平不断提高。2011 年，医改两年任务如期完成，新一轮医改启动，开始推行公立医院改革、村卫生室实行国家基本药物制度等重点改革内容，来解决农村地区“看病难、看病贵”等问题，并开始推行公共卫生服务均等化。

2. 我国农村基本公共卫生服务内容

基本公共卫生服务的具体内容，从历史的角度看，经历了从 18 世纪末的以环境卫生和疾病预防为主，到 19 世纪 20 年代以美国公共卫生领袖——温斯洛所提出的预防疾病、延长寿命和促进健康和效益的转变。根据实际情况及相关政策，我国农村公共卫生服务一般包括疾病控制、妇幼保健、健康教育、卫生执法监督等项目，每个项目又包含不同的子项目，根据公共卫生服务类别的经济属性的差异来划分不同的经济性质和供给主体，具体分类如表 5-4、表 5-5 所示。

表 5-4　农村公共卫生服务类别

项目名称	子项目名称
疾病控制	计划免疫，传染病防治，重大公共卫生事件处理，慢性病防治，卫生检疫，地方病防治，精神病防治，老年保健，重点人群健康档案管理
妇幼保健	孕妇及儿童系统管理，妇女和常见病防治，计划生育指导，妇女保健和儿童保健，优生优育工作
健康教育	健康知识科普
执法监督检测	卫生执法，监督检测
水改厕改	自来水入户，厕所改造

表 5-5　农村公共卫生服务经济属性和供给主体

项目名称	经济属性	供给主体
执法监督检测，健康教育，计划免疫，传染病防治，重大公共卫生事件处理，重点人群健康档案管理，孕妇及儿童系统管理，计划生育指导，妇女保健和儿童保健，优生优育工作	纯公共物品	政府、社会
慢性病防治，地方病防治，精神病防治，老年保健，妇女和常见病防治，计划生育指导，妇女保健和儿童保健，水改厕改，健康教育	准公共物品	政府、市场、社会

根据表 5-4 的分类，此处将农村公共卫生服务分为五大类。疾病控制类项目包括计划免疫，传染病防治，重大公共卫生事件处理，慢性病防治，卫生检疫，地方病防治，精神病防治，老年保健，重点人群健康档案管理。妇幼保健主要包括孕妇及儿童系统管

理，妇女和常见病防治，计划生育指导，妇女保健和儿童保健，优生优育工作。健康教育主要包括制定健康教育规划和实施方案，开展各项健康教育活动，尤其是面向重点人群的健康教育活动。执法监督项目包括食品卫生监督检测，公共场所卫生监督检测，职业卫生监督检测，饮用水卫生监督检测。自来水入户和厕所改造项目也关系着农村公共卫生状况，这些项目的实施不仅可以改善居住环境，也可以减少蚊虫滋生和疾病传播。

随着技术的不断进步，市场规模逐渐扩大，公共物品与准公共物品的界限逐渐被打破，许多公共物品也实现了市场供给和社会供给。根据经济属性的差异，我们将农村公共卫生服务类型分为纯公共物品，准公共物品两大类，并根据物品类别划定了不同的供给主体。卫生执法监督检测，健康教育，计划免疫，传染病防治，重大公共卫生事件处理，重点人群健康档案管理，孕妇及儿童系统管理，计划生育指导，妇女保健和儿童保健，优生优育工作是最接近公共物品定义属性上的纯公共物品，尤其是卫生执法监督检测，传染病防治，重大公共卫生事件处理具有较强的正外部性，且符合非竞争性和非排他性的特征，从较为严格定义上将其划分为纯公共物品，供给主体主要是政府和社会。慢性病防治，地方病防治，精神病防治，老年保健，妇女和常见病防治，计划生育指导，妇女保健和儿童保健，水改厕改，健康教育在经济属性上而言具有一定程度的排他性和竞争性，而且其外部性弱于纯公共物品，慢性病防治，精神病防治，老年保健等项目均可以通过市场供给实现，因此，这类物品的供给可以由市场承担，也可以采取政府与市场合作的方式。

3. 我国农村基本公共卫生服务模式

在我国传统的公共卫生服务模式遇到多种问题的背景下，我国很多地区开始结合各自的历史背景和现状，探索并尝试了多种形式的农村卫生服务模式，主要有下列几种。

（1）医疗和预防合二为一：乡镇卫生院仍然为公共卫生服务中的主体，承担着医疗、预防及保健工作，并同时承担同级政府部门委托的部分行政管理职能，经济独立核算。这种模式经费由政府全额或差额拨款，统筹利用乡镇卫生资源，减少了成本，大部分地区目前仍在沿用。但由于拨款不足，出于生存和发展的需要，乡镇卫生院往往重医轻防，重经济效益、轻社会效益，同时在新型农村合作医疗制度推出以后，乡镇卫生院的地位越来越尴尬，已不能适应社会经济发展的需求。

（2）医疗和预防分开设立：将预防保健工作从卫生院分离出来，单独成立防保所或卫生服务中心（站），承担卫生保健、委托的卫生监督等任务。如江苏省的南通、扬州、宿迁等部分地区及昆山市即采用这种模式。由于有专门的机构、经费和人员，职能定位明确，经费专款专用，预防保健服务得到了保证。但独立的防保机构在组织协调社会各部门合作方面处于弱势，一些公共卫生中的社会性工作难以有效落实。

（3）依靠乡镇卫生院设立防保所，相对独立：这是对医防合一模式的改革，即“一套班子、两块牌子”。防保所在行政上和经济上接受卫生院管理，财政上实行定额补助，独立核算。承担辖区的预防保健和公共卫生服务工作。这种模式强化了防保工作，“以医养防”转化为“以医补防”，有利于促进医疗与防保协调发展。但医、防在一个院内，人员分工与利益分配的矛盾难以避免，防保工作的开展很大程度上取决于分管领导的重视程度。

（4）县乡垂直管理：由县卫生局或县级预防保健机构选定人员派驻乡卫生院，或在乡镇设立派出机构，长年从事乡、村防保工作，工作经费、工资报酬由卫生局拨付，形成上下垂直管理的卫生服务系统。据张子平调查，重庆市荣昌县、上海市崇明县、宁夏平罗县等采用这种模式，加强了上下联系，提高了预防保健工作效率。但由于条块分隔，在业务管理和部门间的统筹协调方面有难度。

（5）政府购买：这是由符合条件的公办或私营医疗机构提供预防保健服务，政府依据其卫生服务的考核情况实行购买服务。这种模式引入了市场竞争机制，有助于在农村有限的卫生资源下，促进农村卫生服务的高质量和广覆盖。目前，全国仅浙江省和江苏省通过此模式全面开展农村基本公共卫生服务。

4. 我国农村公共卫生服务存在的问题

在我国农村公共卫生服务的发展中，有很多的学者展开了各个方面的研究。可以将以往研究的问题进行剖析，总结为以下几点。

（1）农村公共卫生服务的财政投入不足：近几年政府对卫生投入的总量较以前有了较大的增长，但相对于整体经济的快速发展以及农村人群卫生保健需求的增加，仍显严重不足，公共卫生投入甚至有下降趋势。

（2）农村三级卫生服务网络体系不健全：经济体制改革后，农村卫生管理体制发生很大变革。市场经济的介入使三级保健网络间的协作关系变得松散和转为无序竞争，出现了村卫生室解体的网底破裂、乡镇卫生院改制的网中不稳和县级医疗卫生机构作用削弱的状况，防保工作难以落实。李美艳认为农村三级卫生服务网络建设比较困难，卫生服务资源匮乏，卫生服务人员缺乏，医疗救助制度不健全，影响农村卫生服务的发展。

（3）卫生资源配置和利用不平衡：市场经济环境下，经济发达地区，乡镇卫生院重复设置，设备闲置等浪费现象突出；而经济落后地区，乡镇卫生院发展相对滞后，人才匮乏，基础设施和医疗设备落后，不能满足农村人群的卫生服务需求。据卫生部有关数据，全国 80% 的医疗资源集中在大城市，其中 30% 又集中在大医院。而每年到大医院就诊的人群有 80% 左右是在基层医院即可解决的常见病、多发病。钟爽研究发现基层卫生机构功能不够平衡，人员数量不足，人员能力不够，缺乏设备。其中，人力资源缺乏，人员素质有待提高，资金和激励机制等是基层卫生机构未能开展某些服务功能的主要原因。

（4）重“医疗”轻“预防”的现象依然比较严重：由于政府投入不足，补偿机制不健全，乡镇卫生院不得不“以药补医”“以医补防”，县级防保机构主要精力也用于开展有偿服务，医、防功能混乱。加上农村卫生服务缺乏有效的监督考核机制，疾病控制工作严重滑坡。彭迎春等研究发现乡村两级医疗机构在农村均承担着公共卫生和基本医疗的服务职能，均将基本医疗作为服务的重点，村民对其未来的期望，也集中体现在基本医疗服务方面，而对于公共卫生服务的认知和需求并未被提到应有的高度。

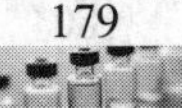

（5）农民的基本医疗保障待遇持续提高，但仍处于较低水平：随着农村集体经济的削弱，以集体公益金为基础的合作医疗受到冲击，农民医疗保健制度基本陷于瘫痪甚至瓦解。2002 年 10 月，我国政府明确提出各级政府要积极引导农民建立以大病统筹为主的新型农村合作医疗制度。新型农村合作医疗制度是指由政府组织、引导、支持，农民自愿参加，个人、集体和政府多方筹资，以大病统筹为主的农民医疗互助共济制度。其采取个人缴费、集体扶持和政府资助的方式筹集资金。2009 年，我国政府做出深化医药卫生体制改革的重要战略部署，确立新农合作为农村基本医疗保障制度的地位。2015 年 1 月 29 日，原卫计委、财政部印发关于做好 2015 年新型农村合作医疗工作的通知提出，各级财政对新农合的人均补助标准在 2014 年的基础上提高 60 元，达到 380 元。2017 年，各级财政对新农合的人均补助标准在 2016 年的基础上提高 30 元，达到 450 元，其中：中央财政对新增部分按照西部地区 80%、中部地区 60% 的比例进行补助，对东部地区各省份分别按一定比例补助。农民个人缴费标准在 2016 年的基础上提高 30 元，原则上全国平均达到 180 元左右。探索建立与经济社会发展水平、各方承受能力相适应的稳定可持续筹资机制。尽管如此，与城镇职工基本医疗保险相比，农村的医疗保障待遇尚处于较低水平。

（三）我国农村的预防接种服务

在预防接种服务领域，我国农村一直遵循公共卫生服务传统的线型提供模式，由政府的公立公共卫生机构，即农村三级医疗预防保健网络直接提供预防接种服务。主要有以下特点：

1. 筹资中存在“成本回收机制”的现象

国务院 2005 年颁布的《疫苗流通和预防接种管理条例》（以下简称《条例》）将疫苗分为一类疫苗和二类疫苗两大类，一类疫苗由省级政府负责采购，通过省级疾病预防控制中心逐级分发；分发一类疫苗不得收取任何费用，县级财政则必须承担疫苗接种的相关经费，包括接种人员的补助费用。对于二类疫苗，《条例》则有限度地放开了流通市场，各级疾病控制中心和接种单位，可向疫苗生产企业或经批准的药品批发企业直接购买。

过去，所有疫苗由省级疾控中心购买，通过系统内层层加价销售，预防接种工作主要靠收取接种劳务费、耗材加成等来弥补工作经费的不足，其经营收入还享受免税待遇。《条例》实施后，国家实行一类疫苗免费接种，切断了接种单位以往的补充来源，而应由地方政府承担的劳务补贴未能及时到位，致使预防接种经费紧缺。因此，《条例》实施后，对一类疫苗即预防接种部分的投入难以保证，而二类疫苗的销售和接种，成为基层卫生防疫机构的重要收入来源。这种通过经营性创收弥补投入不足的做法，被世界卫生组织称为我国独有的“成本回收机制”。

“成本回收机制”所反映的，正是我国财政对公共卫生投入不足所导致的基层卫生防疫的尴尬处境，预防接种传统服务模式在现实条件下出现了双重“失灵”问题，即政府投人不到位，把预防接种服务推向市场而出现的“市场失灵”和政府直接提供预防接种服务公平和效率低下的“政府失灵”的问题。

经过匡算，乡镇预防保健人员平均费用 3 万元，人员经费和公用经费基本是 1∶1 的关系，其补偿机制应该是人员经费由财政予以保证，公用经费通过有偿服务补偿。即财政对每人每年补助 1.5 万元。这部分经费不是全部新增加的，在减掉乡镇卫生院补助后，只增加部分的费用。

按卫生部公布的《关于疾病预防控制体系建设的若干规定》要求，县级以上地方人民政府卫生行政部门要加强城乡基层预防保健网络的建设，合理安排城市社区，农村基层疾病预防控制经费和建设资金，保障城市社区，农村基层传染病预防工作的开展。村级公共卫生服务体系建设也是不可忽视的重要环节，每个村由中心地带的公共卫生服务组织聘用一名公共卫生员，财政每年给予一定的补助。

2. 激励和制约机制不完善

农村医务人员倾向开展利润较高的治疗类项目，而对收益少的预防保健和公共卫生服务项目缺乏主动性和积极性。一些研究发现，村医在日常的工作中，78.4% 的工作是基础诊疗，如外伤急救、清创缝合等；从村医的收入结构看，基础医疗服务收入占全部收入的 80.3%，而预防和保健收入只占 10.9%，偏离了我国“预防为主”的卫生政策原则。

同时，实施国家免疫规划的预防接种工作经费和预防接种工作的乡村医生及基层预防保健人员的补助尚未纳入财政预算，接生人员义务为新生儿接种疫苗属行政指令性任务，加之接种疫苗要承担群众质疑、接种不良反应处理或偶合疾病的风险，出现接生人员不愿接种或人为夸大接种禁忌证、不良反应现象以诱导居民拒绝接种等现象。

3. 接种服务提供模式不统一，规范性有待提高

目前，全国各地对乡镇预防保健组织的设立，有三种形式：一是院站合一，乡镇卫生院内设防保组织；二是院站分离，乡镇防保组织有“户口”；三是县疾病预防控制中心在中心卫生院的所在地设置派出机构，负责附近几个乡镇的预防保健工作。权衡三种形式的利弊，总体上是第三种形式较被看好。

乡镇卫生院一般不得向医院模式发展，以公共卫生服务为主，综合提供预防、保健和基本医疗服务，这是《中共中央、国务院关于进一步加强农村卫生工作的决定》中对乡镇卫生院的功能定位。然而，没有相应的配套政策措施，乡镇卫生院承担预防、保健的任务很难落到实处。因为，目前乡镇卫生院每人财政补助水平不足 1 000 元，有的地区还断奶断粮，卫生院为了生存，绝大部分人力奔波于医疗服务，无暇顾及没有经济效益的预防保健工作，因此，第一种院站合一的形式弊端较多。第二种是院站分离。乡镇设置独立的防保站，仍有很大的局限性，其人员大多是由卫生院“甩出来”的相对素质较低的人员，很难承担预防保健的重任。第三种形式所以被认可，是因为预防保健中心人员一般具备一定的业务素质水平，又通过定期培训，很快会进入角色。预防保健派出机构，隶属县疾病预防控制中心的直接领导，有利于人员的交流、经费的调剂、仪器设备的统一使用。同时也防止互争地盘现象的发生。

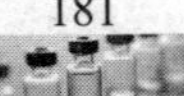

早在 2005 年，国务院就颁布了《疫苗流通和预防接种管理条例》、卫生部颁布了《预防接种工作规范》，2016 年进行了修订，对预防接种服务过程的规范管理提出了更高的要求。但有些预防接种单位的规范化管理工作仍薄弱，宣传、告知、健康询问、接种操作、接种后留观、接种记录等存在不规范的情况。

4. 预防接种单位人员不足、工作强度大

随着生物技术发展、扩大免疫规划的深入以及人们健康意识的增强，疫苗的接种需求逐渐增加，随之，预防接种服务的工作量急剧增长。有数据显示，我国目前疫苗供应的品种达 50 余种，年供应量近 10 亿剂次。但预防接种工作人员的数量并没有随之增加，目前人员的配置还主要依照辖区常住人口数，未考虑流动人口的影响，造成部分流动人口密集地区的人员设置不足，工作压力过大。学者陈健的研究发现，平均每名预防接种人员每年接种疫苗的剂次数已经由 2003 年的 1 517 剂次增加到了 2009 年的 2 415 剂次。天津市 2012 年的调查发现，大多数基层防保科从事免疫规划工作的人员为 2～4 名，平均每名人员负责 500～600 名儿童的疫苗接种工作。二孩政策以后，新生儿数量将增加，预防接种人员的工作量也会进一步增加。在基层接种单位普遍存在缺人、招不到人员的情况下，现有的部分人员由于技术职称较低，专业水平有限，难以胜任预防接种信息化管理等现代化的工作。还有一些工作人员由于年龄老、专业不对口等原因，无法通过医师或者护士的专业技术考核，不具有预防接种资质。更不用提在农村以及偏远地区的预防接种人员的数量和资质问题，这部分内容我们在乡村医生相关内容中已经有所探讨。

5. 如今的预防接种服务模式已不能满足公众的需求

随着扩大免疫规划后疫苗剂次的增加、二孩政策开放和流动儿童数量的逐年递增，预防接种服务的供给出现了数量和质量的短缺，而预防接种服务周期是影响预防服务可及性和满意度的主要因素之一，比如预防接种服务日的安排、接种服务等待时间较长等问题已经比较突出，甚至有些地区免疫接种服务的开放时间不固定甚至存在中断现象。云南省调查发现，儿童家长对预防接种服务的综合满意度较低，这与接种日设置不能满足群众需求以及等候时间过长有关。广东部分地区儿童家长对于预防接种流程的满意度不高。

6. 预防接种服务的信息化建设和管理有待改善

与发达国家相比，我国在预防接种信息化建设方面起步较晚，而且各地区之间发展不均衡。目前来看，主要存在以下问题：首先，后续资金保障不足，由于信息化技术与设备设施的更新速度较快，但是，政府在系统建设方面多为一次性投入，而后续的系统维护和升级换代则缺少资金来源。其次，系统的整体和全面服务能力有待于进一步开发，部分功能需要不断完善和优化。比如“山东非法经营疫苗系列案件”暴露出疫苗供应和监管上的漏洞，在预防接种信息化系统方面，疫苗的流通数据尚未实现从生产企业、疾控机构到接种单位流通与使用过程的追溯与监管。最后，全国和相关机构之间预防接种信息化尚未联网，无法实现数据交换和共享，相关的法律和技术体系未及时跟进，公共卫生机构和医院之间的数据共享还存在政策、利益和法律上的壁垒。这给整体的监管和业务的运行效率都产生了不利的影响。

二、国外预防接种服务特点及启示

（一）国外预防接种服务的特点

国外的预防接种职能主要由社区卫生服务机构承担。各国社区卫生服务的管理、经营、出资等方式各不相同，有的是国家经营管理模式，如英国；有的是国家计划管理、私人提供服务模式，如德国、澳大利亚等；有的是私营为主体的模式，如美国。多数发达国家都实施健康保险制度；发展中国家如泰国，实行的是健康卡工程。尽管具体模式各不相同，但这些国家在筹资方式、服务提供主体、激励制约机制和人力资源等方面的成功实践值得我们借鉴，其特点可以总结为以下几个方面。

1. 筹资渠道多样化

在英国，预防接种服务的费用几乎全部由国家财政支付。政府财政拨款是国家保健服务制度经费的主要来源，占 80% 以上，卫生支出占财政支出的 14%，大于教育支出和国防支出，其卫生设施均为国家所有。提供预防接种服务的全科医生、社区护士等人员的工资由国家支付，政府与他们签订合同。在美国，政府财政拨款主要是针对医疗保健制度需方进行投入，单独用于预防接种的支出很难估计，但是卫生费用的来源中，政府占 41%，个人占 59%。美国医疗保健制度的主体主要是多种形式的健康保险，85% 的居民至少有一种健康保险，所以，由政府、保险公司及个人对预防接种服务费用进行分担。日本、德国、加拿大等国主要也是实行健康保险制度，根据需方投入经费。

泰国和我国同属发展中国家，它在公共卫生方面的一些做法很值得我国借鉴。泰国农村的健康卡制度、国家财政的大力支持，使得泰国在公共卫生方面的公平和效率得以很好地实现。在泰国农村，设有农村社区卫生服务中心和村卫生室，其员工工资、房屋建设、设备配置等费用主要来自国家财政，卫生筹资采取国家预算投入和社区筹资相结合的方式，国家卫生预算占整个卫生筹资额的 36%，其余来自社会及个人筹资，卫生筹资机制主要通过各种健康保险制度来实现。

归结来说，发达国家一般卫生投入占国家 GDP 的比例较高，而且多采取多样化筹资渠道，公共卫生经费较有保障。预防接种服务一般至少有三种筹资渠道：一是供方投入，即政府财政拨款直接投入到预防接种服务；二是需方投入，即“谁受益，谁出资”，由受种者或其监护人支付预防接种费用；三是第三方投入，由教会或市民自愿捐助的非营利性质的教会医院或社区医院等慈善机构来提供部分预防接种服务，还有个人捐助但不直接提供服务的机构，如个人基金会等。

2. 服务主体、形式多元化

国外预防接种服务的提供主体一般不仅仅限于政府举办的机构。即使在计划经济模式操作的英国也在进行改革，转变政府既是卫生服务的筹资者同时又是提供者的角色，而变为为居民购买卫生服务。预防接种主要由全科医生和社区护士承担，受种者可以在很多全

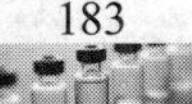

科医生间自由选择，这样有利于全科医生之间展开竞争，提高服务质量和效率。

在德国，预防接种服务由公共卫生机构提供，政府和服务提供者是合同关系，各服务提供者按照合同履行责任。消费者可以自由选择服务提供者。在美国，预防接种服务由医院或家庭医生承担，受种者自由选择提供者。众所周知，美国是卫生资源市场调节程度最高的国家，服务的体现以需求为导向，政府主要采取合同外包或凭单制形式，通过健康保险制度得以实现。加拿大的预防接种服务主要由家庭医生提供，而澳大利亚预防接种主要由社区卫生服务机构中的婴儿保健中心、产科诊所和社区卫生服务中心提供。在泰国农村，预防接种主要由农村社区卫生服务中心提供。

综上所述，国外预防接种服务的改革趋势都是由供方投入为主转向需方投入为主，采取合同外包或凭单制形式，由各种社区卫生服务机构提供预防接种服务。

3. 有效的激励制约机制

国外发达国家，包括泰国，均是实行健康保险制度。这是一种需方角度的投入，因此在运作过程中引入了竞争机制，产生一种有效的激励约束机制。一方面，受种者可以自由选择服务提供者，而服务提供者凭合同规定或凭单向政府报销，服务多，报销费用就多，从而激励服务提供提高服务质量和效率，占领市场份额。另一方面，健康保险制度是社区卫生服务的主要管理、调节和控制方式。如美国的健康维持组织，采用按人头预付制的方式，参保患者选择定点卫生机构后只能到定点就医或接受预防接种服务，医疗机构对患者的健康负责。患者就诊越少，医疗卫生机构保费结余就越多。

在澳大利亚，政府为了鼓励全科医生多提供预防保健服务，补偿因按服务项目收费机制所造成的有些医生花很长的时间提供预防服务、健康教育等，却获得较少的收入，政府制定了激励项目。例如 1998 年开始实行的全科医生预防接种激励计划：①全科医生向澳大利亚儿童预防接种注册部每报告 1 例已完成的儿童预防接种，可获得 18.5 澳元；②根据结果付费方式：以完成全程预防接种的百分比来支付奖励资金，如达到政府认定的标准，全科医生就可以获得额外的收入；③协会基金也支持不同区域的全科医生协会，完成政府规定的儿童预防接种的百分比。

在这种制度下，医疗卫生机构都非常重视预防保健服务，以降低参保对象的患病率。所以，这种按人头预付制的健康保险制度能有效扭转那种只重视利润高的医疗服务而忽视利润少的预防接种服务的局面，慢慢改变“重医疗，轻预防”的错误观念，是今后健康保险的发展方向。

4. 人力资源技术含量高

国外发达国家提供预防接种服务的人员主要有全科医生、家庭医生或社区护士。医学院学生经过 5 年医学教育（德国为 6 年，美国为 8 年）毕业后，再经过 3 年的进修培训，经过考试合格才能获得全科医生证书，并注册后才能执业。社区护士必须是 3 年护校毕业，并通过国家资格考试才能成为正式护士。在泰国，提供预防接种服务的农村社区卫生服务中心的医生也必须要接受 2～3 年的培训后才能执业。可见，他们的培养和准入是非常严格的，专业素质普遍较高。

（二）对我国预防接种服务的启示

1. 加大政府投入，逐步取消预防接种的“成本回收机制”

预防接种服务属于准公共产品，接种者对于未接种者而言具有正外部效应，准公共产品的非竞争性和非排他性特征，决定了私人部门供给公共产品的成本不可能通过市场得到补偿，所以只能依靠公共部门来提供。但是政府供应公共产品会出现效率低下等“政府失灵”的现象，所以，最理想的方式是由公私部门合作供给，可以采用授权经营、政府参股、政府补助、合同出租外包等形式合作供给。

在大多数工业化国家，预防接种通常属于基本卫生服务项目，由社会健康保险支付。在美国，政府会推荐其认定的安全、有效的疫苗，并完全免费提供。还有一部分国家是通过税收再分配来解决免疫规划的经费缺口，部分处于经济转型期的大国，如印度尼西亚、印度、巴西、菲律宾和越南，中央政府资助了大部分或全部常规免疫规划的费用，包括疫苗、设备、消耗性材料和人员花费。

在我国，有限的预防接种经费不足、大批疫苗被推入市场、基层防疫机构财力匮乏，最需要进行全面防疫接种的儿童，其接种与否将主要取决于父母的经济能力以及疾控中心的实际操作情况，这显然都是不利的。基层卫生防疫应该重回公共性，制定最基本的公共卫生保障项目，然后按照项目核算成本，与公共卫生机构签订服务协议，由政府购买公共卫生服务，同时监督所提供服务的质量。

2. 将预防接种服务纳入新型农村合作医疗，按需方投入，尝试筹资和服务主体多元化道路

虽然我国尚未实现全民健康保险制度，但可根据国情，将预防接种纳入正在实行的新型农村合作医疗制度，弥补“大病统筹”的弊端，引导“预防为主”的观念。同时，鼓励多主体举办社区卫生服务机构，受种者可以自由选择服务提供者，引入竞争机制，提高服务质量和效率。

具体可采取两种政府购买服务的方式，一种是合同出租外包，制订合同，明确准入标准和绩效目标、绩效评估和奖惩制度，实行公开招投标，选择一家最合适的卫生机构提供服务。另一种是采用凭单制，现有的卫生机构，如乡镇卫生院、私人诊所、私立医院、村卫生室等，只要人员资格和冷链设备符合条件都可以提供预防接种服务，受种者到政府部门领取预防接种单并自由选择提供者。在这两种方式中都要注意：第一类疫苗和第二类疫苗要实行捆绑式接种服务，第一类疫苗接种服务开展得不好的卫生机构，同时取消两类疫苗的接种服务资格。提供者凭预防接种单到政府部门按照新型农村合作医疗制度的报销项目报销经费。要根据预防接种服务的分类，不同筹资渠道投入不同比例的经费；在报销经费时，类别不同报销比例也不同。如第一类疫苗接种项目给予全额报销，而第二类疫苗接种项目受种者自付一定的比例。同时，要建立信息公开透明制度、政府与消费者有效的信息沟通渠道和预防接种信息管理系统，完善绩效评估机制、监督制约机制和责任机制。

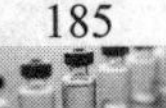

3. 利用经济杠杆，调动农村医务人员对预防接种工作的积极性

农村地区的医务人员认为防保工作量大但收入微薄，所以不愿意提供防保服务。所以，应建立健全针对村医的合理可行的经济激励政策，通过经济杠杆来激励村医积极参与到预防接种工作中。比如设立农村医务人员的专项经济激励基金，提高经济激励水平；其次应强调国家经济激励政策的落实情况，保护并激发村医的工作积极；最后辅以合理的非经济激励措施，如荣誉称号和培训机会等，来最大限度地满足村医的需要，调动其从事预防保健、免疫接种工作的积极性。

4. 建立激励机制，鼓励到农村地区工作

我国约 70% 的人口在农村，因此，农村预防接种工作是整个预防接种工作的重点。在如何激励高素质医务人员到农村地区工作方面，澳大利亚政府的做法是可以借鉴的，如在农村学生中进行定向招收医科大学生，并且为他们减免部分学费；增加边远地区医生的收入、改善基层和农村卫生服务的基础设施和农村卫生人员的工作环境；增加村医的培训名额、加强基层和农村卫生技术人员在职和毕业后教育。为了吸引和留住一些医生在偏远地区工作，政府应该制定一系列激励和优惠政策，如城市医生到农村工作给以一次性安家费、增加村医退休后工资和医保的比例等。只有这样才能不断提高农村卫生人员的数量和质量，以更好地解决 9 亿农村人口的初级卫生保健问题。

三、我国村级公共卫生服务现状

（一）我国村卫生室的功能属性与职能定位

1. 村卫生室的功能属性

（1）从经济学角度看，村卫生室具有三个方面的属性：首先是公共物品属性，农村传染病和地方病防控、健康教育、急诊急救等服务均同时具有非竞争性和非排他性；其次是准公共物品属性，农村妇幼保健、计划生育指导等服务虽然具有竞争性，但排他性很弱；最后是公益品属性，农村常见病、多发病的一般诊疗、慢性病的防治和康复，具有很强的正外部性。

（2）从社会组织划分角度看，村卫生室相当于非营利组织（NPO）。按美国约翰·霍普金斯大学 Laster M Salamon 教授的分析，非营利组织一般具有五个特征：组织性、非政府性、非营利性、自治性和志愿性。村卫生室基本符合上述特征。

（3）从医疗机构分类管理角度看，村卫生室应界定为公益类事业单位。第一，公共卫生服务是所有村级合法医疗机构的基本职责。第二，村卫生室缺乏提供非必需医疗服务的条件和能力。第三，公共财政对村卫生室的投入，其边际收益大于其他医疗机构。

2. 我国村卫生室的职能定位

农村村级医疗卫生服务工作作为中国农村卫生的三大支柱之一，在定位上应该是以“简、便、廉”的方式向农民提供医疗卫生服务，方便农民“小病不出村”，具有可及性强的天然优势，是一支不可缺少的卫生服务力量。在农村三级卫生服务网络中，村卫生室的职能定位可从以下角度进行理解。

首先，从横向来看，在与乡镇卫生院的关系中，村卫生室与乡镇卫生院表现为平行交叉和垂直隶属的双重关系。平行交叉关系是指乡、村两级医疗机构的层级特征日趋模糊，目前，农村地区正在构建的分级医疗趋势是：常见病、多发病、慢性病在村卫生室进行治疗，实现首针制，而危急重病到县级及以上的医院治疗。所以，乡镇卫生院在这种卫生医疗体制的设计中职能定位处于越来越尴尬的境地，不断丧失在农村医疗卫生市场上的优势和份额，面临困境。垂直隶属关系，一是指行政隶属，县级卫生行政部门对农村卫生的管理权，主要是委托乡镇卫生院代为行使，乡、村两级医疗机构是管理与被管理的关系；二是业务隶属，乡镇卫生院配备冷链系统和专职卫生防疫人员，负责农村公共卫生的协调、指导和监督，村卫生室负责具体实施。

其次，从纵向来看，村卫生室可与县级医疗卫生服务机构之间形成垂直互补的关系。这种垂直互补表现在资源互补、技术互补等方面。首先是资源互补，村卫生室虽然在农村医疗卫生市场中占据地利、人和优势，但由于基础服务设施、先进医疗设备等方面仍处于比较落后的情形，而县级医疗卫生服务机构在县域内拥有相对较好的医疗设施和设备，二者具有明显的资源互补性。其次是技术互补，村卫生室以常见病和多发病的一般治疗为主，不具备专科专病的诊疗优势，而县级医院专业分科较细，技术力量较强，二者具有明显的技术互补性。随着农村经济和交通状况的不断改善，县、村医疗机构之间“双向转诊”，二者的垂直互补作用会进一步增强。

最后，从城乡一体化发展趋势来看，部分村卫生室转化为社区卫生服务机构，融入“城市医疗圈”。从长远看，城乡分割的卫生格局最终会打破，农村基层医疗机构与城市三级医院的“双向转诊”也会不断增多。

（二）我国村卫生室的地位和作用

1. 公共卫生的“守门人”

由于长久以来的城乡卫生资源配置不够均衡，优质的医疗卫生资源多集中于大城市，正如城市中的社区卫生服务机构中的家庭医生的角色一样，在农村地域广、人口多、经济落后的背景下，村卫生室就是这样的角色，遍布于农村各地，深入于村民居住地，承担起疾病防治、疫情监测等任务更重、难度更大的农村公共卫生服务，在整个公共卫生体系中占据重要地位。

2. 农民健康的“保护伞”

在农民健康的维护中，村级医疗卫生机构和乡村医生的作用绝对不容忽视。村卫生室作为农村三级预防保健网的基础，承担着传染病和地方病防控、健康教育等服务，村医防保工作的开展水平、健康教育的宣传力度会对村民的认知水平、卫生习惯和行为方式产生影响，第四次卫生服务调查结果显示，农村居民两周首针机构中，村级卫生组织占 57.3%。有调查显示：农民对村级医疗机构的服务评价最高，对乡镇卫生院的服务评价

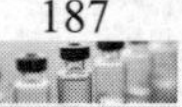

最低；患病后在村级医疗机构看病的占 72%、乡镇街道卫生院占 10.4%、县市区医院占 8.4%、市级医院占 2.1%、省级医院占 0.3%；农民对就诊医疗机构的选择因素，首先是距离近，其次是价格低，再次是服务好。对农民来说，无论是常见病、多发病诊疗，还是急危重症的院前急救和转运，都离不开村级医疗机构。因此，村卫生室是农民健康的“保护伞”，其质量好坏直接关系到广大农民群众的身体健康和劳动生产能力。

3. 医疗费用的“控制阀”

如上所述，经济和社会的发展，必然带来更多的健康方面的需求，而医疗消费又是供方主导，故医疗费用经常因诱导需求而过快增长。当前，农民的收入水平还相对较低，所以农村基层卫生资源配置要充分照顾农民的经济承受能力。所以，与其他级别的医疗卫生服务机构相比，村卫生室具有无可比拟的可及性优势，表现在：第一，经济可及性，在所有医疗机构中，村卫生室的收费最低；第二，地理可及性，距离最近；第三，信息可及性，乡村医生一般来自于村民群体，健康教育等知识普及开展较为容易，具有较好的群众基础。因此，有必要通过加强村卫生室服务能力建设，引导农民较多地利用村卫生室的服务，减轻农民的基本医疗费用负担。

4. 农村社会的“稳定器”

随着经济发展水平的提高，人们对健康的需求越来越高，但由于农村基层卫生资源严重匮乏，农民群众“看病难、看病贵”的问题表现得更为强烈，所以在农村的医疗卫生问题中，需要继续解决的问题：一是希望在可及的范围内有一所设施设备较好的村卫生室，二是乡村医生的技术要过硬、服务要周到，三是医疗价格规范、合理。从目前我国卫生资源总量看，满足农民的上述愿望并非没有可能，无论从社会公平，还是从市场效率角度看，我国的卫生资源配置都有必要进一步“下沉”，以维护广大农民的健康，维护农村社会的稳定。

（三）我国村卫生室发展中的主要问题

在由县级医疗卫生机构、乡镇卫生院和村卫生室为主体的农村三级医疗卫生服务网络中，多数的研究重点和政策焦点都在县级医疗卫生服务机构身上，而村卫生室是一个在农村基层医疗卫生服务体系中作用重大、却长期处于政策空白点的服务主体。或者说，对于村卫生室和村医，作为一个处于相对弱势的机构和群体，一直面临的是，政策要求多，而扶持机制少，对其发展影响较大的政策，依然是 2003 年我国开始制定并实施的新型农村合作医疗（以下简称“新农合”）政策。新农合制度作为我国政府改善民生、服务农民的重大举措，其落实程度和主体，会直接影响这项制度的实施效果，也对各级医疗机构提出更高的要求。而如前所示，村卫生室作为可及性最强的网底单位和一线机构，其服务水平和服务质量影响重大，但就目前各地的实证研究结果来看，村卫生室相对来讲，条件仍然较差，面对着繁重的任务和巨大的职责，村医的服务能力与新农合政策的要求依然有较大的差距。所以，梳理清楚从村卫生室及村医所处的国家宏观政策背景，到村卫生室及村医本人，以及其所处的服务群体的方方面面的问题，才能为我们村卫生室和村医的发展提供更多的思考。

1. 村卫生室人力资源严重不足，一方面数量不足，另一方面资质欠缺

村卫生室要生存、要发展，必须要有稳定持续的人力资源，而村卫生室由于与大城市、大医院相比，毫无竞争力，国家再没有宏观的政策支持，那么这种发展就无从谈起，没有合格的医务人员，村卫生室就如同空格，起不到应有的作用。而目前村医不仅在质量方面让人担忧，甚至在数量和供给方面已经出现了断层的现象。传统的村医多数是从"赤脚医生"转变而来，老一代赤脚医生都已进入中老年阶段，目前全国的村医也都普遍存在年龄偏大、学历偏低、再学习能力有限的现象，而且由于吸引人才的政策缺乏，而30～45岁的青壮年医生又不愿意来到村卫生室工作，所以，出现了青黄不接、人员断层且后劲不足的主要问题。根据2018年我国卫生健康事业发展统计公报显示：2018年末我国卫生人员总数达1 230万人，其中执业（助理）医师360.7万人，每千人口执业（助理）医师2.59人。但受农村自然条件和人才政策的影响，这些卫生人员大都分布在城市医院，目前只有10.4万名执业（助理）医师在村级卫生机构服务。即使按7亿农民测算，每千城镇人口执业医师3.15人，而每千农村人口执业医师却只有0.15人，两者相差21倍。优质医疗人才严重短缺，使村卫生室的发展陷入困境，直接导致新农合的政策消化不良。

目前，乡村医生的执业技能整体偏低。尽管国家已出台多个文件，提高乡村医生进入门槛，加强乡村医生培训，但实施效果并不显著。乡村医生队伍整体专业技能水平依然较低，具有执业（助理）医师资格的村卫生室医务人员比例仅为20%左右，且增幅有放缓趋势。特别是西部偏远贫困地区，几乎没有取得执业（助理）医师资格的乡村医生。如有研究发现：贵州省凯里三棵树镇卫生院辖区有32个村，尽管每个村都有一名乡村医生，但32个村总共只有2名具有助理医师资格的乡村医生。这与2015年对全国7个省/直辖市分层抽取86个农村基层卫生机构的1 245名农村医生进行的调查结果基本吻合，即乡村医生学历层次低，以中专学历为主，全科医师岗位培训证书持有比例低。

另一方面，村医处于医疗卫生体系的最基层，承担着村级预防保健、健康教育、基本医疗等多项职责，在改善农村广大群众的医疗卫生过程中发挥着重要作用。目前，我国农村地区大部分村医都是原来的赤脚医生经过相关部门考察后颁发从业资格证而产生的，业务素质和文化水平受限，主要依靠多年积累的经验行医，而且队伍老化较为严重，如有研究发现，乡村医生队伍老龄化现象十分严重，全国45岁以上乡村医生占53.9%，55岁以上的占32.6%，60岁以上的占22.0%，工作30年以上的占31.3%，一些老村医只得超龄服务，城市周边的乡村更为突出。而且，东部地区老龄化现象较中、西部更为严重，达到了35.5%。

因其医疗服务行为不够规范，很大程度上制约了村医的医疗服务水平。而农村地区工作条件差，事务性工作多，科研性工作少，用人机制不完善，又导致大学生不愿到农村工作，所以近几年分配到基层的公共卫生专业大学生微乎其微。而在当今知识爆炸的年代，知识更新周期越来越短，绝大多数农村防疫人员参加工作几十年时间，从未接受过继续教

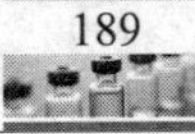

育或专业技术培训。比如，我国已有很多农村地区也已经实现了信息化、系统化，主要是为了与新型农村合作医疗系统相对接，实现报销流程智能化运行的转变，并且这将是医疗卫生服务事业的发展趋势，实现信息化，提高工作效率。在绝大多数地区，为方便村级门诊信息化的进程，政府为各村卫生室配备了电脑。但是，对于年龄较大的村医，电脑的操作较为困难，又因为其接受的培训也较少，质量难以保证。除此之外，在有些地方，甚至连政府配备的基本医疗卫生服务设施，如紫外线灯、氧气罐等的操作和使用都成为障碍，这些设备成了摆设，不能起到应有的应急和效度效果。所以，这种接种人员的知识老化和断层，会大大制约我国预防接种事业的发展。

2. 对村卫生室在资金上和地位上都缺乏重视，村医的报酬与其繁重的工作任务不成比例

尽管目前绝大多数的村卫生室都是以村集体名义兴办的，但在财政投入和人力资源待遇上却并未同等对待，导致村卫生室和乡村医生的尴尬境地。近年来，尽管国家财政对村卫生室的设备和仪器进行了一定的配置，使很多村卫生室的硬件条件得到了一定程度的改善。在新农合之后，国家还给每一位村医提供了一年 1 200 元的现金补助，但是，这一平均仅仅相当于一个月得到了 100 元的补助。如果村医服务的是一个人数较多的地区，这 100 元连发疫苗通知、做健康教育、送药和帮患者转诊的交通费都不够。

村卫生室目前同时承接了基本医疗和国家公共卫生服务的双重任务，任务繁重。乡村医生经常是医、护、技一肩挑，没有节假日、不分白天黑夜地服务群众，特别是边远山区，条件更为恶劣。在云南广大山区，乡村医生入户进行公共卫生服务常需翻山越岭，耗时耗力，但收入依然微薄。有调查研究发现，接受调查的乡村医生中，有 42.4% 的乡村医生认为收入与其付出不成比例；有 42.1% 的人年收入在 3 000 元以下。特别是实行基本药物制度后，60% 的乡村医生感到收入降低。调研发现，云南省禄劝县硝井村的 48 岁老村医，要负责 470 户村民的公共卫生服务，最远的自然村有 10 公里山路，需骑车绕行 15 公里才能到达，量血压、测血糖隔月就要进行一次，然而其一年的总收入仅有 35 000 元左右。

从新农合制度实施以来，村医除了承担医疗服务、提供预防保健任务等工作外，还需要参与到新农合的具体实施工作中，比如帮助农民参合、协助患者报销程序等手续，还需要开展政策宣传、健康教育等工作，再加上组织健康体检、建立健康档案，对高血压、糖尿病或重型精神病人进行定期随访和指导，在信息化服务系统中为患者进行报销记录等各种工作。这相比于之前只是帮助村民进行预防保健及治疗一些常见病、多发病的工作，现在多了宣传、预防、治疗、转诊、体检、建立健康档案、进行健康教育和定期随访等一系列工作。相当于从一个初级保健医生变成了宣传页、接待员、医生、信息传递员、健康管理师和资料整理员等多种角色，总括而言，一名乡村医生承担了相当于一个小型医院的全部流程任务，乡村医生整体的素质和能力、乡村医生目前的待遇水平与这些工作的要求和这些工作的付出都呈现出严重不匹配的现象。

3. 村卫生室定位不清晰，村医身份尴尬，无制度保障

就目前而言，从村一级横向来看，由于村卫生室长期以来所形成的私有性质，而且，

国家目前对村卫生室的定位也不清晰，导致村卫生室在村委会这级行政机构上没有正式的“名分”，得不到理解和认可，也就几乎得不到任何的财务支持。从农村三级医疗卫生保健网络纵向来看，村级医疗卫生服务机构也是三级中所获支持最少的。所以，国家层面的政策支持不到位，而财政投入又没有实现，村委会置身事外的态度，使乡村医生的定位也较为奇特：说村卫生室是公有制吗，但是乡村医生却没有来自国家财政的工资收入，一个月100元的收入连工作成本都难以弥补，而说村卫生室是私有吗，在职能属性上却是政府的服务机构，按照政府的政策执行，从这一方面来讲，无论是从政策配备、财政投入等方面都对村卫生室和乡村医生的发展产生一定程度的不利影响。

村医的养老保障未能得到妥善解决，有研究发现，50.4% 的乡村医生认为最大的执业困难是“缺少养老保障”。尽管国家出台了《国务院办公厅关于巩固完善基本药物制度和基层运行新机制的意见》（国办发〔2013〕14 号）、《国务院办公厅关于进一步加强乡村医生队伍建设的实施意见》（国办发〔2015〕13 号）等文件，都提出了要合理解决乡村医生养老问题，支持和引导符合条件的乡村医生按规定参加职工基本养老保险，不属于职工基本养老保险覆盖范围的乡村医生，可在户籍地参加城乡居民基本养老保险；鼓励有条件的地方采取多种方式适当提高乡村医生的养老待遇；对于年满 60 周岁的乡村医生，各地要结合实际，采取补助等多种形式，进一步提高乡村医生养老待遇。但以往实地调查研究也中发现，目前仅有江苏、广东、河南、福建等部分省份在建立乡村医生的养老保障等方面进行了先行探索。

4. 培训效果不理想，流于形式或无暇参加

为了提高乡村医生的职业水平，按照国家的要求，各省都已出台相应的政策，落实免费培训制度，但一项跨及 14 个省的乡村医生实证研究结果显示，乡村医生接受免费培训的次数和时间与国家的要求尚有较大差距。其中，11.9% 的乡村医生反映去年一年并未接受免费的岗位技能培训，培训次数达不到要求的（即少于两次的）共有 42.3%，乡镇卫生院对乡村医生的业务指导有限，每年培训少于两周的高达 57.9%，特别是西部乡村医生，没有接受乡镇卫生院业务指导的高达 25.3%，培训开展情况较少。而在关于培训需求的内容中，60.8% 的乡村医生认为自己需要通过培训提升诊断能力，66% 认为希望培训能更新自己对常见疾病的诊疗知识，这说明乡村医生十分期望获得医疗实践操作能力的提升，对相应的培训也有很大的需求。但在实际中，多以“以会代训”的方式对乡村医生进行培训，被调查的乡村医生认为这种培训方式及其培训内容尚不能满足其实际工作的需要。更值得一提的是，虽有免费进修政策，但由于村卫生室人员严重缺乏，科室人员周转不足，很难进行脱岗培训，严重制约乡村医生专业知识技能的更新与提高。

（四）发展我国村级基本公共卫生服务的建议

通过以上分析，我们也发现，在村级医疗卫生机构中，最重要的就是人力资源和财政补贴的问题，需要我们围绕建立起功能齐全的机构，具有适宜技术的专业人员和可靠的经费保障。具体可以从以下几个方面进行努力。

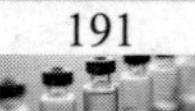

1. 应该清晰村卫生室的职能属性和乡村医生的定位，坚持对村级医疗卫生机构树立分类设置的定位原则

由于过去私人诊所的历史背景，以及目前政策缺乏清晰明确的定位，村卫生室非公非私的两难地位，使其功能的开展受到了影响和限制。可以这样说，目前绝大多数的村卫生室在名义上是政府的公有机构，但并未享受公有的待遇，依然是靠自己的业务收入来过活的私立机构，但还需要承担很多政府规定的公益项目和任务。这不利于提高乡村医生的工作积极性，也不利于村卫生室的可持续发展。依照“农村卫生机构要以公有制为主导，鼓励多种经济成分卫生机构的发展”的精神，有效利用农村有限的卫生资源，尝试将多种经济体制的卫生机构列为公共卫生服务提供者，实行政府购买，探索多元化的卫生服务形式。同时应健全卫生服务评估机制，统一规范，制定标准，严格落实考核评估制度，推动公共卫生服务的良性竞争。

具体来讲，应该从法律制度层面明确村卫生室的兴办模式。首先，通过区域卫生立法的方式将村卫生室定位为非营利性的医疗卫生机构，县、乡、村三级卫生服务网络的基础和网底，是村级医疗卫生机构的主体部分甚至赋予其行政村域内唯一合法执业主体的地位。其次，以区域卫生立法的方式确认村卫生室以提供公益性的卫生服务为职责，其职责包括提供基本医疗服务、公共卫生服务和辅助推行城乡合作医疗保险服务三大功能。为适应村卫生室的性质和功能的定位，应以区域卫生立法的方式明确村卫生室的举办模式以政府公办为终极的发展模式。在现阶段应继续保留村民委员会申办而具体由执业医生个体或合伙承办村卫生室的兴办模式，大力推广和鼓励乡镇卫生院直接设点举办村卫生室的乡（镇）村一体化兴办模式，积极探索直接由政府投资举办村卫生室的兴办模式。可以通过建立一定的对比实验基地，来比较乡（镇）村一体化模式和政府直接设点兴办模式的优劣，以此来选择最适应基层农村的村卫生室兴办模式，并逐步减少直至最终取消由执业医生个体或合伙承办村卫生室的市场化兴办模式。也就是说，建议对于村医疗卫生机构必须坚持分类设置的基本原则。只有将村卫生室定性为提供公益卫生服务的非营利性医疗机构，必须以政府为主导进行重点扶持和建设，明确其作为农村三级卫生网络的基础在村卫生机构中占据主导地位，才能真正承担起基本医疗服务、公共卫生服务和新农合三大基本卫生服务功能。而村卫生室以外其他所有制和经营模式的村卫生机构定位为营利性的卫生机构（如个体诊所），在村卫生机构中只能占有补充和辅助地位，主要提供农村市场所需要的非基本医疗服务，其兴办应参考私人诊所的相关规定并受到农村区域卫生规划的严格限制。只有对村级医疗卫生机构树立分类设置的定位原则，明确村卫生室是需要由政府投入兴办的公益性卫生机构，才能保证村卫生室完成自身的基本卫生服务功能。总之，对村级医疗卫生机构没有树立分类设置的定位原则，导致了村级医疗卫生机构经营混乱的现状，最终造成农村基层基本卫生服务功能的缺失。

2. 将乡村医生发展制度化、政策化，吸引较为优秀的人才到基层工作

人力资源是社会发展中最重要的生产资料，乡村医生如同农村教育机构的乡村教师一样，都是基层最需要的服务者之一，都为我国农村事业的发展做出巨大的贡献，所以值得

得到社会和国家的尊敬。在医疗卫生行业也同样，我们的医疗卫生资源要“下沉”，我们的基础医疗卫生事业要发展，必须需要足够数量、质量合格的卫生人力资源。所以，针对村级医疗卫生机构的人力资源，要制定“吸引来—留得住—培训提高”这样的一系列的人力资源发展制度和配套政策，以保证优秀卫生人力资源的供给。

首先，应该为村卫生室的从业人员——乡村医生，建立一个稳定的来源制度，为村卫生室培养医学专业毕业生，以保证村卫生室从业人员的充足，下面的这些举措可供思考。比如制定政策要求辖区内的医学院校开设针对培养基层医疗卫生机构（村卫生室）的从业人才的专业，不仅包括满足城市社区卫生服务机构的全科医生，还应针对性地建立村级医疗卫生机构的全科医生，并采取优于城市全科医生的待遇和政策，在学制、学科、培养方式和课程设计上都要面向农村基层，生源也最好来自各行政村。对这些学生，通过签订就业协议的方式，约定其在村卫生室工作满多少年，就免去其学费，由此来保证村卫生室源源不断的人才供给渠道。

其次，不仅要培养出“下得去”的乡村医生，还要设定相关制定，保证“留得住”乡村医生，也就是要建立村卫生室从业人员的相关配套制度。比如，第一，要明确清晰村卫生室的负责制度，村卫生室承办人应成为村卫生室的法定负责人，领导整个村卫生室的工作，对村卫生室的工作向卫生行政部门和其他部门负责。第二，以法律制度的形式确立村卫生室从业人员的权利和义务，以此作为基础建立奖惩制度，以规范、约束乡村执业医生的行为。第三，建立村卫生室工作人员的经济补偿制度，以法律制度的形式规定对村卫生室从业人员推行农村合作医疗保险，提供基本医疗服务和公共卫生服务的工作提供工资、补贴或其他形式的经济补偿，明确其收入水平在当地的高水平（至少看齐乡村教师或干部），以此保证其执业行为的公益性。第四，建立村卫生室乡村医生的养老、医疗等全面的保险制度，并积极探索为乡村医生提供住房，解决配偶、子女就业、读书等难题的相关福利制度，以提高该岗位的吸引力、提高已从业人员的积极性。

再次，知识的更新要求我们要不断地学习和进步，所以要制定有效的乡村医生的教育、培训、考核和职称晋升制度，以此来科学地考评乡村医生的工作能力和工作业绩，并作为乡村医生聘任和晋升的依据。

最后，在人才数量供给问题解决以后，要注意进入完善村卫生室从业人员的管理制度阶段：即严格执行村卫生室从业人员的准入制度。继续允许取得《执业（或执业助理）医师证书》以及《乡村医生执业证书》的执业医生在村卫生室从业，严禁无证人员在村卫生室从业。鼓励乡村医生取得《执业（或执业助理）医师证书》，同时以法律制度的形式明确规定乡村医生的进入渠道，鼓励具有医学中专及以上学历的人员取得乡村医生证书。对现有不具备医学中专及以上学历但已经取得《乡村医生执业证书》的乡村医生，予以保留并加强培训和业绩考核，对经培训后考核仍不合格者，予以吊销执业证书。以法律明确规定具有医学中专学历人员，经卫生行政部门培训并考试合格后，可直接取得《乡村医生职业资格证书》；对具有医学大专及以上学历人员，经卫生行政部门培训后，可直接取得《乡村医生职业资格证书》。通过这样的法律规定，形成便捷而合格的乡村医

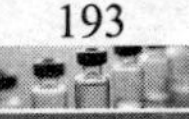

生准入渠道。

3. 充分利用高级别医疗卫生机构的人才和技术优势，为村卫生室开展扶持和培训

村卫生室的发展仅仅依靠乡村医生个人的力量是远远不够的，还需要政府相关部门和高级别的医疗卫生机构给予支持和指导。比如乡镇卫生院可在农闲季节对乡村医生开展业务培训，同时，对于乡镇卫生院和县级医疗卫生机构，甚至是省级医疗卫生机构的学历高、年纪轻的医生，制定相关政策，鼓励其到村卫生室实习，甚至扎根服务，比如建立一种“高级别医疗卫生服务机构医生到农村累计服务一年”的制度或者模式，使其技术力量及一些无形地条件促进村卫生室和乡村医生的发展和提高，同时，也使高级别医疗卫生服务机构的医生在与乡村医生的合作中也得到了一定的锻炼，实现“双赢”。而且，我们的农民在这个过程中健康水平也会受其影响，得到一定的提高。

有的地方已经开展试点并取得了较好的成绩，已有研究调研发现，各地根据文件要求，出台了一系列适合自身的政策文件，积极开展了乡村医生培训工作，如 2014 年福建省卫计委联合财政厅印发《关于继续开展乡村医生规范培训工作的通知》，将乡村医生规范培训专项经费提高到 1 200 万元，“十二五”期间累计培训乡村医生 118 747 人次。同时，进一步丰富培训形式，在原有机制理论培训的基础上，增加了网络教学和临床跟班学习，成立福建省乡村医生培训业务指导中心和乡村医生培训中心，分别挂靠福建医科大学和福建卫生职业技术学院，实现培训实施与培训监管分离，以确保培训质量、提升管理效率。

4. 制定政策，明晰村卫生室和村委会的工作关系，理清双方的职权责，加强村委会对村医工作的协助和支持

村卫生室的许多工作，比如健康教育、新农合政策宣传、组织村民健康体检等，都需要村委会的组织、协调，支持村卫生室的建设和乡村医生的工作，是村委会义不容辞的责任和义务。村委会需要积极对乡村医生的工作进行宣传，让村民配合乡村医生的工作。比如，在大多数农民工返乡的时间段内，比如春节，组织村民或村民代表一起，然后由乡村医生结合本村实际的例子为村民们讲解新农合政策相关内容，汇报乡村医生所做的工作，以此得到大家的理解和支持，并可利用这个时机，将印制有相关新农合政策、传染病知识的信念挂历、台历等发到村民手中，由此形式村民可以得到更多的知识，同时，乡村医生的工作也更得到村民的理解和信任，为以后工作的开展打下基础。

5. 完善卫生服务法制建设，尽快实现村卫生室设置、运营、监管的法制化

针对我国卫生事业发展形势，应尽快完善相关法律体系，推行卫生服务的法制化管理。对农村卫生机构应建立和完善卫生服务机构资质认证制度，如建立专业人员、技术运用、大型设备、基础设施等卫生服务要素的准入标准，从制度上规范卫生服务机构的筹建、设备设置、质量控制和技术标准等，促进卫生绩效的提高。

具体到村卫生室和乡村医生，可从以下角度进行探索。首先，村卫生室设置的制度确立。应制定区域卫生规划方案，其中有详尽的行政村域的区域卫生规划方案。通过法律制度的形式规定符合行政村区域卫生规划的村卫生室设置方案，就村卫生室的覆盖领域、机

构建设、房屋产权、从业人数、设施配置、运营经费等运行机制的内容做出完备的规定。力求在法律规定下建设的村卫生室达到统一的执业标准和制度规范，以保证村卫生室执业行为达到合格的质量标准。其次，村卫生室运营监督管理模式的确立。鉴于村民委员会申办而具体由执业医生个人或合伙承办村卫生室的兴办模式在相当一段时期内还将长期存在，所以，必须规范和完善这种个体经营村卫生室的兴办模式，以保证村卫生室公益卫生服务职能的实现。这就要求以法律的形式确立在坚持区域卫生规划的基础上，由政府实行行政村卫生服务的统一招投标定点制度设置。即以法律制度的方式确立凡纳入区域卫生规划的村卫生室必须由有资质的执业医生提出书面申请，通过公平竞争、公开选拔，由村民委员会同意申办，经乡镇卫生院审核，同时村民委员会、具体承办人和乡镇卫生院三方签订行政村村卫生室医疗卫生服务任务协议书。在此基础上，再由县级卫生行政部门审批确认并登记注册后设立。设立后，由县级卫生行政部门负责村卫生室的行政管理与监督，乡镇卫生院对辖区内的村卫生室进行业务管理和指导。对个体化兴办的村卫生室用法律的形式将其确立为农村合作医疗保险的推行（定点和推广）机构，明确村卫生室负责农村合作医疗保险的登记注册、卡证发放、资金筹集、诊疗报销、转诊证明和票据出具等工作的具体任务。以区域卫生法律制度的方式规定对村卫生室向村民提供基本医疗服务，通过签订医疗保险定点合同等方式，由基本医疗保障基金以及农村合作医疗保险基金等渠道补偿。对村卫生室提供的公共卫生服务，采取政府购买服务等方式给予执业医生经济补偿或者向其发放劳务工资、补贴。

6. 明确政府的公共卫生服务职责，加大卫生经费投入，尤其要加大对贫困地区的扶持力度

实践证明，将卫生服务工作全面推向市场并不明智。各级政府应明确职责，加强领导，增加卫生经费投入，尤其要加大对贫困地区的扶持力度，以促进公平、提高效率为原则，严格按相关标准强化农村卫生基础建设和人力资源配置，健全农村卫生服务网络。

四、村级公共卫生服务在成人乙肝疫苗接种中的作用实证研究

（一）资料与方法

1. 资料

按照经济发展水平和地理位置，在河北省石家庄市和保定市抽取 12 个村的 16～60 岁成人，剔除失访、拒答等情况，共得到 4 020 名调查对象。经过文献查阅、预调研修改、专家评阅等过程自制调查问卷。调查内容包括家庭人口社会学和经济状况、乙肝和乙肝疫苗认知、乙肝疫苗接种情况等。认知方面，设定乙肝症状、乙肝病毒传播途径、乙肝疫苗信任度等 22 个问题，回答正确赋值 1 分，否则 0 分。

2. 方法

采用 DataEasy3.3 建立数据库，采用双盲法录入，用 Stata12.0 进行数据处理与描述性

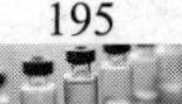

分析，运用 MLwiN2.28 软件进行 Logit 随机效应回归分析。考虑到村级间医疗卫生机构等可能存在聚集性，本研究纳入随机效应来检验第 2 水平的村级因素在居民乙肝疫苗接种中的影响。据此，把乙肝疫苗接种行为影响因素由高到低界定为两个水平：村→个体，拟合如下模型。

$$Logit(p_{ij})=Ln\left(\frac{P_{ij}}{1-p_{ij}}\right)=\gamma_{00}+\gamma_{01}W_{1j}\beta_1X_{1ij}+\mu_{0j} \tag{5.1}$$

式中 i 代表调查对象为水平 1 单位；j 代表村为水平 2 单位；$\gamma_{00}+\gamma_{01}W_{1j}+\beta_1X_{1ij}$ 为固定效应，μ_{0j} 为随机效应或水平 2 的残差，即水平 2 单位的 Logit 均值与总均值之差，其方差 $\sigma^2_{\mu0}$ 越大说明数据在水平 2 单位内的聚集性或相似性越强，当 $\sigma^2_{\mu0}$ 为 0 或无统计学意义时，该模型即为固定效应 Logit 回归模型。

（二）结果与分析

1. 描述分析

4 020 名调查者中，男性 2 051 人，占 51.0%，女性 1 969 人，占 49.0%；在知道乙肝和乙肝疫苗的 3 456 名调查者中，主要知识来源为村医的占 60.1%（2 078/3 456 人），新闻媒体 23.6%（8 16/3 456 人），亲朋好友 12.6%（437/3 456 人），肝炎患者 2.7%（92/3 456 人），其他 1.0%（33/3 456 人），可见，村医在居民的乙肝和乙肝疫苗知识宣传和健康教育中占有重要地位；999 名接种者的接种原因中：从村医和村干部处得知的占 65.6%（655/999 人），看到别人接种、就效仿接种的为 25.4%（254/999 人），从亲朋或邻居处得知要接种的 4.1%（41/999 人），其他 4.9%（49/999 人），村作为农村居民的生活单元，具有较强聚集性，村级机构、特别是医疗机构的信息宣传，村民之间的信息共享对其生活行为方式具有一定影响；对于乙肝疫苗接种地点，村卫生室 36.8%（368/999 人），学校 24.0%（240/999 人），防疫站 15.4%（154/999 人），县级医院 9.1%（91/999 人），乡镇卫生院 6.9%（69/999 人），在家及其他 7.8%（68/999 人）（缺失值 3 人），在其选择接种机构考虑的原因中：距离近 43.5%（435/999 人），定点机构 28.4%（284/999 人），学校统一组织 13.1%（131/999 人），在这家医院出生 7.3%（73/999 人），技术水平好 7.2%（72/999 人），其他 0.5%（5/999 人）（缺失值 3 人）。居民选择在村卫生室接种乙肝疫苗比例较大，说明村民信赖村级医疗卫生机构，同时在其接种决策中，距离、接种便利是其考虑的主要因素之一。

2. 随机效应模型分析

首先，我们需要检验调查人群乙肝疫苗接种行为在村一级水平上是否具有聚集性，即村级水平对居民的乙肝疫苗接种行为是否有影响。以村为水平 2 单位、个体为水平 1 单位，运行空模型，如表 5-6 所示。水平 2（村）残差的方差具有统计学意义，即成人乙肝疫苗接种行为在村一级具有聚集性。VPC$=\sigma^2_{\mu0}/(\sigma^2_{\mu0}+\sigma^2_{\mu0})=41.2\%$，说明结局变量中约 41.2% 的变异是由村级水平村引起的。

表 5-6 成人乙肝疫苗接种两水平空模型

变量		估计值	标准误	χ^2 值	P 值
固定部分	截距	1.633	0.443	13.555	0.000
随机部分	水平 2（村）$\sigma_{\mu 0}^2$	2.302	0.957	5.788	0.016
	水平 1 尺度参数	1.000	0.000		

为进一步分析村级水平的影响程度，控制年龄、职业、婚姻状况、受教育程度、收入水平、自评健康、医疗保险和知识得分等变量，拟合以村级为高水平、个体为低水平的两水平随机效应模型，采用逐步前进法，以 0.05 作为引入变量的显著性水准，0.10 作为剔除变量的显著性水准，结果见表 5-7。可以看出，个体水平上的年龄、受教育程度、收入水平和知识得分对农村成人乙肝疫苗接种行为具有影响，而村级水平的残差方差具有统计学意义，说明村级水平对其接种行为具有影响。

表 5-7 农村成人乙肝疫苗接种随机效应模型

变量	系数	发生比
年龄	−0.060	0.942***
职业（对照＝农民）		
打工者	−0.007	0.993
工人	0.184	1.202
学生及其他	0.357	1.429
婚姻状况（对照＝未婚）		
已婚	−0.145	0.865
离婚及其他	−0.737	0.479
受教育程度（对照＝小学及以下）		
初中	0.471	1.602***
高中及以上	0.715	2.044***
收入水平（家庭年人均水平对数值）	0.073	1.076*
自评健康（对照＝好）		
差	0.029	1.029
医疗保障（对照＝无）		
有	0.405	1.499
知识得分（0～22 分）	0.092	1.096***
水平 2 $\sigma_{\mu 0}^2$	2.968	19.453**
截距	−2.117	0.120**

*、**、*** 分别表示变量在 10%、5%、1% 的水平上统计显著

（三）结论与建议

固定效应 Logistic 回归方法假设调查对象间相互独立，违反该假设可导致参数标准误

低估，可信区间变小，变量易出现统计学意义，多水平模型有效校正了层次数据的标准误，分析结果更为可靠。通过多水平零模型可知，河北省农村成人乙肝疫苗接种行为具有村级聚集性，总变异 41.2% 由村级间差异引起。从模型拟合来看，受教育程度、乙肝知识得分和年龄是两个模型都证明的影响因素，而在 Logistic 回归分析中有意义的婚姻状况、自评健康及医疗保障却无统计学意义，说明若不考虑数据在村一级的聚集性，会增加固定效应有些变量的假阳性，从而使原本无统计学意义的因素被误认为有意义。因此，多水平模型在本数据中的应用可改善拟合结果，更准确反映变量间的因果关系。

受教育程度会影响成人是否接种乙肝疫苗，受教育程度高的人具有更好的自我保健预防意识，对乙肝和乙肝疫苗有更科学的认识；相关知识会显著影响成人疫苗接种行为，这与以往研究结果一致。提示加强农村地区健康教育，提高认知水平，使其主动接种乙肝疫苗，在我国尚未实现人群普种情况下具有现实意义。

我国 70% 以上的人口居住在农村，村级卫生室是农村三级卫生服务网的网底，是农村疾病预防的第一道防线，农民 80% 的健康问题主要靠村级卫生室解决。本研究村级水平对个体乙肝疫苗接种的影响一定程度上是由村卫生组织之间的差异引起，村医防保工作的开展水平、健康教育的宣传力度会对村民的认知水平、卫生习惯和行为方式产生影响。村级医疗机构、村医在对农民的乙肝疫苗接种中具有无可代替的作用，在信息和地理可及性方面具有天然优势，村民对其一般比较信赖，要摘掉我国“乙肝大国”的帽子，要积极利用村级医疗机构的优势。

2012 年统计年鉴表明，我国的村级医疗卫生机构得到一定发展：村卫生室个数从 2005 年的 583 209 个增加到 2011 年的 662 894 个，乡村医生和卫生员数从 2005 年的 916 532 人增加到 2011 年的 1 126 443 人，每千人口卫生技术人员数，从 2005 年的 2.69 增加到 2011 年的 3.18，增加了 18.2%，而城市同比增长率为 50.9%。2011 年，每千农业人口村卫生室人员数仅为 1.53 人，单从乙肝疫苗接种角度看，这意味着 1.53 个村医要负责 1 000 名农民的乙肝疫苗接种信息通知、健康教育和预防接种等事宜，其劳动量可见一斑。而目前，财政对村卫生室的投入主要用来配备仪器和设施。另外，新农合之后，乡村医生每年能领到 1 200 元现金，即每月 100 元补贴。若服务区为大村，这 100 元钱包括了发疫苗通知、运药等。从纵向上来看，在县、乡、村三级医疗服务机构中，村级医疗服务机构所获支持最少。所以，村医主要收入为治疗，对于信息宣传、预防、健康教育等缺乏激励。一项对于 437 个村级医疗机构的研究发现，有 201 名负责预防保健工作的人无任何劳动报酬，有的已有 10 余年未领到一分劳动报酬。在有劳动报酬的 236 人中，也存在劳动报酬偏低、领取难等问题。

同样花 400 个亿，可能只能打造 40 个三级医院，如果花在乡村医生身上，却是 100 多万村医和 13 亿百姓普遍受益。从经济学角度看，村卫生室的预防接种、健康教育等服务均同时具有非竞争性和非排他性，所以是公共物品属性，政府应承担起相应责任，重视村级医疗机构的发展、给予财政投入、制定合理激励机制、并提高村级医务人员的素质，这将是防控农村乙肝的重要途径。

本章小结

本章承接乙肝疫苗接种影响因素中的供方角度，主要从农村预防接种服务的提供主体——村级医疗卫生服务机构和村医角度入手，探讨影响农村居民乙肝疫苗接种可及性的一系列因素，并从制度和机制设计层面探索存在的问题和解决的政策建议。首先，从成人乙肝疫苗接种服务的可及性入手，结合卫生服务和公共卫生服务可及性的理论概念，并运用实证研究数据探讨可及性对乙肝疫苗接种服务的影响；然后，深入可及性背后的制度设计和机制形成因素，从农村基本公共卫生服务体系入手，结合国外预防接种服务的特点，探讨我国村级公共卫生服务现状及农村预防接种服务中存在的问题，并探讨村级医疗卫生机构和村医在预防接种服务中的主体作用，提出相关建议。

第 6 章 农村乙肝疫苗接种服务改善策略与发展路径

本章将承接第 2 章到第 5 章从供方和需方两个角度，总结和概括前面提到的两方面中的关键因素，把农村的乙肝疫苗接种服务所处的宏观政策背景、社会环境、中观接种服务机构及微观健康行为个体，各个层面的影响因素置于所搭建的框架中，系统归纳每一方面的改善策略和发展路径。

第 1 节　供需双方角度的农村乙肝疫苗接种服务框架构建

在农村乙肝疫苗接种及其服务提供中，供需双方都存在不完善、尚需改进的地方。在供方，无论是疫苗的生产、供应和监督方面都存在问题，包括疫苗的接种服务中从疫苗接种提供主体到疫苗接种信息的完善方面，也都有尚需提高的地方。而在需方，由于面临的国家政策背景不同，成人乙肝疫苗接种、在国家政策尚未覆盖，还需成人个体自费接种的情况下，对乙肝和乙肝疫苗相关知识的认知、乙肝疫苗接种的便利性等将对成人是否选择接种乙肝疫苗起到非常重要的作用。而对于已经被国家政策覆盖的 15 岁以下儿童的乙肝疫苗接种行为，我们更为关注的是新生儿乙肝疫苗首针及时接种的问题，特别是在边远的农村地区，新生儿的乙肝疫苗首针及时接种率尚处于不够理想的水平，而在新生儿首针及时接种的研究中已发现，父母的乙肝和乙肝疫苗认知水平、新生儿的出生机构会对这一指标产生非常关键的影响，这也是因为目前在我国，凡是在正规医疗机构出生的新生儿，都会受益于“谁接生谁负责接种第一针”的国家政策规定，在出生后 24 小时以内几乎都可以享受到乙肝疫苗的首针及时接种，而由于经济发展水平、父母认知等其他原因，未能在正规医疗机构出生的新生儿，其乙肝疫苗首针及时接种问题则很难得以保证。综上所述，基于本研究的理论和实证结果，将乙肝疫苗在供需双方角度的接种服务框架构建如图 6-1 所示，由此我们可以引申出在研究层面和政策层面需要关注、需要深入的问题。

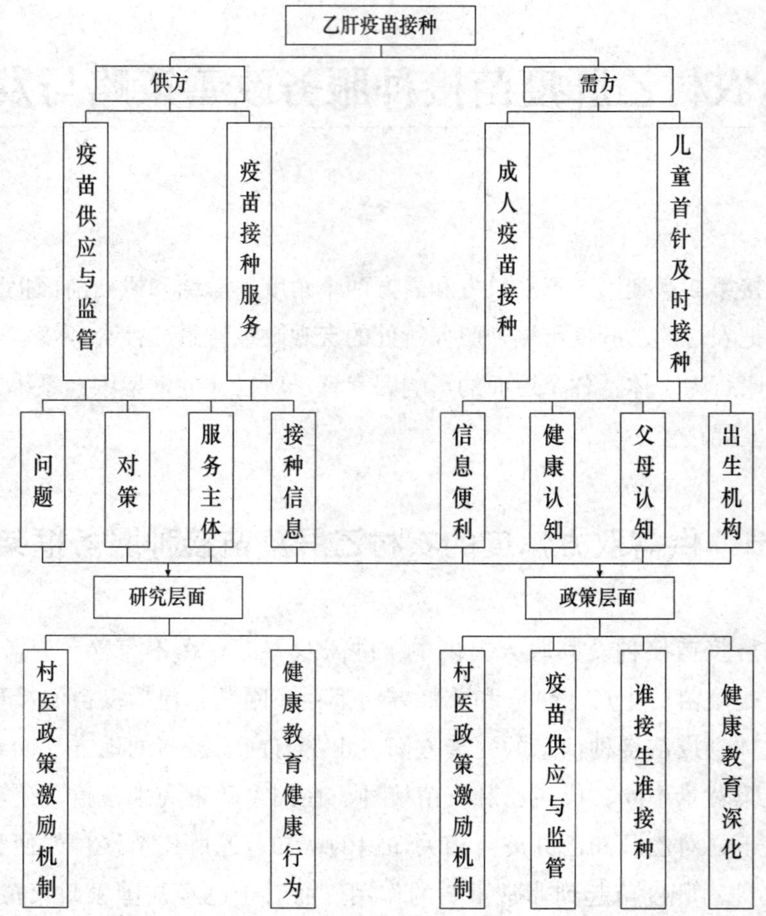

图 6-1　供需双方角度的农村乙肝疫苗接种服务框架构建及发展建议

第 2 节　供方角度农村乙肝疫苗服务提供优化策略与发展路径研究

一、二类疫苗的供应与监管策略建议

2016 年，山东济南非法经营疫苗系列案件发生后，李克强总理高度重视，做出重要批示，要求彻查“问题疫苗”的流向和使用情况，抓紧完善监管制度，落实疫苗生产、流通、接种等各环节监管责任，堵塞漏洞，保障人民群众生命健康。汪洋副总理、杨晶国务委员也明确要求研究完善长效机制，抓紧修改《疫苗流通和预防接种管理条例》(以下简称《疫苗条例》)。2016 年 4 月 13 日，国务院常务会议审议通过了《国务院关于修改〈疫苗流通和预防接种管理条例〉的决定（草案）》，4 月 23 日正式公布施行。集中完善第二类疫苗的销售渠道、冷链储存、运输等流通环节法律制度，建立疫苗全程追溯法律制度，加大处罚及问责力度。

由于近几年来病毒的不断变异，社会大众对于预防保健意识的提高，疫苗也因此成为

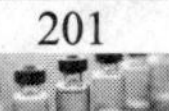

近 10 年全球增长最快的生物制品。从疫苗的本质属性来看，疫苗是一种特殊的药品，疫苗行业安全要求高于一般药品，受到政府高度管制，市场具备一定特殊性。其质量问题直接关乎到人民的健康，不允许任何一个环节出现差错，所以需要国家的严格监管；从疫苗的作用来看，主要作用是预防传染病，而传染病的传染性和外延性，决定了预防传染病是各级政府的一项公共卫生责任。为了保证疫苗的质量，基层卫生防疫应该重回公益性，不应该简单地被推向市场。在疫苗工作中强调国家责任，这种责任可以从以下几个方面进行思考。

（一）加大对疾控机构的资金投入，避免"成本回收机制"的产生

由于政府对疾病预防机构的投入不足，接种机构为了"创收"，往往会夸大二类疫苗的防病效果，过度推荐国外疫苗，诱导需求，出现二类疫苗替代一类疫苗的现象，甚至有的不是疫苗也被列入二类疫苗。国家食品药品监督总局和国家卫生行政部门应在其官方网站公布二类疫苗的种类、接种的人群、接种的时段，提高公民的知晓度，也实现公民对接种机构的监督，杜绝出现过度接种疫苗的现象。但从根本上讲，疾病控制机构从其属性和设置目的来讲，都具有公益性，所以，国家应该为各级疾控中心提供全额的公共财政支持，包括人员经费和工作经费，疾控机构作为公益机构，应加强政府对疾控机构的财政投入，避免发生疾控机构依靠二类疫苗创收的做法，作为弥补财政收入不足的重要来源，逐步取消"成本回收机制"的做法。

（二）加大对疫苗监管机构的人员投入，加强疫苗的监管力量

与 2005 年的《疫苗条例》相比，2016 年的新版《疫苗条例》将第十条修改为："采购疫苗，应当通过省级公共资源交易平台进行。"将第十五条修改为："第二类疫苗由省级疾病预防控制机构组织在省级公共资源交易平台集中采购，由县级疾病预防控制机构向疫苗生产企业采购后供应给本行政区域的接种单位。"疫苗生产企业应当直接向县级疾病预防控制机构配送第二类疫苗，或者委托具备冷链储存、运输条件的企业配送。接受委托配送第二类疫苗的企业不得委托配送。"县级疾病预防控制机构向接种单位供应第二类疫苗可以收取疫苗费用以及储存、运输费用。疫苗费用按照采购价格收取，储存、运输费用按照省、自治区、直辖市的规定收取。收费情况应当向社会公开。"由此可以看出，新版《疫苗条例》实施后，由于二类疫苗的很多监督和管理的职能下移到县级机构，使得县级疾控机构疫苗管理工作量增加。而且，由于各个疫苗生产单位的配送方式、配送时间不确定等原因的影响，更是增加了县级疾控机构疫苗管理的工作量。目前大部分县级疾控机构部门和人员配置原本就不足，尚满足不了新修改后《疫苗条例》中二类疫苗相关监管的业务要求。

如果要满足新修改后的《疫苗条例》中对疫苗监督工作要求，建议各县级疾控机构均应该设置独立的疫苗管理部门和专业人员配备，对一些技术要求高、业务内容关键的岗位工作，应该保证人员的数量和质量，从而保证监督和管理工作的水平和质量。

（三）加大对疫苗的投入，适时将二类疫苗类别划入一类疫苗

接种疫苗的目的在于预防和控制传染病，使人们的健康和生命安全得到更好的保障。需求的不断攀升更要求质量作为保证，疫苗的质量不仅事关传染病的预防和控制，更关系到接种人员特别是儿童的生命健康安全。纵观近几年出现的疫苗问题，绝大部分是二类疫苗，所以，一类疫苗的监管方式可供借鉴。与二类疫苗的市场化经营流通模式相比，一类疫苗具有一些特点：即流通渠道相对规范、相对单一并且流通程序让人一目了然，便于相关部门的监督与管理。在这样的情况下，若发现问题疫苗，监管部门可以较迅速地找出问题疫苗的来源。当流通渠道和流通流程有了可依照的法律标准，在解决疫苗非法流通的情况时，监管部门便有了依法执法的依据。

而目前我国的二类疫苗需由公民自费且自愿接种，但从医学预防疾病的角度来看，第一类疫苗和第二类疫苗没有实质性的差异，所有疫苗都能有效预防和控制传染病的传播，特别随着疾病谱的变化，应该重新合理调整疫苗类别，将部分二类疫苗列入一类的疫苗系列。如政府可免费向特定人群提供接种，如肺炎、水痘疫苗可免费向儿童人群提供，流感免费向老年人和儿童提供。

其实，目前在我国的二类疫苗中，有很多疫苗在一些发达国家是属于免费接种的疫苗类别。在 2008 年，国家曾经扩大免疫计划，把一些二类疫苗重新划归一类疫苗，一类疫苗市场得到扩容，而民众对健康意识的提升也让二类疫苗市场容量开始稳步上升。所以，基于疫苗监管的需要、杜绝疫苗流通中出现问题，我国可考虑增加对免疫规划的经费投入，依照国情尽可能地将二类疫苗逐步纳入一类疫苗的规划范围中，一方面可以减少接种单位为了提高创收，在购入二类疫苗时忽略对购入渠道进行谨慎地挑选和审查的可能性，使二类疫苗流通得到规范化的管理。另一方面，也可以避免接种单位目前无奈的“成本回收机制”，有利于我国卫生事业的长远发展。

新修订的 2016 年版《疫苗条例》中，针对山东济南非法经营疫苗系列案件暴露出来的第二类疫苗流通链条长、牟利空间大等问题，决定删除了条例原有的关于药品批发企业经批准可以经营疫苗的条款，不再允许药品批发企业经营疫苗。同时明确规定，疫苗的采购全部纳入省级公共资源交易平台；第二类疫苗由省级疾病预防控制机构组织在平台上集中采购，由县级疾病预防控制机构向生产企业采购后供应给本行政区域的接种单位。这一修订也是突出了政府在疫苗供应、流通和监管中的主体责任。

从长远来看，随着最近依次发生的“疫苗事件”，也给我国的疫苗发展敲响了警钟。政府应该在国家的疫苗发展中承担起组织规划协调的作用：制定最基本的公共卫生保障项目，然后按照项目核算成本，与公共卫生机构签订服务协议，由政府购买公共卫生服务，同时监督所提供服务的质量。根据世界卫生组织专家提出的分步建议：首先，我们应当制定一个全面的关于国家疫苗免疫的多年规划，内容包括预期的资金来源等；其次，计划疫苗免疫的经费应当由中央集中投入，并逐步得到增加。

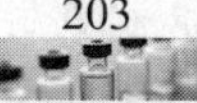

（四）提高准入门槛，优化疫苗流通主体，规范疫苗的流通渠道

一方面得益于我国疫苗技术的快速发展，另一方面，之前几次较大疫情的发生，如SARS 和甲型 H1N1 流感疫情，使得无论是政府还是广大民众，均对疫苗作用的认知有不同程度的提升，所以，我国疫苗市场的规模不断扩大，并且呈逐年增长态势，尤其是二孩时代的到来，新生儿的增多又促进了疫苗市场的发展。国家食品药品监督总局药品化妆品监督司司长李国庆曾表示："我国目前存在 1.2 万家药品批发企业、5 000 家药品生产企业、40 多万家药品零售企业。" 疫苗市场的大幅增长，不仅引来企业的竞争，也引来不法分子的觊觎。

从流通模式和以往曝光的疫苗安全事件看，二类疫苗在流通环节中的安全性比一类疫苗要弱。《疫苗条例》和《疫苗储存和运输管理规范》对疫苗流通环节的安全监管做出了一些规定，但由于制度欠缺可操作性和监管主体的监管力度弱，相关法规的实施无法实现预期的效果，疫苗安全事件屡屡发生。

为了保证各项规章制度的遵从质量，建议制定关于流通主体资质的审查力度，提高疫苗经营企业资质的准入门槛，政府可推行相关政策，鼓励疫苗经营企业之间的兼并与重组，优化产品结构，实现资源整合，建立专业技术较强与职业操守过硬的守法经营主体，提高企业的质量和水平，减少市场上经营疫苗的企业数量，加强二类疫苗流通的有序性和安全性，从而降低监管难度。

（五）制定具体的流通规则和对应的监管制度

在涉及的疫苗生产、流通、接种及监管各个关键机构之间建立一套完善的信息化系统，实现药监部门和医疗卫生机构对疫苗生产企业、经营企业和接种机构之间的联网监管，在专用的系统录入疫苗的具体信息、渠道来源和去向及具体操作人员的名单。若疫苗在流通环节出现问题，可通过监管系统迅速找出问题所在，查出问题疫苗的来源与流向，向负责具体环节的人员进行追责。

1. 加强政府监管部门协作与信息共享，完善监管组织机构

具体来讲，在整个疫苗的监督和管理中：卫生主管部门负责预防接种服务的监督管理工作，药监部门需要负责疫苗的质量、流通的监督管理工作，所以，为提高监督管理的质量，在具体操作层面，可以加大设备投入用以采购高标准高效率的信息化系统、电子设备和移动设施等，扩大监管人员的队伍数量并提高监管人员的工作水平和业务素质，加强卫生主管部门和药监部门的合作，实行联合监管。同时，相关部门应制定具体完善的流通规则和监管制度及计划，将整个流动过程中对应的监管制度进行细化，并将细化后的工作落实到具体的小组或工作人员身上，杜绝二类疫苗流通的监管死角，使监管设备和监管人员充分实现其监管价值，构建高效而全面的监管系统。同时，为了提高监管部门和监管人员的工作积极性，应该建立科学合理的激励机制、奖优惩劣，在全员中实行量化考核制度，责任落实分明，从而减少工作人员的懈怠以及相互推诿的情况发生的。

2. 采用先进技术加强监管

如对二类疫苗实行疫苗瓶温度检测（vaccine vial monitor，VVM）（简称热标签制）。该制度由世界卫生组织与联合国儿童基金会联合提出，主要是用技术手段来保证疫苗的安全使用，是政府部门监控冷链的有力工具，在一些国家已经成为疫苗必须要使用的一种制度。VVM 的作用在于能够明确告知医务人员疫苗是否受到了冷链保护以及能否用于接种，可以有效帮助疫苗储存管理。

3. 加快完善采购平台，提高采购效率

修订版《疫苗条例》开始实施以后，由于采购平台设置的原因，目前疫苗采购人员无法根据疫苗效期来调整疫苗采购量，疫苗的需求和供给不能达到有效的配置，并且效期内剩余以及破损的二类疫苗如何调换或者退回，尚没有给出明确的指导意见，这就会带来大量的无效率和资源浪费；同时，采取从疫苗生产企业直接延伸到县级疾控机构的配送模式后，疫苗生产企业的积极性有所下降，疫苗生产企业和配送企业存在配送不及时情况，甚至有因县级疾控机构采购疫苗数量较少，疫苗生产企业拒绝配送的情况。这需要有关部门加快完善采购平台，提高采购效率。同时，针对第二类疫苗调换或者退回处理办法应尽快给出指导意见。疫苗生产企业和配送企业应加快“干线运输＋区域仓储＋区域配送”模式建设。对县级疾控机构采购后拒绝配送的疫苗生产企业也要进行适当处罚。

（六）完善疫苗的全程可追溯机制，健全冷链温度监测系统

在山东疫苗案上，监管部门虽然调查和追踪出了非法疫苗的上线和大致的销售渠道，但仍难查清疫苗最终流向了哪些地区的哪些疫苗经营企业、疾控机构及接种单位。针对山东济南非法经营疫苗系列案件暴露出来的疫苗全程追溯制度不完善、接种记录制度落实不到位等问题，新修订的《疫苗条例》中决定在现有疫苗购销、接种记录制度的基础上进一步有所完善，国家建立疫苗全程追溯制度，生产企业、疾病预防控制机构、接种单位应当依照药品管理法、本条例和国务院有关部门的规定，记录疫苗流通、使用信息，实现疫苗最小包装单位的生产、储存、运输、使用全程可追溯；国家食品药品监督管理总局会同国家卫生和计划生育委员会要建立疫苗全程追溯协作机制；对包装无法识别、超过有效期、脱离冷链、经检验不符合标准、来源不明的疫苗，应当如实登记并向药品监督管理部门报告，由药品监督管理部门会同卫生主管部门按规定监督销毁。此外，完整的接种记录能使疫苗追溯到最终受种者，是最终实现疫苗追踪到人的重要一环。为此，决定进一步细化了条例有关接种记录的规定：“实施接种，应当记录疫苗的品种、生产企业、最小包装单位的识别信息、有效期、接种时间、实施接种的医疗卫生人员、受种者等内容，接种记录保存时间不得少于 5 年。”这就要求疾病预防控制机构、接种单位应当按照规定建立真实、完整的购进、储存、分发、供应、接收记录，做到票、账、货、款一致，从而有效杜绝“挂靠走票”等隐蔽违法经营行为。

同时，要建立对冷链温度监测记录的统一要求，并在疫苗流通过程中涉及的疫苗生产企业、配送企业、县级疾控机构、预防接种单位进行明确职责区和划分段管理，并明确疫

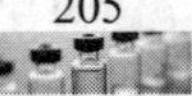

苗配送中间环节的温度监测监管的责任归属，强化冷链环节的责任意识，并建立起无缝衔接的疫苗全程冷链温度监测系统，建立信息实时共享机制。

（七）充分利用信息化技术设立政府、公众、新闻媒体等多元参与的监管体系

在疫苗市场规模不断扩大，监管环境的日益不确定性与复杂性的背景下，传统的行政监管面临越来越严峻的挑战，需要借助于先进的信息化发展成果，构建多元的监管模式才能满足疫苗监管的需要和目前面临的监管危机问题。

1. 政府负责搭建政府 - 公众 - 新闻媒体的信息化监督平台

我国目前的社会管理模式仍是“大政府、小社会”，政府大包大揽，未能有效吸收公民和社会组织参与管理，这一方面加大了政府的负担，另一方面带来了监管的低效率，对社会管理改革产生了不利影响。随着疫苗市场的规模不断扩大，监管数量不断增加，而政府的监管力量未实现对应的调整和增强，所以，监管力量显得较为单薄。建议参照发达国家的做法，借鉴信息化的技术优势力量，吸收社会公众和新闻媒体加入监管队伍，建立多元化参与的监管体系。政府要投入资金和技术，整合疫苗行业的信息资源，借鉴信息化的技术建立疫苗监督的系统，并将疫苗监管的相关流程和制度渗透到信息化系统中，起到组织、调控和引导的作用。

具体来讲，坚持“方便群众办事”的信息化建设的导向，一是可以开发“疫苗监管”智能手机应用软件（App）。民众可以随时查询各类疫苗的信息；二是构建联通上级、同级业务相关机构的政务平台。将省、市网上办事大厅与卫生监督信息系统对接，全面提供各种疫苗的相关内容、产地、冷链情况、日期等信息的查询等人性化服务；三是网站、微博、微信公众号等展示形象。通过网站、微博和微信，主动公开监督执法信息和许可审批情况、宣传普及传染病和疫苗的健康知识，对网友重点关注的疫苗问题进行及时主动公开、在线解答；四是设立了自动语音平台。开设咨询投诉热线，每天 24 小时为市民提供帮助和服务。

2. 吸收社会大众参与监管体系

社会大众是疫苗的使用者也是最终受益者，疫苗的质量和安全与其利益息息相关，所以社会大众对疫苗的监管是具有强烈要求的。政府需要从技术层面、制度层面给予渠道和平台支持，积极建立公众民主的参与机制，增加公众对疫苗安全的诉求表达渠道，这一方面对疫苗的监管力量有较大幅度的增强，能够对非法疫苗违法者产生震慑的作用，促进政府监管的公平、公正，提升政府监管的有效性；另一方面，还有利于提升公众对政府的公信力和满意度。

具体来讲，在建立疫苗安全领域公众监督机制时，广泛收集民意，设立公众多种举报渠道，并给予举报者设立奖励制度。参照实行以上提到的信息化先进渠道和媒介，方便社会大众参与疫苗的监督工作。同时，可建立疫苗安全监管领域的公众监管队伍，挑选对疫苗安全热心关注并有一定的医疗、药学背景的人士，参加日常的监督检查工作，能够保证监管者执法的公正、公开性，对于建立疫苗安全监管政策提供可行性的意见。

3. 充分发挥新闻媒体网络的监督作用

网络媒体的传播力量在当今社会是不容小觑的，所以，疫苗的监管也可借助新闻、网络媒体优势，加强宣传疫苗安全相关的知识，同时对于假冒伪劣的疫苗加大打击力度，并加大其在新闻网络媒体的曝光率，目前国家正在大力发展融合媒体，这也可以成为将来疫苗监管的一个思考，借助新闻媒体和网络科技等融合媒体的技术等手段，提高疫苗监管的效率和信息公开。

（八）提高归责制度的针对性和具体化，加大其约束作用

针对疫苗流通、预防接种中的违法行为以及监管中的失职渎职行为，2016 版修订《疫苗条例》加大了处罚、追责和问责力度。一是针对向县级疾病预防控制机构以外的单位或者个人销售第二类疫苗，未在规定的冷藏条件下储存、运输疫苗等严重违法行为，提高罚款金额，增设给予责任人员 5～10 年的禁止从事本行业的处罚；二是增加规定未通过省级公共资源交易平台采购疫苗、未索要温度监测记录等行为的法律责任；三是为严格落实地方政府的属地监管责任，增加了地方政府以及监管部门主要负责人应当引咎辞职的规定；四是针对疾病预防控制机构、接种单位违法购进第二类疫苗以及生产企业违法销售第二类疫苗的行为，做了刑事责任的衔接规定。

此处的归责制度和约束作用，可以从疫苗监管层面和疫苗生产经营层面两方面进行探讨。在实际的疫苗监管工作中，由于负责监管疫苗安全的主体过多，不仅包括食品药品监督管理部门、卫生行政主管部门，还包括了质检部门与工商管理部门，这样的多头监管就会导致在出现问题疫苗事件时，由于责任划分不够清晰，在寻找问题根源和主要负责人时会出现责任推诿的问题。因此，明确各部门的具体监管职责，完善法律对疫苗经营企业违法行为的处置，是保障疫苗流通安全不可或缺的因素。同时，针对疫苗生产企业和经营企业，由于我国的二类疫苗在流通过程中时常出现安全漏洞的实际情况，山东疫苗事件中的庞某某因非法经营疫苗被判刑后，还在缓刑期间就制造了一起案值更大、范围更广的疫苗非法经营案。这充分说明目前的法律约束力度不够，使有的人在巨大的经济利益面前，可以无视法律的尊严、以身试法。所以，应该实行严格责任制度，加强处罚力度，提高违法犯罪成本，应严禁曾有同类犯罪前科的经营主体再经营行为，降低“非法经营主体重复犯罪”事件发生的概率，起到应有的震慑和警示作用。

二、农村成人乙肝疫苗接种服务主体——乡村医生的发展问题

乡村医生制度曾经与农村三级医疗卫生网、合作医疗制度并称为我国农村卫生工作的“三大法宝”，在我国农村卫生事业的发展中起到了非常重要的作用。在农村三级医疗卫生服务网络建立之后，村卫生室依然是最基层的机构，是三级计划免疫网络的网底，乡村医生是村级医疗卫生服务体系建设的主要承担者，作为最基层的医务工作者，村医有了解本村儿童预防接种情况、直接与村民接触、对村民和儿童都比较熟悉等优势，是其他人员所

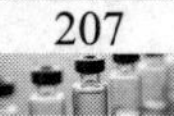

不可替代的，如偏远地区的村民甚至还得翻山越岭，送医送药上门，在过去的年代，把村医称作是“赤脚医生”。即使开展乡（镇）门诊接种的地方，仍然要充分发挥村医的作用，如加强对本村儿童预防接种资料的管理、及时通知漏种儿童补种疫苗等，要充分发挥村医在预防接种工作中的作用。针对目前阻碍村卫生室和村医发展的因素在第 5 章中已有讨论，在此不再赘述，只就其中关于村卫生室、乡村医生和农村计划免疫及健康教育的关系及建议部分再进行深入讨论。

但是，20 世纪 90 年代以来，随着市场经济的发展，合作医疗制度逐渐被瓦解，乡村医生制度也失去了原来赖以生存的制度环境。学者张翠云等（2015 年）运用文献分析的方法，总结了 2000～2014 年期间我国学者对乡村医生领域存在问题的研究成果，并将乡村医生领域存在的问题最终归为五大方面：即资源问题、组织问题、管理机制问题、产生结果及宏观环境，比较集中的问题有：乡村医生的社会身份尴尬、养老无保障、待遇较低、业务能力难以满足广大农民日益增长的医疗卫生需要、人才队伍的发展等方面。正如某政协委员用“五低五难”来对乡村医生真实现象的写照，即学历层次低，考取医师难；社会地位低，人才引进难；收入待遇低，队伍稳定难；保障水平低，保险衔接难；工作起点低，筹措经费难。

为了缓解乡村医生的尴尬现象，强化医疗卫生体制改革“强基层”的精神，国家和地方曾经出台了一系列旨在加强乡村医生队伍的政策措施，如《卫生部办公厅关于推进乡村卫生服务一体化管理的意见》《全国乡村医生教育规划（2011～2020 年）》等。但目前来看，政策的实施具有一定的效果，但乡村医生的发展，尤其是乡村医生在乙肝疫苗接种机制中的主体作用发挥等方面仍然存在一些顽疾尚未得到解决，比如收入水平低，配置不足，队伍老龄化严重，缺乏高学历人才，向执业（助理）医师转化速度慢等，这些都会对乡村医生在农村区域公共卫生作用的发挥都会产生很大的影响。

（一）明确政府在农村计划免疫和健康教育中的职责，做好规划、加大投入

有研究显示，到 2014 年，我国村卫生室的医疗服务量已经达到了 198 628.7 万人次，占基层医疗机构医疗服务量的 45.5%，乡村医生平均服务人口为 4 248 人，每人每月平均服务人群 720 人次；52.8% 乡村医生反映农村慢性病及多发病患者具有比较强烈或强烈愿望在“基层首诊”，32.4% 的乡村医生认为 5 年内基本能实现“小病在社区”；农村居民对乡村医生的信任度有所提升，乡村医生已基本成为农村居民健康的“守门人”。同时，根据《中国卫生和计划生育统计年鉴 2015》的相关数据进行测算发现，2014 年全国 31 个省（市、区）仅有 4 个尚未达到每千名服务人口不少于 1 名乡村医生的标准，达标率已高达 87.1%，每千名服务人口平均配备了 1.48 名乡村医生。其中东部地区最高，每千名服务人口 1.7 名乡村医生。西部最低，每千名服务人口 1.28 名乡村医生。从以上数据，我们可以看出乡村医生的重要性及其工作量之大。而且，广袤的中国农村，乡村医生不仅承担着农村常见病、多发病的诊治任务，还承担着疫情报告、健康教育、预防保健等农村公共卫生工作。所以，作为政府，要成为乡村医生的坚实后盾，为乡村医生提供科学的政策机制，在农村公共卫生业务和人才队伍建设中加大投入。

（二）加强对乡村医生的培训，提高乡村医生的服务能力

1. 加强县乡级医疗卫生机构对村卫生机构之间的业务和技术方面的扶持和帮助，制定系统的培训方案

农民健康问题事关立国之基，没有农民的健康，就没有国家的小康。因此，解决乡村医生短缺问题刻不容缓。所以，2015 年 3 月，国务院办公厅印发《关于进一步加强乡村医生队伍建设的实施意见》，这是新时期加强乡村医生队伍建设的纲领性文件，对乡村医生的功能定位、收入待遇、养老退出等做出顶层设计。2016 年 3 月，国家卫生计生委和中医药管理局联合印发通知，决定在浙江等九省区开展乡村全科执业助理医师资格考试试点，建立农村基层卫生人才遴选新机制。4 月，国家卫生计生委等六部门印发《助理全科医生培训实施意见》，要求以经济欠发达地区的乡镇卫生院和有需求的村卫生室为重点，开展助理全科医师培训工作，进一步提高服务能力。在以上政策的激励下，乡村医生的队伍建设开始逐步探索。但是，目前来看，乡村医生队伍“一高两低（年龄高、学历低、素质低）”的现象仍然十分严峻。以山西省绛县为例：全县 265 个村卫生室 454 位从业人员中，50 岁以上 133 名，占 29%；仅有 26 名大专以上毕业生，占 5.7%；执业医师（助理）37 名，占 8.1%。由于村级卫生室条件简陋，医疗水平偏低，只能接诊一些症状较轻的疾病，一旦遇到重症，患者只能外出诊治，既不方便，又增加了经济负担。

针对目前乡村医生整体医疗水平偏低的情况，县级卫生行政部门要建立乡村医生培训制度，定期对乡村医生进行短期业务培训，安排乡村医生到上级医院进修，鼓励其接受在岗继续教育，并对成绩突出者给予奖励。在国家政策的号召下，我国不同的地区对于乡村医生的培训也开展了很多的探索和实践。

山东省鱼台县王庙镇卫生院根据当地的疾病谱和村医本身的业务能力，制定了三套村医培训方案。一是为村民的学习培训搭建各种平台。首先，每月组织两次村医业务学习，全面细致讲解《国家基本公共卫生服务规范》中的 12 大类内容，保证村医对内容的具体要求深入掌握，从而严格按照规范提供服务，同时针对常见病、多发病的用药规范、适宜技术和中医药治疗方法等进行系统培训；其次，通过组织村医到上级医院进行轮流培训，不断更新业务知识、提高专业技术水平和业务素质；最后，组织建立基本公共卫生服务微信群、QQ 群等，利用网络平台促进辖区内村医之间的沟通交流，院内技术人员作为管理员对村医进行线上答疑解惑，并防止流于形式，把线上指导作为日常督导的补充部分，一方面促进村医工作开展，另一方面提高了沟通效率，通过以上方案对村医的服务能力实现提升。

二是选取骨干力量建立村医梯队。作为“赤脚医生”发展而来的村医队伍，结构比较复杂，业务能力差异较大。面对该种情况，鱼台县王庙镇卫生院提出了“整合优势资源、以点带面、逐步提高”的方案，根据行政村分布、在岗村医年龄和工作能力等情况，设置了 12 个基本公共卫生村医服务团队，并选出 12 名年富力强、业务能力好、有责任心和敢于担当的村医分别担任团队负责人，“领头”村医带领所辖片区的村医一起开展基本公共卫生服务。如此，一方面提升了村医整体水平，另一方面，也为老村医提供了协助力量，

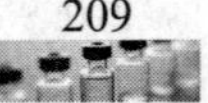

同时，通过团队建设，也增强了村医之间的互信和合作。当然，为体现多劳多得、优绩优酬的分配原则，绩效考核时，应该适当给予“领头”村医较高的岗位系数。

三是利用现代信息技术监管和指导村医的公共卫生服务工作。给乡村医生配备工作所需手机，村医需使用专用手机开展随访、健康教育等基本公共卫生服务，卫生院通过手机对村医进行定位并实时指导。服务过程采用拍照取证的方式，杜绝了以往闭门造随访、假随访的现象。手机服务终端资金监管系统将对村医的服务数量和质量做出考核，考核结果作为村医基本公共卫生服务和基本医疗服务补助发放的主要依据，以及岗位聘用、年度考核等次和奖惩的重要参考。

2. 发挥行业协会的作用，加强乡村医生行业队伍的建设

卫生与健康大会的召开及健康中国 2030 规划纲要出台，党和政府对社团组织参与卫生与健康及经济建设提出了要求，对社团组织的发展及发挥作用是个大好时机。中国医师协会是具有独立法人资格的国家一级协会；乡村医生分会是中国医师协会批准成立、是直接隶属中国医师协会的二级机构。乡村医生分会的主要工作包括：健全组织，倡导各省市设立乡村医生协会；制定 3 年规划和村医分会各项制度；启动百家县级医院乡村医生培训中心工程（已完成 19 个培训中心）；广泛走基层、看医改、听医声，调研乡村医生的工作、生活、业务发展及各项诉求；每年召开一次中国乡村医生学术年会；启动乡村医生信息管理平台的建设；积极参与国家关于建设乡村全科执业助理医师制度的工作，做好乡村医生向乡村全科执业助理医师转化的培训工作等，所以借助发挥行业协会的作用，会对促进乡村医生行业队伍的建设起到关键作用。

（三）提高乡村医生公共卫生服务的待遇，吸引较为优秀的人才到基层工作

2015 年 9 月 11 日，国务院办公厅 70 号文件《关于建立分级诊疗制度的指导意见》明确提出要尽快建立起分级诊疗制度的基本框架。在国家分级诊疗制度的构建中，基层的乡村医生的地位不容小觑。“上面转下来，下面接得住”，乡村医生的能力、水平、信誉度和美誉度直接关系到是否“接得住”。但是，由于目前乡村医生尴尬的地位和较低的待遇，现实的情况是，乡镇的医生想办法到县城里去，县城里的医生想办法到市里去，在资源集聚效应的裹挟下，乡村剩下的医疗资源往往都比较差。在许多“赤脚医生”渐渐老去之后，面对村医的微薄待遇，年轻人“用脚投票”，使农村基本医疗卫生服务“后继无人”成为一种尴尬的现实。有资料显示，我国每年有数十万名医学院校毕业生，但由于分配制度、个人价值取向等原因，甘愿回乡当村医的微乎其微，大部分人学非所用，弃行谋生，致使乡村医生队伍青黄不接，后继乏人。

2014 年和 2015 年，李克强总理分别到内蒙古翁牛特旗和贵州黎平县调研村卫生室工作，看望乡村医生，要求提高乡村医生收入待遇，加强乡村医生队伍建设。所以，首先要建立乡村医生合理收入保障机制。对于提供基本公共卫生服务的乡村医生，根据核定的任务量和考核结果，通过政府购买服务的方式，保时、保量地将相应的基本公共卫生服务经费拨付给乡村医生。切实落实乡村医生多渠道补偿政策，对于实施基本药物制度的村卫生

室，要综合考虑基本医疗和基本公共卫生服务补偿情况，给予定额补助，逐步提高乡村医生的待遇水平。同时，建立动态调整机制，当经济发展水平、物价提高时，鼓励各省（区）逐步提高乡村医生基本公共卫生服务补助标准、基药补偿标准。规范乡村医生的考评体系，对于工作优异的乡村医生可采取以奖代补的方式增加其收入。

青海省、浙江省等将 40% 以上的基本公共卫生服务交给具备条件的乡村医生，通过政府购买服务的方式，将相应经费拨付给乡村医生。宁夏回族自治区、青海省分别按照每人每次 5 元、3 元的标准设立村卫生室一般诊疗费，纳入医保支付范围。青海省、山西省太原市对于实施基本药物制度的村卫生室，按服务人口计算，每人每年给予 5 元的定额补助。山西省太原市每年安排不低于 1 000 元的补助，用于村卫生室水、电、暖和信息网络运行。山西省对取得乡村医生资格、执业助理医师资格和执业医师资格的人员，分别按照每人每月不低于 800 元、1 200 元和 1 800 元的标准予以补助。宁夏回族自治区对乡村医生的基础岗位生活补助为每月 500 元，对取得乡村全科执业助理医师证、执业（助理）医师证的分别提高至每月 800 元、1 000 元。江西省建立边远山区和连片特困地区乡村医生岗位补助制度，市、县财政每月补助 300 元。

同时，要保障乡村医生的退休待遇。加快落实乡村医生养老保障制度。各地应当尽快落实《国务院办公厅关于进一步加强乡村医生队伍建设的实施意见》（国办发〔2015〕13 号）的要求，落实和完善乡村医生补偿、养老政策，并出台符合各地实际情况的乡村医生养老保障政策，免除乡村医生退休后的后顾之忧。加大政府卫生投入，减轻乡村医生养老保险购买负担，还应尽快明确乡村医生“身份”，明确其归属，加快政策出台，保障乡村医生“老有所养，老有所终”。广东省规定，纳入乡镇卫生院编制内管理的乡村医生，在村卫生站工作至退休年龄的，参加机关事业单位养老保险并享受相应待遇；未纳入乡镇卫生院编制内管理、与乡镇卫生院建立劳动关系的乡村医生，参加企业职工基本养老保险。吉林、辽宁、江西、福建等省规定，实施一体化管理的村卫生室，其乡村医生与乡镇卫生院实行聘任制度并签订正式用工合同的，按规定参加职工养老保险。宁夏回族自治区、青海省对年满 60 周岁的离岗乡村医生，根据实际服务年限，按每满一年每月分别给予 15 元、20 元的生活补贴。安徽省对具有乡村医生资质、从事乡村医生工作 10 年以上、到龄从村卫生室退出的乡村医生，落实每月不低于 300 元的生活补助。

（四）开展定向培养，大力加强乡村医生的队伍建设

乡村医生多是由赤脚医生转变而来，身份是农民，工作量大、待遇相对较低，身处于远离大中城市优质资源的地区，年轻人根本不愿意干，由于长期的传统意识影响，人们对于乡村医生职业的认识可能尚有偏见，为了保证乡村医生队伍的持续长远发展，可以通过相应的政策对人才供给渠道进行引导。为此，国家有关部门应建立乡村医生定向培养制度，每年有计划地从高中毕业生中招收一批生源，与其签订“村来村去”的就业合同，其学费由国家予以补贴，学成后定向分配到村卫生室上岗，使乡村医生队伍成为有源之水。

比如，青海省实施“村来村去”的 3 年制中专、高职免费培养计划，每年招收 400 名

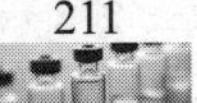

免费医学生。宁夏回族自治区自 2011 年起，从在职乡村医生和医学院（校）大中专毕业生中选定 3 000 人开展 3 年医学大专教育，定向培养乡村医生。湖北省宜都市自 2014 年起，市、县政府投入 4 200 万元在全国率先免费定向培养 1 400 名大学生乡村医生，到“十三五”末实现“一村一名大学生村医”。河北省、重庆市部分地区按照“县聘、镇管、村用”的原则，将招聘的大学生充实到村卫生室。山西省太原市通过“三支一扶”等渠道公开招录医学大学生补充乡村医生队伍，乡镇卫生院统一聘用，其岗位补助每人每月不低于 1 500 元。

以湖北省宜昌市为例。2014 年以来，湖北省宜昌市把脉乡村医生问题，定向委培大学生村医，规范村医进退流转机制，理顺村级卫生室管理体制，探索出了一条稳定村医队伍、织牢农村卫生服务网之路。宜昌从 2014 年起“订单式”免费培养大学生村医。截至 2013 年年底，宜昌市有村医 3 432 人，具有执业（助理）医师资格的仅占 11.6%，有注册护士资格的占 1.89%，大专及以上学历占 5.36%；从年龄结构看，35 岁以下仅占 11.45%，而 50 岁以上的村医占比达 52.19%，执业 30 年以上的占 42.22%。为从根本上改变这一状况，2014 年初宜昌市出台新政，市、县两级政府出资 4 200 万元逐步培养 1 400 名大学生村医（每人补贴全额学费和生活费 3 万元），按照一村一名大学生村医的标准实现全覆盖。按照政策，学生参加高考，与县市区卫生计生部门签约后，按照当年大专录取分数线标准进行录取。学生毕业后，按“县签约、县招聘、乡管理、村使用”的原则，安排到村卫生室工作，服务期限不低于 5 年。服务期满，允许在本县市区范围流动。

因此，要从根本上解决农村优质医疗卫生资源短缺、优质人才不愿从事村医行业、村医不愿从事计划免疫、健康教育等公共卫生服务的问题，要从资金投入、制度设计等进行多方面的努力。当然，治本之策还得寄望于尽快从根本上消除城乡在经济、社会发展上存在的巨大差异，尽快实现城乡医疗保障一体化，让几亿农民都能享受到优质、便利、经济的公共医疗服务。

三、新生儿首针乙肝疫苗及时接种服务主体——出生机构的选择问题与孕产妇摸底登记与健康教育

世界卫生组织规划，到 2030 年力争实现全球新生儿消除乙肝，彻底阻断乙肝病毒母婴传播途径，切断垂直传播。而实现这一目标的关键就是新生儿乙肝疫苗首针及时接种率。乙肝疫苗首针及时接种是指新生儿出生后 24 小时内接种第 1 针乙肝疫苗。有研究报道，新生儿首针乙肝疫苗的及时接种可减少＞ 90% 的由 HBsAg 阳性母亲传给子女的发病数，因此乙肝疫苗首针及时接种是预防乙肝感染的最重要环节。

虽然我国在 2002 年将新生儿乙肝疫苗预防接种纳入儿童免疫规划，但是在一些经济比较落后、交通较为闭塞的偏远地区，新生儿乙肝疫苗首针及时接种率长期处于较低水平。这主要就是因为产妇住院分娩率与当地的经济发展水平、交通条件及群众的健康观念和健康意识等因素有密切联系。一般来讲，经济发展水平越高、交通条件越便利、居民的健康知识越丰富、健康观念和意识越科学的地区，其产妇住院分娩率也就越高。已有研究

表明：产妇住院分娩率越高，儿童首针及时接种率就越高，特别是对于偏远农村地区。产妇住院分娩率和新生儿乙肝疫苗首针及时接种率关系非常密切，保持了很高的一致性。

所以，提高乙肝疫苗首针及时接种率的工作重点落脚到两个层面，一方面要提高孕产妇的住院分娩率，另一个方面要对在家或私人诊所等机构出生的新生儿进行重点关注，这两方面中居民的健康知识和健康观念会起到非常重要的作用。所以，开展孕产妇摸底登记和广泛的乙肝健康教育，是提高在家出生新生儿乙肝疫苗首针及时接种率行之有效的方法。在加强居民、特别是边远地区村民的健康教育方面，健康宣教人员要深入开展业务培训，一方面从形式上要组织形式多样的宣传教育活动，另一方面在内容上要通俗易懂，针对人群特点进行设计。同时，为提高在家分娩新生儿乙肝疫苗首针及时接种率，工作人员还要注意组织开展孕产妇摸底登记工作，一方面掌握了孕产妇信息，便于提前预约和安排新生儿首针乙肝疫苗接种；另一方面在摸底过程中开展了面对面的健康教育，宣传乙肝防治知识，动员、鼓励住院分娩，将免疫规划服务对象提前到了孕产妇，这样会起到事半功倍的宣传教育效果。针对住院分娩的新生儿，各级医疗机构要吸取全国工作经验的经验，落实“谁接生谁接种”的原则，指定专人负责新生儿的《乙肝首针疫苗接种登记及报告工作》，并制订相关的院内考核和管理措施，确保了住院分娩新生儿乙肝疫苗首针及时接种率。

在该项工作中，在人员保障方面，健康教育宣传人员和接生人员的重要性不言而喻，他们既肩负着新生儿乙肝疫苗首针及时接种的重担，又肩负着健康知识的传播责任，所以开展对健康宣教和接生机构管理及相关人员培训，完善住院分娩新生儿乙肝疫苗首针及时接种的工作流程，提高住院分娩新生儿乙肝疫苗首针及时接种率，同时完善和落实乙肝疫苗首针入户接种策略，并给予入户接种相关人员适当的补助，从而提高非住院分娩新生儿乙肝疫苗首针及时接种率等，是在孕产妇住院分娩尚不能完全保证实现的前提下，提高偏远或贫困地区新生儿乙肝疫苗首针及时接种率的可行措施之一。而在设备方面，村级接种点无冷链设备仍是目前制约提高在家出生新生儿首针乙肝疫苗及时接种率的主要因素之一。

四、历史遗留的“重医疗、轻预防”的医疗卫生工作模式——预防保健服务的激励机制问题

如前所述，虽然疫苗可减少疾病发生率、提高医疗服务边际产出率，但相较于医疗服务能直接影响健康，疫苗接种具有一定时滞效应，因此易被忽视。在我国，成人乙肝疫苗属于Ⅱ类疫苗，在农村认知水平不高、“重医轻防”的背景下，要实现居民自愿自费接种难度较大，这就凸显了健康教育的重要性，而从事健康教育的主体——基层的预防保健人员的激励制度就需要科学的设计。

薪酬是激励机制重要的一个方面。要落实好国家免疫规划疫苗预防接种完全免费政策，保证基层预防接种人员计划免疫工作的积极性，各级政府有必要尽快解决基层从事预防接种工作人员的报酬。中华人民共和国财政部、国家发展和改革委员会、国家卫生和计划生育委员会《关于卫生事业补助政策的意见》，统筹安排公共卫生事业机构经费，按照

条例第三十四、三十七条的规定，尽快落实预防接种所需的工作经费、免费接种劳务、耗材补贴及冷链体系建设费用。对承担农村公共卫生的乡镇卫生院防保人员，应单独核定人员编制，全额落实人员经费及工作所需经费，确保农村预防接种等公共卫生服务的全面落实。在保证薪酬激励的同时，各项其他的激励措施也应配套实施，比如荣誉激励、情感激励、关心激励、尊重激励等，给予适当的晋升和进修的机会，提高防疫人员的责任心和归属感，从而真正调动基层卫生防疫人员的积极性。

通过对基层接种人员的培训，可以加强预防接种安全注射知识的传播、宣传，可提高从事计划免疫人员的理论水平和业务素质，增强工作积极性和主动性，提高服务质量。让基层接种人员在入户开展预防接种的同时，还可以对预防接种的受益人（儿童家长）开展宣传；利用典型案例进行教育等方式，提高广大干部群众对计划免疫工作的理解，增强其对计划免疫工作的支持和自觉寻求计划免疫服务的意识，从而提高免疫覆盖率，把防病治病的重点从“下游”转到“上游”，改变“重医疗、轻预防”的观念。

第 3 节　需方角度农村居民乙肝疫苗接种动机提升策略研究

研究证明，通过进行广泛的宣传教育，可使广大农村地区婴儿乙肝疫苗免疫接种率得到很大提高。而在理论的基础上，设计科学易懂并具有针对性的干预内容能收到比一般干预政策更好的效果。所以本研究应用保护动机理论作为基础理论会给我们在实证研究中提供研究框架，也为我们在实际业务工作中明晰了工作的方向。

一、提高健康管理意识，重视健康教育，推进健康教育新发展

健康教育（health education）是旨在帮助个体或人群改善健康相关行为，从而预防疾病、促进健康和提高生活质量的系统的社会活动，即在调查研究的基础上，通过信息传播和行为干预，帮助个人和群体掌握卫生保健知识、树立健康观念，自愿采纳有利于健康行为和生活方式的教育活动与过程。所以，健康教育的着眼点是促进个人或群体改变不良的行为与生活方式。行为的改变以知识、信念、健康观的改变为基础，因此首先要使个体或群体掌握卫生保健知识，树立健康理念，提高认知水平和技能，并为此自觉自愿地改善自己的行为与生活方式。实践经验表明，行为改变是长期的复杂的过程，除了依靠自身的知识、信念和技能，还与其他社会的、政治的、经济的和自然的环境因素有关。

（一）重新审视健康教育的国家战略地位，提升重视程度

1. 健康教育是国内外公认的高收益、低投入的干预策略

健康教育是一项公共卫生策略，加强健康教育与健康促进是提高人民健康素养以及全民健康水平最根本、最经济、最有效的措施之一。世界卫生组织将健康教育与健康促进、计划

免疫和疾病监测确定为21世纪疾病预防与控制的三大战略措施。健康教育与健康促进不仅是遏制慢性病流行的主要手段，而且是应对传染病的优先策略，加强国民健康素质、延长健康寿命的重要举措之一。健康教育与健康促进在普及健康知识、提高人们自我保健能力等方面发挥着重要作用。在我国，目前对人类威胁较大的疾病包括了慢性非传染性疾病，比如心脑血管疾病和恶性肿瘤等，也包括了艾滋病、乙肝和肺结核等传染性疾病。我国的传染病防治形势依旧严峻，法定传染病2014年新发病例约718万例，发病率约为530.15/10万，我国当下传染病防治主要面临着新发传染病病种增多以及原有传染病不断再发的双重压力。这些疾病具有难治愈、预后差、生存质量低等特点，已成为值得重视的公共卫生问题。传染病有关知识知晓率作为健康素养的重要组成部分，反映了个体对传染病发生、预防、治疗等信息的理解及应用能力，需要卫生系统加大健康教育方面的投入力度。应对这些疾病采取有效的一级预防，并针对这些疾病的病因提出相应的措施。健康教育作为预防手段，通过媒体宣传以及行为干预，促使人们自愿采取有益健康的行为和生活方式，避免影响健康的危险因素，达到促进健康的目的。健康教育在国内外均被认为是一种高收益、低投入的干预策略。采用健康教育的方式提高居民重点疾病知识知晓率，可以达到预防疾病或减少疾病发生的目的。

2. 健康教育对防控传染性疾病意义重大

健康教育对控制传染源有重要作用。首先，传染源是传染病传染的根源，如果能够有效地从传染源上进行控制，对传染病的传播会是非常有效的控制方式。通过健康教育，把传染病预防的常识传授给群众，使传染病携带者能够根据常识和自己的症状及时发现自己患病，并及时接受检查和治疗，也能够让群众根据健康教育学到的常识，及时发现身边的传染病，识别传染病，并及时向有关卫生防疫部门报告，做到早发现、早隔离、早治疗。其次，健康教育是切断传播途径的有效措施。健康教育可以使得传染病疫区的人群掌握防治传染病的方法，从而改变以往不良的卫生习惯，及时地进行环境清理、消毒、接受疫苗接种等。最后，健康教育是保护易感人群的有效措施。开展健康教育，能够有效提高人们的卫生防疫意识，及时地接受防疫保护，如接种疫苗，增强免疫力。

3. 健康教育与健康促进已成为国家战略

习近平总书记在全国卫生与健康大会上提出“把人民健康放在优先发展战略地位，努力全方位全周期保障人民健康”。大会首次明确将“把健康融入所有政策”列入我国新时期卫生健康工作方针，为下一步开展全民健康促进提供了政策保障。2016年，中共中央、国务院印发的《“健康中国2030”规划纲要》把居民健康素养水平列入主要指标，把“普及健康生活”列为健康中国五大建设任务之首。推进健康中国建设，将“少得病、不得病、早发现、早治疗”作为国家健康战略的首选，注重预防为主和健康促进，倡导健康生活方式，动员全社会参与，努力实现从“以治病为中心”向“以健康为中心”转变。《“健康中国2030”规划纲要》第2章中提到：“共建共享、全民健康”，是建设健康中国的战略主题。核心是以人民健康为中心，坚持以基层为重点，以改革创新为动力，预防为主，中西医并重，把健康融入所有政策，人民共建共享的卫生与健康工作方针，针对生活行为方式、生产生活环境以及医疗卫生服务等健康影响因素，坚持政府主导与调动社会、个人的积极性相结合，推动人人参与、人人尽力、人人享有，落实预防为主，推行健康生活方式，减少疾病发生，强化早诊断、早治疗、早康复，实现全民健康。在第二篇普及健康生活中第 4 章明确以“加强健康教育”作为题名，提出要建立健全健康促进与教育体系，提高健康教育服务能力，从小抓起，普及健康科学知识。各级各类媒体加大健康科学知识宣传力度，积极建设和规范各类广播电视等健康栏目，利用新媒体拓展健康教育。

从以上内容可以看出，国家已经把“健康教育”上升到了国家战略的重要高度，并明确渗透到了社会经济文化生活的方方面面，提高预防保健意识，重视健康管理，是维护人类健康、抵御疾病的必然选择，是社会发展的必然趋势。未来 5～10 年，我国的健康教育与健康促进事业发展将进入重要的战略机遇期，健康教育与健康促进大有可为，前景远大。

（二）解放思想，适应健康教育工作模式的新发展

国际社会不但越来越重视健康教育工作，而且已经把它提高到影响经济发展和社会进步的高度。当前，健康教育的工作模式已发生了深刻的变化。

一是健康教育的目标，正在从以疾病为中心的卫生知识传播转变为以人为中心的行为危险因素干预；健康教育的策略，从单纯的信息传播转变为传播与教育并重；健康教育的方法，从单纯的传播材料制作转变为材料制作与指导、评价并重；健康教育的研究范围，从面向疾病易感人群转变为面向社区、面向社会，体现出点面结合、普及与提高并重的特点。

二是健康教育的管理，正在向着规范化、系列化、多元化与科学化的方向发展。健康教育的规范化，表现在政府行为的加强，政府为健康教育工作制定出各种规范、规划和措施，通过检查、验收和考核，使健康教育逐步走上法制化建设的轨道；健康教育的系列化，表现在对各类人群的系列化培训，向着综合、有序的方向发展；健康教育的多元化，表现在各部门、各系统都在抓健康教育，建立起广泛的社会网络，形成互联互动的良好格局；健康教育的科学化，表现在健康教育活动越来越强调有的放矢的目标，严密的计划和有效的干预使健康教育的成果更具科学性和指导性。

三是健康教育工作的内容，正在由医学知识服务向促进健康生活方式等领域拓展，尤其在传染病、地方病及慢性非传染病的预防和控制，控烟、农村及城市社区健康教育、创建卫生城市等方面取得了明显成效。

而目前我国健康教育与健康促进工作还处在初级发展阶段，基本的工作还主要由卫生健康部门承担，全社会参与程度还远远不够。未来医学模式要实现从“以疾病为中心转向以人的健康为中心”“以疾病的治疗转向对影响健康的危险因素的干预”“以个体服务转向以社区为基础的群体服务”的健康促进综合模式，这就要求我们按照健康教育的发展要求，深入探索新的健康教育的工作模式，从目标设定、监督管理和工作内容方面进行深入的思考和实践。

二、针对性、多样化的健康教育与健康干预策略——健康教育形式和内容

健康教育的新发展，也对健康教育的形式和内容提出了更高的要求。同时，基于本研

究在健康行为研究理论方面的综述和归纳，并以农村地区的乙肝疫苗接种研究作为实证研究，可以看出健康教育和健康干预计划的发展趋势应该是更具有针对性，这种针对性包括了健康教育的模式和内容等多个方面。作为促进公众健康的途径，健康教育可以从不同层次上影响健康。既可以通过与个人行为有关的健康知识、信念、态度、技能与自我效能的传播，直接对个体健康发生影响；也可以通过社会、群体或组织内部的特定传播形式传递健康信息，影响全社会、群体或组织内人群的健康行为。

（一）健康教育传播形式要多样化

健康教育中健康知识的传播大致可以分为：人际传播、群体传播和组织传播三种形式。

（1）人际传播：又称亲身传播，是个人与个人之间直接的信息交流。其主要形式是面对面的传播，也可借助某种有形的物质媒介，如书信、电话、电子邮件等。与其他传播形式相比，人际传播具有以下特点：这种传播方式是人要用多种感官来传递和接受信息，是全身心的传播。情感信息的交流在人际传播中占了很大部分。同时面对面的人际传播可以通过形体语言、情感表达来传递和接受用语言和文字等传达不出的信息，信息交流比较全面、完整、接近事实。人际传播过程中，交流双方互为传者和受者，可及时了对方对信息的理解和接受程度，从而根据对方的反应来随时调整交流方式和内容。因此，是进行说服教育、劝导他人改变态度的良好手段。但是这种传播方式的不足是信息量较少，传播的范围较小，速度较慢。健康教育中常用的人际传播形式有：咨询、交谈或个别访谈、劝服、指导。熟练掌握说的技巧、倾听技巧、提问技巧、反馈技巧和非语言传播技巧能够增强人际传播的效果。

（2）群体传播：又称小组传播，是某群体中的成员在共同目标和观念基础上，面对面的或者以互联网为基础的参与信息交流互动以达到既定目标的过程。研究与实践表明，良好的沟通能够使群体成员更有效地一起工作和学习，由于社会影响力量的存在，群体传播可以作为一种促进个人和群体成员态度，行为改变的工具。群体传播具有如下特点：群体意识越强，群体的凝聚力就越强，越有利于群体传播目标的实现。在群体交流中形成的一致性意见会产生群体倾向，这种群体压力能够改变群体中个别人的不同意见，从而产生从众行为。发现和动员本群体中具有影响力的人作为群体中的“意见领袖”，对人们的认知和行为改变具有引导作用。群体传播可适用于不同目的的健康教育与健康促进活动。在健康教育中，利用群体形式如家庭、生产班组、居民小组或因共同目标而组成的临时性活动群体等传播健康信息，是实现社会动员的一个常用途径。开展集体传播的常用形式有：专题小组讨论、同伴教育、自我学习导向小组等。

（3）组织传播：组织传播是指以组织为主体的有组织、有领导进行的有一定规模的信息传播活动。与一般群体不同，组织是指在一定的组织目标下建立起来的结构严密、管理严格的社会结合体，例如军队、学校、企业、机构、社团等都属于组织范畴。组织传播是组织生存和发展的必要保障，具有内外协调、指挥管理、决策应变、形成合力等功能。组织传播具有以下特点：组织传播是沿着组织的结构进行的，有下行传播（信息由上级向下

级传播，如红头文件下发）、上行传播（信息由下级向上级传播，如年终工作汇报）、横向传播（信息在同级组织间传播，如公关活动）之分。组织传播的信息都是与组织有关的，具有明确的目的性。组织传播的反馈是强制性的，要求受者必须向传者做出反应。

（4）大众传播：大众传播是指职业性传播机构通过报刊、书籍、电影、广播、电视、网络等大众传播媒介向范围广泛的社会大众传播信息的过程。在现代社会，大众传播对人的行为和社会实践有着重要的影响。与其他方式相比，大众传播具有以下特点：信息公开，传播速度快、传播范围广。传播者是职业性传播机构或人员，控制着传播过程和内容。信息传播以单向性为主，信息反馈缓慢、间接。传播媒介常依赖于先进的设备条件。

基层卫生服务工作人员需要对以上健康教育和健康知识的传播形式有熟悉的掌握，在开展实践工作中，综合考虑传播内容、传播目的、受众群体特点、传播速度要求、传播范围、经费条件等因素来选择恰当的传播形式，保证取得预期健康传播效果。在健康教育活动中开展大众传播，必须以受众为中心，制定适宜的传播策略，制作恰当健康传播材料，协助人们改变不良行为方式。制作不同形式的健康传播材料时必须遵循科学性、实用性、趣味性、可接受性等原则，正式使用前都应该经过预实验。健康教育工作渗透到平时工作的点点滴滴，例如基层卫生服务工作人员在入户开展健康教育和预防接种工作的同时，可对每个家庭及其成员开展健康相关知识的教育和宣传：利用典型案例进行教育等方式，提高人群对乙肝、乙肝疫苗及国家乙肝免疫政策的认识，增强其自觉为子女及其自身注射乙肝疫苗的预防保健意识，从而提高乙肝疫苗首针及时接种率和覆盖率。大力宣传免疫方面的知识，让家长知道接种疫苗的必要性。为了让家长了解计划免疫知识，可以在接种室墙壁上贴配有文字的图画，准备各种疫苗宣传单、画册等供家长阅读，有条件的话可以安装多媒体滚动播出宣传内容，不断提高他们对计划免疫知识的认知。在现代生活中，除了常见的给予群众相应的健康材料（海报和宣传手册）外，还可以通过更多的方式来对人群进行健康教育。如通过主要门户网站、微博、微信公众号等方式来宣传有关乙肝的防治知识。同时，还要注意一些平台上出现的虚假信息，对这些虚假信息要及时辟谣，防止公众受到这些虚假信息的蒙蔽。

随着我国互联网及社交媒体的发展，公众健康信息获取方式及需求内容都呈现多元化特点。不同年龄、生命周期及疾病人群也需要多样化、个性化的健康信息服务。然而，各级健康教育部门还多采用发放宣传材料、组织宣传活动及开展讲座等传统形式进行健康教育，健康科普宣传及健康信息的规范还任重道远。

（二）健康教育内容要具有针对性

基于本研究结果，政策干预项目要从 PMT 危险评估和应对评估过程着手，根据疾病的严重性、易感性、反应效能和自我效能等角度进行设定。比如，乙肝病毒感染后果的严重性、乙肝可转化为肝硬化和肝癌、乙肝的途径传播、预防措施、乙肝疫苗的有效性、副作用以及政府的免疫政策等方面的信息入手。本研究中保护动机理论的应用主要是为了测量样本人群乙肝和乙肝疫苗的认知水平，以往的研究中对于被调查对象的认知水平仅仅采用与乙肝或乙肝疫苗等内容相关的一个或几个问题来涵盖，这样可能无法全面系统地反映个体的真实认知水平，缺乏一定的科学性；而保护动机理论涉及乙肝严重性、易感性、乙肝疫苗有效性、个体或其子女接种乙肝疫苗的可能性等与接种乙肝疫苗的意愿和行为相关的认知方面问题。

在我国乙肝疫苗免疫策略和人群行为阶段基础上，对总样本人群进行分层研究，定位每个行为阶段、每组政策人群的影响因素。基于此，根据本研究的结果，针对不同的人群我们提出相应的认知政策干预内容，如表 6-1 所示。

表 6-1　各分层样本人群相应的认知政策干预内容

分层样本人群	有意义 PMT 因子	政策干预内容
15 岁及以上接种意愿和接种行为研究人群	疾病易感性因子	加强乙肝的传播途径、流行现状及其流行趋势等方面知识的传播
	自我效能因子	应提高人群对接种时间、形式和地点等信息的知晓，提供接种便利
	反应成本因子	利用新农合政策覆盖等优惠政策，使人群认为接种乙肝疫苗不再是一件费钱、费时、费力的事情
15 岁以下首针及时接种行为研究人群	疾病易感性因子	加强监护人对乙肝疫苗首针及时接种在阻断乙肝病毒传播、降低人群易感性方面的重要作用提高监护人对乙肝严重性的认识，特别是婴幼儿、儿童感染乙肝病毒后的严重后果
	自我效能因子	应提高人群对接种时间、形式和地点等信息的知晓，提供接种便利

从本研究设计的关于保护动机理论测量的各个条目以及样本人群的基本认知水平可以看出，相当数量的样本人群对 PMT 各变量的内容认识不足或不合理，具体来说，对于乙肝的严重性：比如只是听说过乙肝、不知道慢性乙肝可转化为肝硬化和肝癌等；对于乙肝的易感性：比如乙肝是通过什么途径传播、目前乙肝的流行趋势如何、预防的措施有哪些等；对于反应效能：比如不知道乙肝疫苗的有效性和有效期等；对于自我效能：对乙肝预防及乙肝疫苗接种政策的知识了解不够，或觉得接种乙肝疫苗只是儿童的事情，没有自觉接种乙肝疫苗的意识等，或者，虽然知道接种乙肝疫苗很重要，但由于乙肝疫苗接种信息获得渠道有限，并不知道相关接种信息，还有在家出生儿童的监护人大部分不知道新生儿要在出生后及时接种乙肝疫苗，从而错过了接种时间等。因此，加大乙肝疫苗接种的宣传力度，使群众了解预防乙肝的重要性及其方法，是提高乙肝疫苗接种率的关键，这与以往学者的研究结果一致。

如果部分人群缺乏乙肝病毒的防治知识，就会大大增加传染他人的可能性。宣传动员和健康教育等提高广大人民群众对乙肝与乙肝疫苗正确认识的干预手段，是影响乙肝疫苗接种率的重要因素，只有宣传到位，使人民群众能真正了解乙肝的严重危害性和接种乙肝疫苗的重要性及接种程序，家长才能变被动接受为主动免疫，从而克服包括费用问题、时间成本以及距离等困难，带子女或自身主动去接种。

在控制变量方面：本研究在接种意愿和接种行为中有意义的控制变量包括：年龄、婚姻状况、受教育程度、职业、外出情况、收入水平、医疗卫生可及性、地区及出生地点，结合到乙肝疫苗接种在我国农村地区的现实情况，可以具体讨论如下。

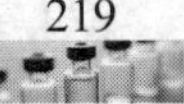

1. 年龄和婚姻状况

15 岁及以上人群乙肝疫苗接种呈现年龄组越大，愿意接种率越高的现象，而在 15 岁以下人群中，0～8 岁儿童的乙肝疫苗首针及时接种率显著高于 8～15 岁儿童，这说明我国新生儿乙肝疫苗计划免疫策略的效果越来越明显。在婚姻状况中，大致呈现出离婚、丧偶等缺乏家庭照顾群体的乙肝疫苗接种率较低，其子女首针及时接种率也较低，社会支持政策应向这部分群体倾斜。

2. 受教育程度

本研究在对受教育程度分析中，由于 1～15 岁被调查者的决定通常由其父母（特别是母亲）做出，根据国际常用方法，分析其母亲的教育程度。个体受教育程度会影响其获取乙肝和乙肝疫苗信息的多少，从而影响乙肝疫苗接种意愿和接种行为。相当数量的调查已经表明，新生儿家长尤其是母亲的文化水平与新生儿乙肝疫苗的及时接种率高低有密切关系，我国农村人口文化水平较低，计划免疫知识贫乏是我国乙肝疫苗计划免疫策略的一大阻碍。

调查显示，我国农村地区乙肝疫苗接种主要在村级接种点进行，乡村医生是乙肝防治及其疫苗接种知识宣传的重要环节。所以，提高乡村医生业务水平和工作积极性，加强其对广大居民的宣传和教育，提高农村居民对乙肝的预防意识对我国乙肝防治工作异常重要。

3. 职业和外出情况

农村地区家庭中的主要劳动力由于预防意识薄弱或忙于农活等原因，对自身健康不重视，导致接种意愿不强，乙肝疫苗接种率也较低，而流动性较强的打工者和聚集性较强的学生群体对乙肝疫苗的接种意愿较高，组织性较强的工人及其他职业者乙肝疫苗的接种率较高。外出务工和上学在我国农村地区已是比较普遍的现象，农村流动人口以后仍是我们乙肝疫苗推广工作的重点和难点之一。

4. 收入水平

已有研究表明，农村经济生活条件的好坏与新生儿乙肝疫苗首针及时接种率密切相关，当农村家庭人均年收入为 7 200 元时，乙肝疫苗接种率是 54.7%，而当农村家庭人均年收入为 500 元时，接种率仅为 15.5%。即使现在有新生儿免费接种政策，如果由于家庭经济状况或其他原因，儿童只能在家出生，则第一针及时接种就难以保证；而对于成人来说，乙肝疫苗仍是有价疫苗，考虑到交通费用和时间成本等阻碍因素，如果认识不足，自觉接种乙肝疫苗变得不易实现，所以低收入群体应该成为我国乙肝疫苗免疫策略所考虑的重要人群之一。

5. 医疗卫生可及性

由于乙肝疫苗接种时限的特殊性，对接种服务可及性要求较高。本研究结果显示，无论是接种意愿还是接种行为都随医疗卫生可及性增强而增高。调查显示，单纯对新生儿乙肝疫苗及时接种而言，村卫生室接种的效果比乡镇集中接种效果好。因为时间具有机会成本，受种者用于接受预防接种服务的时间也是影响服务利用的重要因素。时间成本对卫生服务利用的重要影响对制定相关政策具有重要意义，提示不仅要考虑服务价格，还要考虑服务时间，特别是当服务的提供为免费或基本免费时，时间成本在卫生服务中占据的比例相对更大。因此在我国居住较分散的偏远地区，预防接种服务的提供应采用集中接种与上门服务相结合，考虑到时间对服务利用的影响。

6. 出生地点

为提高新生儿乙肝疫苗首针及时接种率，原卫生部在《2006～2010年全国乙型病毒性肝炎防治规划》中提出"谁接生谁负责接种第一针"的原则，保证了新生儿及时接种首针乙肝疫苗；同时，家长在此可获得有关乙肝及其疫苗的知识，因此，以往研究也都发现，为提高婴儿乙肝疫苗首针及时接种率，促进产妇在医院分娩十分重要。但由于住院分娩费用较高，相当于农民年收入的1/3～1/2，交通问题也不易解决。加之提前分娩的不可避免，今后在家分娩的现象仍会继续。因此，还需考虑相应对策。比如加强对孕妇和新婚夫妇的健康宣传，让他们充分意识到首针及时接种对新生儿的重要性，使其提早与基层预防接种人员联系，或要求其提供主动上门服务，保证新生儿首针及时接种。

除此之外，关于计划免疫中的健康教育，还需要补充两点：一是关于预防接种的不良反应的健康教育。对人体而言，疫苗属于异物，接种过程中可能会出现不良反应。因此，为了减少家长恐慌，应将这些提前告知家长疫苗接种前、中、后的注意事项。这样，当出现不良反应后，接种对象或家长也不会过度担心，及时前往接种门诊进行相关处理，从而科学应对危险情况的发展和医疗纠纷的出现。二是流动儿童管理一直是计划免疫工作的难点和弱点，也是计划免疫工作健康教育的重点。要解决流动儿童的预防接种问题，首先应该变被动地位为主动出击，经常性入户进行摸底调查，做好建卡管理，以免造成漏建卡、漏接种等现象，从而影响入册率、接种率，而这些都是计划免疫工作的潜在威胁。今后应继续加强计划免疫工作，健全防保组织，稳定防保队伍，提高卫生专业技术水平，加大宣传教育力度，使儿童家长积极配合工作，确保计划免疫质量，从而控制相应传染病发生和传播。

综上所述，要把健康教育卓有成效地开展起来，必须动员社会各方面力量积极参与。将控制传染病和计划免疫与健康教育工作结合在一起，使人们认识到，计划免疫工作是预防传染病最直接最有效、最经济的手段，是关系到人类健康的大事，从而提高人们主动参与计划免疫活动的积极性，减少传染病和控制传染病的发生。

三、提高预防接种的人性化服务能力，加强完善和推广使用联合疫苗

有研究表明，既往接种疫苗的满意情况会对个体今后的疫苗接种行为产生影响，而影响个体疫苗接种满意情况的因素包括了接种时间长短、接种地点、疫苗种类、便利性和信任等因素。

（一）合理设计接种地点和接种时间，提高服务可及性

受种者用于接受预防接种服务的时间也是影响服务利用的重要因素。因为时间是有限的，时间具有机会成本。要根据辖区服务对象、服务半径、人口密度、地理条件和医疗

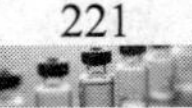

卫生资源配置等情况，合理设置预防接种单位，确定服务模式和服务周期，提高预防接种服务可及性。因此在我国居住较分散的偏远地区，预防接种服务的提供是采用集中接种与上门服务相结合，就是考虑到了时间对服务利用的影响，如果全部一刀切地采用城市地区的预防接种门诊提供集中接种，势必会影响偏远地区的预防接种服务利用。有条件的预防接种门诊最好能提供周末或节假日接种服务，日均接种儿童数过多的门诊可适当增加服务日，或考虑增设预防接种门诊。时间成本对卫生服务利用的重要影响对制定相关政策具有重要意义，提示不仅要考虑服务的价格，还要考虑用于服务的时间，特别是当服务的提供为免费或基本免费时，时间成本在卫生服务中占据的比例相对更大。

虽然乡镇门诊接种与村卫生室接种相比较，有技术力量强、冷链设备全、疫苗质量和接种质量易于保证、督导检查容易、易于开展接种信息化建设等优点。但对一些比较大的乡镇的一些比较偏远的村，老百姓到乡镇接种门诊接种疫苗很不方便，此时应当设立村卫生室接种点，发挥村医及接生人员的作用，给予他们在经济上和政策上以适当的支持，包括补助劳务费和知识、技能等方面的定期培训，以保证那些在家出生的儿童能够及时接种到首针乙肝疫苗。并且加强接种点的软硬件建设，让所有儿童都享受优质的预防接种服务，确保预防接种不留死角，为广大群众提供便捷的预防接种服务。

合理设定接种地点，选择接种方式，力争提供省时、省力、方便的接种服务。如何缩短接种全过程时间，如何进一步加强健康教育和沟通，减少受种者或监护人不必要的担心或误解而增加的处理时间，如何创造良好的接种环境和服务质量提高预防接种服务能力等值得思考和探讨。

（二）加强完善和推广使用联合疫苗

目前我国单联疫苗多，15 种儿童免疫规划疫苗中只有无细胞百白破联合疫苗、白喉破伤风联合疫苗、麻腮风联合减毒活疫苗、麻疹风疹联合减毒活疫苗为多联疫苗，其他都是单联疫苗，儿童需要接种的剂次至少达 22 剂，除出生接种外，学龄前儿童至少要去接种门诊 13～14 次。发达国家已将五联、六联疫苗纳入免疫规划，如澳大利亚，学龄前儿童只需接种 15 剂次，预防 13 种疾病，除出生接种外，学龄前儿童只需去接种门诊 5 次。疫苗种类的增加，不仅给家长和医务人员带来了不便，同时增加了疫苗管理方面的难度，而且容易造成儿童的漏种，影响疫苗接种率和疫苗防病效果。

联合疫苗是人类免疫预防的发展方向，其最大的优点就是简化免疫程序、降低免疫成本。使用联合疫苗可减少注射器、疫苗的包装、冷链运输储存、接种记录及档案管理等的费用；降低发生不良反应的风险；减少多次接种疫苗所带来的痛苦；减少接种医生的工作量，减少受种者的时间和交通成本；减少漏种、不能按程序接种，提高疫苗接种率。

（三）积极发展和大力推行“互联网＋预防接种”

预防接种疫苗种类繁杂，接种时间跨度较大，工作任务繁重，而工作人员短缺，就容易出现疫苗的错登、漏登、漏种、册证不符等现象，影响了数据的准确性和录入的及时性。而信息化的预防接种管理方式既可以保证信息的真实可靠，提高工作效率，还可让家长直观了解儿童将来的接种程序，并可通过短信平台，获取儿童应种疫苗的种类、剂次和时间等信息。现在的预防接种信息化系统基本也都实现了儿童在规定时间内注射疫苗，计划免疫的基本流程受计算机提醒，因此，绝对杜绝了提前接种的可能性，也避免了重种、漏种现象。同时，通过信息化管理系统，流动儿童的计划免疫问题也得到了一定程度的解决，网络平台的信息共享，使得在不同接种点都可下载儿童资料，对流动儿童预防接种管理更加规范、准确、及时。

目前的预防接种信息化发展还处在初级阶段，信息化的平台的服务能力开发还不够充分、功能还不够完善。随着信息化技术的发展，实现预防接种信息系统数据的网络化共享、集约化整合、协作化开发和高效化利用是大势所趋，预防接种信息化成为免疫规划发展的一个新方向和重要部分。预防接种单位要充分利用预防接种信息平台，实现通过微信公众号、手机客户端对儿童家长及其他接种人员的疫苗告知、接种提醒、接种预约、接种查询、健康状况反馈、免疫资讯、互动交流平台、问卷调查、知识宣传和预防接种证自助查验服务等。这样，一方面可以缩短接种人员的排队等候和现场询问的时间，提高服务满意度，另一方面也提高了接种服务人员的工作准确度和效率。信息化的资源共享、集约化整合和协作化开发还要求实现与医院（比如产科）、流动人口管理部门、学校的信息对接，有效发现漏种儿童，提高疫苗接种率。有条件的地区可建设数字化门诊，数字化接种流程模式相对于传统门诊优势在于缓解门诊拥堵、保证接种秩序及保障接种安全性，在接种流程的改善和优化方面起到了显著作用。

四、部分疾病的预防接种服务纳入现有政策范围——新型农村合作医疗

社会医疗保险是国家和社会根据一定的法律法规，为向保障范围内的劳动者提供患病时基本医疗需求保障而建立的社会保险制度。而就目前我国的社会基本医疗保险支付范围和待遇水平来看，依然只将基本的医疗服务项目和费用纳入医疗保险的报销范围，诸如预防接种等公共卫生服务基本还被排斥在医疗保险覆盖范围之外，这很明显并不符合“基本医疗需求”的医保设立的初衷和宗旨。而且随着我国健康中国战略的全面展开，诸如健康教育和健康促进等预防保健服务的重要性越来越被凸显，而社会医疗保险作为我国医疗卫生体质的重要资金来源，理应顺应国家战略和社会需求做出相应的调整。

医疗保险费用到底应该在疾病前支付还是在疾病后支付一直是经济学领域评价医疗保险作用的研究课题。一直以来，我国大多数居民对于疾病总是事后处理，生病后才肯去医院求医问诊，医疗保险也就成了为患者看病买单的“单一险项”。二类疫苗纳入社会基本医疗保险支付范围具有显著的成本效益，在社保基金能够支撑的前提下，二类疫苗纳入社保支付范围可以拓宽预防接种的筹资来源，提高二类疫苗的接种率，发挥疫苗的外部正效应，巩固免疫屏障；同时，扩大人群免疫可以有效降低医疗费用支出，减少由疫苗阻断疾病所带来的社会基金的消耗，提高社保基金的使用效率。预防接种是预防保健和疾病控

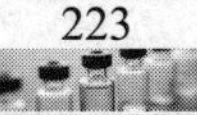

制的有效方式之一。随着社会经济发展以及儿童计划免疫工作的深入开展，与疫苗相关的疾病得到有效的控制，使用更多新疫苗用来预防疾病，以及将成人预防接种有步骤地纳入社会保险支付，逐步提高疫苗的使用量和接种率，越来越受到人们的关注和重视。乙肝疫苗纳入医保支付，既可增强居民对医保的满意度，使居民通过接种疫苗提高抵御乙肝的能力，又符合医疗保险由“疾病保险”向“健康保险”的发展趋势。

医疗保险与以预防保健为主要内容的公共卫生相结合的模式已在美国和英国等国家实施多年。借鉴国外的疫苗筹资机制，如法国，85% 的疫苗在私立医疗机构接种，而疫苗费用的 65% 由社会医疗保险报销，剩下 35% 由使用者或补充性医疗保险进行支付；德国 90% 的疫苗通过法定医疗保险进行报销，儿童疫苗费用由父母的法定医疗保险进行报销，剩下 10% 的疫苗由私人医疗保险报销或使用者支付。因此，将参保人接种疫苗的预防保健费用纳入医保管理及支付范围，实现由单纯的大病、疾病保险向健康保险过渡成为必然趋势。

目前，我国多地也开始逐步实行试点。以城镇职工医保和城镇居民社保为例，2008 年开始，珠海、盘锦、宁波和大庆等市明确医保个人账户“可用于支付参保人及其配偶、父母或子女预防接种的疫苗费用（按规定免费的除外）”；除 Ⅰ 类疫苗外，部分 Ⅱ 类疫苗纳入医保支付，包括成人甲肝、乙肝疫苗、狂犬病疫苗、流感疫苗等。福建省人力资源和社会保障厅于 2012 年将部分疫苗纳入该省城镇职工基本医疗保险个人账户支付范围内。深圳市人力资源和社会保障局在 2011 年印发了综合医疗保险预防接种生物制品目录。此外，一些地方政府在财力允许的条件下，扩大了地方财政对部分二类疫苗的支持，如北京市免费向老人和儿童提供流感疫苗接种服务。除此之外，西安、重庆、新疆昌吉州、苏州、无锡、淮北、兴化、张家港、盘锦市等多个省市先后将乙肝、流感和狂犬病疫苗等部分二类疫苗纳入医疗保险基金的支付范围。而且，海南、山东临淄和辽宁大连多地的人大代表和政协委员也先后提出此类提案。有学者通过定性研究方法，对深圳市、区疾控机构和社区卫生服务中心免疫管理人员进行半结构式个人深入访谈也发现，75% 的调查对象认为二类疫苗应该纳入社会医疗保险的支付范围，100% 的调查对象认为二类疫苗的资金来源是影响二类疫苗纳入社会医疗保险支付范围的主要问题。也有学者从预防接种需求方和供给方进行了调研，发现社区居民对二类疫苗的接种需求较高，医务人员对于预防接种纳入社会医保支付也表示支持。由此可见，二类疫苗纳入基本医疗保险的支付范围是适应社会发展、满足人民群众需求的大势所趋，具有一定的可行性。

在二类疫苗纳入社会基本医疗保险支付范围的过程中会存在各种各样的操作层面的问题，如社区预防接种单位的能力尚需提高、基层预防接种工作人员不足、社区卫生服务中心与社会医疗保险相关部门信息交流甚少、社会保险基金的信息化建设尚不足、功能开发不够、预防接种与社会保险基金的信息化系统尚未实现兼容和共享等。这些问题也呈现出，二类疫苗纳入医保支付也不是一蹴而就的，在国家财力有限的情况下，建议优先选择一些针对特殊群体的二类疫苗纳入医保支付，针对人群、分批次、分步骤逐步完成，可以采取成本效益分析进行测算，比如 1993～2004 年深圳市成人乙肝疫苗得到效益成本比为 15.96，将其接种费用纳入医保支付范围，有利于降低医疗资源消耗和社会运行成本。而相对于其他二类疫苗，也可先行通过成本效益测算结果，结合高危人群的需要分类实施，比如老年人可优先纳入肺炎疫苗、流感疫苗，其效益成本分别为 6.49 和 4.98。

新生儿的免疫策略可以有效地阻断母婴传播，但是对 15 岁及以上人群之间的水平传播却不能控制。所以首先要加强重点人群的乙肝免疫预防，同时逐步开展对弱势群体（如农民和流动人口）的乙肝疫苗免疫，要加大政府投入力度，充分利用新型农村合作医疗和各种医疗保险免费接种政策，以求提高全人群防御乙肝的免疫屏障。本研究也发现，医疗保险在一定程度上会影响农村居民的乙肝疫苗接种意愿，保障程度越高越倾向于接种乙肝疫苗。目前新农合参合比例已超过 90%，农民知晓率也已较高，一定程度上对农民的卫生行为、预防保健意识产生影响，本研究中，虽然医保尚未包括乙肝疫苗费用，但已影响其接种意愿，保障较高者更倾向于选择接种乙肝疫苗。这与以往研究一致。如有研究表明预防保健费用是否由医保支付会影响城乡居民预防保健服务需求，国外研究也发现医保的保障范围会影响疫苗需求：疫苗费用纳入医保支付，对居民来说，疫苗价格降低，从而需求增加；而若医保只覆盖疾病治疗费用，个体将面对较低医疗服务价格，从而出现事前道德风险，减少疫苗购买。新农合已采用的将账户积累资金用于给农民免费体检的政策受到欢迎，同时，一项在河南 19 个县（市、区）包括 1 117 人的实证调研发现，农村居民同意从现有新农合经费中拿出部分用于预防接种工作。若将乙肝疫苗纳入新农合支付，不但可增强农民对新农合满意度，也可通过接种疫苗提高抵御乙肝的能力，防控我国乙肝死灰复燃的趋势，形成良性循环。

本 章 小 结

本章系统对本研究中涉及的供方和需方的乙肝疫苗接种服务影响因素进行总结和归纳。首先，把农村的乙肝疫苗接种服务所处的宏观政策背景、社会环境、中观接种服务机构及微观健康行为个体，搭建起各个层面的影响因素的宏观与微观理论框架；其次，从供方所涉及的二类疫苗的供应和监管、村级医疗卫生服务机构和村医的发展和管理、与新生儿首针及时接种密切相关的出生机构的选择与接种政策、供方激励机制中的“重医疗、轻预防”的管理理念等方面进行了系统的梳理；最后，从需方所涉及的健康教育模式的转变和预防接种服务与现有医保政策的衔接等问题进行了深入的探讨，系统归纳了每一方面的改善策略和发展路径。

研究的特色和展望

本研究以乙肝疫苗为例，从供方和需方两个角度，系统探讨了如何提高二类疫苗接种率的策略构建问题。从需方来看，由于个体的乙肝疫苗接种行为、特别是成人的乙肝疫苗，作为二类疫苗，在没有国家计划免疫政策的影响下，很大一部分是由个体的健康知识、健康意识等决定其是否接种乙肝疫苗，所以在综述了以往关于二类疫苗的接种行为影响因素研究和梳理当前国内外健康行为和健康教育理论后，采用实证研究方式，基于保护动机理论和跨理论模型进行人群分层，以乙肝疫苗为例，系统构建农村居民乙肝和乙肝疫苗认知水平的测量指标，生成保护动机理论各因子，定量分解和表达认知水平的各个层面，详细探讨个体认知水平的内部结构，分析了影响成人乙肝疫苗接种行为和意愿的因素，并对其对自身子女新生儿乙肝疫苗首针及时接种的问题也进行了探讨，从而发现目前基于需方角度，如何开展科学有效的健康教育活动提供参考；从供方来看，围绕二类疫苗的生产、流通、监督、管理和接种服务的一系列提供流程，分别阐述各个环节存在的问题及其原因。在疫苗生产、流通、监督和管理方面，主要着眼于近几年出现的“问题疫苗”事件进行梳理，在二类疫苗的服务提供方面，从农村预防接种服务的提供者——乡村医生和村卫生室展开深入探讨，主要围绕如何提高乡村医生的预防接种服务能力提升和激励机制进行分析。在《“健康中国 2030”规划纲要》和“健康中国战略”的部署下，我们的医疗卫生体制已经开始逐步从“以治病为中心”向“以健康为中心”进行转变，健康教育和健康管理是必然的趋势。所以，如何提高健康教育和健康管理的效率，提高人民群众的健康素养，使老百姓养成健康的生活行为方式，希望本研究能够提供一定的借鉴和思考。

由于本人才疏学浅，能力有限，在研究中难免存在众多疏漏。比如个体的意愿和行为应该是一种跨期行为模式，在时间的维度上，现在的意愿可能会决定将来的行为，所以横断面研究并不能很好地深入探讨这之间的影响机制，将来的研究需要借助纵列数据来深入研究乙肝疫苗接种的整个过程，从而能够把个体保护动机的发展机制阐述明晰。

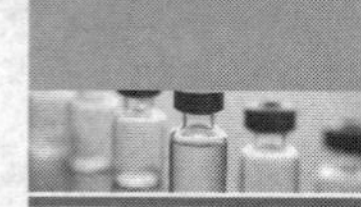

附　录

附录 1　居民乙肝及乙肝疫苗知识、态度、行为及需求情况调查表

居民乙肝及乙肝疫苗知识、态度、行为及需求情况调查表

问卷编码：________

户主姓名：

家庭户籍人数：

家庭地址：　　　省　　　市　　　县　　　镇 / 乡

调查员：　　编码： 调查日期：___ 月　　日	问卷开始时间： ___：___	审核员： 审核日期：___ 月 ___ 日	录入员（编号）： 录入日期：___ 月 ___ 日

A　家庭成员基本信息

1. 家庭成员姓名：

2. 与户主关系：

（1）户主　　（2）配偶　　（3）子女及其配偶

（4）孙子女及其配偶　　（5）父母及配偶父母　　（6）祖父母

（7）兄弟姐妹　　（8）其他（详细注明）

3. 性别：

（1）男　　（2）女

4. 年龄 ________（周岁）

5. 受教育程度（学历）：

（1）文盲与半文盲　　（2）学龄前儿童（跳转至 A8）　　（3）小学

（4）初中　　（5）高中或中专　　（6）大学专科

（7）大学本科　　（8）硕士及以上

6. 婚姻状况：

（1）未婚　　（2）已婚　　（3）离婚　　（4）丧偶

7. 主要职业（主要收入来源确定）：

（1）农民　　（2）县内打工　　（3）县外打工　　（4）个体工商业者

（5）国家公职人员　（6）教师　（7）村医　（8）工人
（9）专业技术人员　（10）无业　（11）学生　（12）其他（注明）

8. 该成员是否外出打工或外出上学：
（1）打工　（2）上学　（3）否（跳转至 A10）

9. 上次离开家多长时间：
（1）不到或者刚刚 1 个月　（2）1 个月以上且不到 6 个月　（3）6 个月以上

10. 您目前的医疗保障形式是（可多选）：
（1）没有保险　（2）新型农村合作医疗
（3）城镇职工基本医疗保险　（4）城镇居民基本医疗保险
（5）城乡居民基本医疗保险　（6）公费医疗
（7）商业医疗保险　（8）其他（注明）＿＿＿＿

11. 与村里同龄人相比，您目前的健康状况：
（1）非常好　（2）较好　（3）差不多
（4）较差　（5）非常差

12. 您半年内是否患有经医生诊断的慢性病：
（1）有　（2）没有

B　15 岁及以下儿童信息问卷

1. 是否独生子女：
（1）是　（2）否

2. 孩子性别：
（1）男　（2）女

3. 孩子父亲的主要职业（由主要收入来源确定）：
（1）农民　（2）县内打工　（3）县外打工　（4）个体工商业者
（5）国家公职人员　（6）教师　（7）村医　（8）工人
（9）专业技术人员　（10）其他（注明详情）＿＿＿＿

4. 最近 1 年，父亲是否外出打工：
（1）否　（2）外出 15 日以内　（3）外出 1 个月以内
（4）外出 1～3 个月　（5）外出 3～6 个月　（6）外出 6 个月至 1 年
（7）外出 1 年以上

5. 父亲工作地点：
（1）本村　（2）本乡镇　（3）本县（区）外乡镇
（4）本省外县（区）　（5）外省

6. 孩子父亲的受教育程度（学历）：
（1）文盲与半文盲　（2）小学　（3）初中　（4）高中或中专
（5）大学专科　（6）大学本科　（7）硕士及以上

7．孩子母亲的主要职业（由主要收入来源确定）：

（1）农民　（2）县内打工　（3）县外打工　（4）个体工商业者

（5）国家公职人员　（6）教师　（7）村医　（8）工人

（9）专业技术人员　（10）其他（注明详细）________

8．最近1年，母亲是否外出打工：

（1）否　（2）外出15日以内　（3）外出1个月以内

（4）外出1～3个月　（5）外出3～6个月　（6）外出6个月至1年

（7）外出1年以上

9．母亲工作地点：

（1）本村　（2）本乡镇　（3）本县（区）外乡镇

（4）本省外县（区）　（5）外省

10．孩子母亲的受教育程度（学历）：

（1）文盲与半文盲　（2）小学　（3）初中　（4）高中或中专

（5）大学专科　（6）大学本科　（7）硕士及以上

11．孩子父母的婚姻状况：

（1）未婚　（2）已婚　（3）离婚　（4）丧偶

12．该儿童的户口类型：

（1）没有户口　（2）农村户口　（3）城镇户口

13．父亲或母亲是否从事医疗行业：

（1）是　（2）否

14．孩子在哪出生的：

（1）区县级妇幼保健专科医院

（2）区县级三级综合医院（县医院、中心医院、中医院等）

（3）乡镇卫生院等二级医院

（4）村卫生室或私人诊所

（5）在家

（6）其他（注明详情）________

15．如果家有儿童小于6岁，其主要照顾方式为（选3～6者跳转至16）：

（1）无6岁及以下儿童　（2）家庭成员在家照顾

（3）雇保姆带　（4）带到父母工作场所

（5）送幼儿园 / 托儿所　（6）其他（请注明）________

主要由谁照顾：

（1）爸爸妈妈　（2）爷爷奶奶　（3）姥姥姥爷

（4）姑姑舅舅　（5）其他

16．孩子接种过乙肝疫苗吗：

（1）从没有（跳转至表F）　（2）三针全部接种过

（3）接种过，但不足三针（跳转至 18）　（4）不知道（跳转至表 F）

17. 您孩子第三针乙肝疫苗的接种时间：

（1）出生后 1 年内　（2）出生 1 年后　（3）不知道

18. 您孩子首针乙肝疫苗的接种时间：

（1）出生 24 小时内　（2）出生 24 小时以后至 48 小时之内

（3）出生 48 小时之后　（4）不知道

19. 孩子的乙肝疫苗接种有政策专门保障吗：

（1）计划免疫　（2）查漏补种　（3）新农合报销

（4）无　（5）不知道

20. 您的孩子是否有预防接种证（卡）：

（1）是的　（2）有，但不在　（3）没有　（4）不知道

C　保护动机基本情况

1. 你觉得乙肝的严重程度：

（1）非常不严重　（2）不严重　（3）不确定

（4）严重　（5）非常严重

2. 乙肝不可治愈，这种说法你同意吗：

（1）完全不同意　（2）不同意　（3）不确定

（4）同意　（5）完全同意

3. 治疗乙肝花费巨大，这种说法你同意吗：

（1）完全不同意　（2）不同意　（3）不确定

（4）同意　（5）完全同意

4. 乙肝病症非常痛苦，这种说法你同意吗：

（1）完全不同意　（2）不同意　（3）不确定

（4）同意　（5）完全同意

5. 乙肝会给家庭带来巨大经济负担和精神压力，你同意吗：

（1）完全不同意　（2）不同意　（3）不确定

（4）同意　（5）完全同意

6. 乙肝患者会受到社会歧视或就业歧视，这种说法你同意吗：

（1）完全不同意　（2）不同意　（3）不确定

（4）同意　（5）完全同意

7. 乙肝容易传染吗：

（1）非常不容易　（2）不容易　（3）不确定

（4）容易　（5）非常容易

8. 不接种疫苗的孩子得乙肝等传染病的危险性比其他孩子要高。这种说法你同意吗：

（1）完全不同意　（2）不同意　（3）不确定

（4）同意　（5）完全同意

9. 你觉得乙肝与你的关系：

（1）毫不相干　（2）不太相关　（3）不好说

（4）相关　（5）紧密相关

10. 根据你的了解，你们村（镇）在近三年内得乙肝的人数：

（1）显著增加　（2）有所增加　（3）没变化

（4）有所减少　（5）显著减少

11. 你最同意下面哪一种说法：

（1）我在将来三年里非常不可能得乙肝　（2）我在将来三年内不可能得乙肝

（3）我在将来三年里可能得乙肝　（4）我在将来三年里很可能得乙肝

（5）我不知道将来三年里有没有可能得乙肝

12. 你最同意下面哪一种说法，我的子女在将来三年内：

（1）非常不可能得乙肝　（2）不可能得乙肝　（3）不知道

（4）可能得乙肝　（5）非常可能得乙肝

13. 你愿意你的孩子跟乙肝病人或病毒携带者玩耍吗：

（1）愿意　（2）不好说　（3）不愿意

14. 你愿意跟乙肝病人或病毒携带者一起用餐吗：

（1）愿意　（2）不好说　（3）不愿意

15. 对个人来说，接种乙肝疫苗能够有效预防乙肝。这种说法你同意吗：

（1）完全不同意　（2）不同意　（3）不确定

（4）同意　（5）完全同意

16. 对社会来说，接种乙肝疫苗能够预防乙肝疾病的暴发。这种说法你同意吗：

（1）完全不同意　（2）不同意　（3）不确定

（4）同意　（5）完全同意

17. 新生儿接种乙肝疫苗可有效防控乙肝母婴传播。这种说法你同意吗：

（1）完全不同意　（2）不同意　（3）不确定

（4）同意　（5）完全同意

18. 乙肝疫苗已经较为成熟，可放心接种。这种说法你同意吗：

（1）完全不同意　（2）不同意　（3）不确定

（4）同意　（5）完全同意

19. 乙肝疫苗的效果已得到临床验证，效果可靠。这种说法你同意吗：

（1）完全不同意　（2）不同意　（3）不确定

（4）同意　（5）完全同意

20. 对我或子女以前接种过的疫苗质量或服务是否满意：

（1）非常不满意　（2）不满意　（3）不确定（跳转至21）

（4）满意（跳转至21）　（5）非常满意（跳转至21）

为什么不满意：

（1）疫苗短缺　（2）接种疫苗的地方开门时间有限
（3）接种疫苗的地方太远　（4）等的时间太长
（5）疫苗太贵　（6）不安全
（7）没有人跟我解释过疫苗的作用　（8）疫苗质量不好
（9）疫苗有副作用　（10）其他（注明）________
（11）不知道 / 不确定

21. 你周围想接种或接种过乙肝疫苗的人多吗：
（1）几乎没有　（2）很少人　（3）一些人　（4）很多人
（5）绝大多数人

22. 如果周围很多人接种乙肝疫苗，你会跟随大家一起接种吗：
（1）完全不会　（2）可能不会　（3）不好说　（4）可能会
（5）一定会

23. 如果村里或单位组织大家一起接种乙肝疫苗，你会接种吗：
（1）完全不会　（2）可能不会　（3）不好说　（4）可能会
（5）一定会

24. 如果家人和朋友推荐你去接种乙肝疫苗，你会接种吗：
（1）完全不会　（2）可能不会　（3）不好说　（4）可能会
（5）一定会

25. 如果有医生建议你去接种乙肝疫苗，你会接种吗：
（1）完全不会　（2）可能不会　（3）不好说　（4）可能会
（5）一定会

26. 乙肝疫苗价格如何：
（1）难以接受　（2）有点贵　（3）不好说　（4）正常
（5）很便宜

27. 接种乙肝疫苗的其他费用，如交通费、误工费如何：
（1）难以接受　（2）有点贵　（3）不好说　（4）正常
（5）很便宜

28. 接种乙肝疫苗对我来说：
（1）非常不方便　（2）不方便　（3）不确定　（4）方便
（5）非常方便

29. 我（或带我的子女）去接种乙肝疫苗比较费时。这种说法你同意吗：
（1）完全不同意　（2）不同意　（3）不确定　（4）同意
（5）完全同意

30. 如何看待接种乙肝疫苗的副作用：
（1）非常普遍　（2）可能发生　（3）不确定　（4）可能性不大

（5）几乎不可能发生

31. 接种乙肝疫苗发生的副作用后果十分严重，这种说法你同意吗：

（1）完全不同意　（2）不同意　（3）不确定　（4）同意

（5）完全同意

31.1 您是否接种过乙肝疫苗：

（1）是，3 针都接种过　（2）是，但未完成 3 针（跳转至 31.2）

（3）否，从未接种过（跳转至 31.3）　（4）不知道（跳转至 31.3）

31.2（答完该题跳转至 32）我接种过乙肝疫苗，将来 ____ 接种乙肝疫苗：

（1）不可能　（2）不太可能　（3）不确定　（4）可能

（5）很可能

31.3（答完该题跳转至 32）我未接种满 3 针，将来 ____ 接种乙肝疫苗：

（1）完全不可能　（2）不太可能　（3）不确定　（4）可能

（5）很可能

31.4 我未接种过或不知道是否接种过乙肝疫苗，将来 ____ 接种乙肝疫苗：

（1）完全不可能　（2）不太可能　（3）不确定　（4）可能

（5）很可能

32. 我会关注乙肝和乙肝疫苗的相关信息，这种说法你同意吗：

（1）完全不同意　（2）不同意　（3）不确定　（4）同意

（5）完全同意

33. 我会关注乙肝疫苗接种政策的相关信息，这种说法你同意吗：

（1）完全不同意　（2）不同意　（3）不确定　（4）同意

（5）完全同意

34. 我的子女将来 _____ 接种乙肝疫苗：

（1）完全不可能　（2）不太可能　（3）不确定　（4）可能

（5）很可能

D　家庭认知与家庭基本信息（由熟悉家庭情况的成员回答）

乙肝认知

1. 您是否听说过乙肝：

（1）是　（2）否（跳转至 10）

2. 您认为乙肝的症状有哪些（可多选）：

（1）普通的身体不舒服　（2）食欲不振　（3）恶心

（4）呕吐　（5）身体疼痛　（6）发热

（7）尿黄如茶　（8）黄疸（皮肤发黄）　（9）黄疸（眼白发黄）

（10）其他（详细注明）　（11）不知道

3. 如果一个人第一次患乙肝，但未接受任何治疗，他将会（可多选）：

（1）患者将逐渐完全恢复健康

（2）患者症状消失但会传染给其他人
（3）感染将变成慢性，患者将成为慢性病患者
（4）患者可能会发展成严重的肝脏疾病（肝硬化 / 肝癌）
（5）患者可能在短时间内死亡
（6）其他（详细注明）__________
（7）不知道

4. 乙肝病毒如何传播（可多选）：
（1）乙肝病毒会通过母亲传给胎儿
（2）不洁的医疗或牙科器具可以导致乙肝病毒感染（注射器，输血，牙科医生工具等）
（3）未采取保护措施的性行为可导致乙肝病毒感染（比如不使用安全套）
（4）不卫生的文身、打耳洞或其他穿孔行为可以导致乙肝病毒感染
（5）与感染人群共用剃须刀可以导致乙肝病毒感染
（6）与乙肝患者或病毒携带者一起吃饭
（7）蚊虫叮咬会传播乙肝
（8）不知道
（9）其他（注明）________

5. 您对待乙肝病人或病毒携带者的态度是什么：
（1）恐惧、担心乙肝传染给自己　（2）无所谓 / 不害怕　（3）同情、平和对待

6. 你愿意接受乙肝病人或病毒携带者的礼物吗：
（1）是　（2）否　（3）视情况而定

7. 你愿意同乙肝病人或病毒携带者握手或者拥抱吗：
（1）是　（2）否　（3）视情况而定

8. 你愿意让你的孩子同乙肝病人或病毒携带者的人结婚吗：
（1）是　（2）否　（3）视情况而定

9. 你最主要从哪获得关于乙肝的知识（单选）：
（1）村干部　（2）村医　（3）乡镇卫生院、县医院等机构医生
（4）其他村民　（5）亲朋好友
（6）新闻媒体（广播，电视，新闻，网络，书籍，海报等）
（7）肝炎患者　（8）其他（详细注明）__________

乙肝疫苗认知

10. 你是否听说过乙肝疫苗：
（1）是　（2）否（跳转至 17）

11. 你相信它能有效地预防乙肝吗：
（1）相信　（2）不相信（跳转至 13）
（3）不知道（跳转至 13）

12. 你认为这种保护能持续多久：
（1）不到 1 年　（2）1～5 年　（3）6～10 年
（4）11～20 年　（5）20 年以上或永久

13. 您知道乙肝疫苗要打几针：
（1）一针　（2）二针　（3）三针

14. 您认为您周围的人接种乙肝疫苗普遍吗：
（1）从来都没有　（2）不很普遍　（3）普遍
（4）非常普遍　（5）不知道

15. 你最主要从哪获得关于乙肝疫苗的知识（单选）：
（1）村干部　（2）村医　（3）乡镇卫生院、县医院等机构医生
（4）其他村民　（5）亲朋好友
（6）新闻媒体（广播，电视，新闻，网络，书籍，海报等）
（7）肝炎患者　（8）其他（详细注明）________

16. 您认为从此处获得这些知识的可信度怎么样：
（1）高度可信　（2）有些可信　（3）不太可信　（4）不可信

17. 村卫生室健康教育、疾病宣传的方式有哪些（可多选）：
（1）无　（2）展板、宣传栏　（3）发放宣传资料
（4）广播　（5）电话咨询
（6）其他（请注明）________

18. 您对这种宣传方式满意吗：
（1）很不满意　（2）不满意　（3）一般　（4）满意
（5）很满意

19. 村医主要是如何通知您接种疫苗的：（单选）
（1）无　（2）通知单预约　（3）电话　（4）短信
（5）村医上门　（6）公示栏　（7）广播　（8）别人捎信
（9）其他________

20. 您对这种通知方式满意吗：
（1）很不满意　（2）不满意　（3）一般　（4）满意
（5）很满意

21. 身体不适时如正在发热、急慢性疾病、过敏等能不能接种疫苗：
（1）能　（2）不能

22. 接种疫苗后有可能出现发热、起皮疹等轻微反应，你认为正常吗：
（1）正常　（2）不正

23. 国家免费给孩子接种疫苗很重要：
（1）是　（2）否　（3）不知道

24. 您会主动向医务人员咨询疫苗知识（如安全性、效果、费用、不良反应等）吗：
（1）会 （2）不会
25. 您对村卫生室的就医环境满意吗：
（1）非常满意 （2）满意 （3）一般 （4）不满意
（5）很不满意
26. 您对村卫生室医务人员的服务态度满意吗：
（1）非常满意 （2）满意 （3）一般 （4）不满意
（5）很不满意
27. 您对村卫生室的设备满意吗：
（1）非常满意 （2）满意 （3）一般 （4）不满意
（5）很不满意
28. 你觉得村卫生室收费合理吗：
（1）非常合理 （2）合理 （3）不确定 （4）不合理
（5）很不合理
29. 您对村卫生室最不满意的是什么：
（1）无 （2）服务态度差 （3）技术水平低 （4）设备环境差
（5）提供不必要服务（包括药品和检查）（6）收费不合理
（7）医疗费用高 （8）不能赊账 （9）看病手续烦琐 （10）等候时间过长
（11）到卫生室不方便 （12）其他（请注明）__________
30. 村医是否向您及您的家人宣传过有关疾病防治和健康方面的知识：
（1）是 （2）否
31. 过去 5 年您家的平均年支出为 ______ 元？
32. 去年您家的年支出为 ______ 元？
32.1 其中：食品支出 ______ 元？
32.2 药品、医疗服务及用品支出 ______ 元？
33. 过去 5 年您家的平均年收入为 ______ 元？（注：毛收入）
34. 去年，您家的年收入为 ______ 元？（注：毛收入）
35. 您家是否被确定为政府的医疗救助对象：
（1）是 （2）否
36. 您家是否被列为本地的贫困户或低保户：
（1）是 （2）否
37. 以后 5 年，您认为您家的经济状况将如何变化：
（1）肯定有很大改善 （2）可能会有一些改善
（3）无变化 （4）可能会有一些下降
（5）肯定会大大下降

38．你如何定位您家在该村的经济状况：
（1）非常富裕　（2）比较富裕　（3）中等水平　（4）比较贫困
（5）非常贫困

39．离您家最近的医疗单位有多远：
（1）不足 1 千米　（2）1 千米以上　（3）2 千米以上
（4）3 千米以上　（5）4 千米以上　（6）5 千米及以上

40．从您家到最近医疗单位需要多少时间（分钟）______。（以容易获得的最快方式，如乘交通工具或步行）

41．过去三年，您家一直居住在本村，还是从外地迁移过来的：
（1）一直在本村居住　（2）从本乡镇其他地迁入
（3）从本县其他地迁入　（4）从非本县迁入

附录 2　村医调查问卷

村医调查问卷

A　基本信息

1．您的性别是：
（1）男　（2）女

2．您的年龄是：
（1）20 岁及其以下　（2）20～30 岁　（3）30～40 岁
（4）40～50 岁　（5）50～60 岁　（6）60 岁及以上

3．您在医学方面最高学历为：
（1）大学本科及以上　（2）大专　（3）中专
（4）没有医学方面的学历

4．您从事村医年限为：
（1）1～5 年　（2）5～10 年　（3）10～20 年　（4）20 年以上

5．您的月收入为：
（1）500 元以下　（2）1 000～1 500 元　（3）1 500～2 000 元
（4）2 000～2 500 元　（5）2 500 元以上

6．你们的收入与业绩挂钩吗：
（1）是　（2）否

7．你对自己的收入状况是否满意：
（1）非常不满意　（2）不太满意　（3）不知道　（4）基本满意
（5）非常满意

8. 你对自己的考核机制是否满意：
（1）非常不满意　（2）不太满意　（3）不知道　（4）基本满意
（5）非常满意
9. 您是否持有相关资格准入证：
（1）是　（2）否（跳至 A11）
10. 您取得的职业资格证是：
（1）乡村医生证　（2）执业助理医师证　（3）执业医师证
（4）药剂职业资格证
11. 您最近两年是否有接受相关卫生业务知识培训
（1）是，经常定期参加　（2）经常不定期参加
（3）曾经参加过一两次　（4）从未参加过
12. 您的编制是在乡卫生院吗：
（1）是　（2）否
13. 您所在的村卫生机构有工作考核制度吗：
（1）有　（2）没有
14. 乡镇卫生院是否拨付基本公共卫生服务经费给村医：
（1）是　（2）否
15. 您认为乡村医生除治病外，还需（可多选）：
（1）收集报告出生，死亡；流动人口传染病，食物中毒等信息
（2）参与村内特殊疾病（传染病、慢性病、地方病、精神病）的登记工作
（3）参与儿童保健，孕产妇保健，免疫接种工作的组织工作
（4）做好村级健康教育
16. 在开展乡村一体化后，对你们这里的设施建设，基本公共卫生等方面，有什么改观没有：
（1）有　（2）没有
17. 村卫生室是否纳入合作医疗定点医疗机构？
（1）是　（2）否
18. 村卫生室有无单独房屋？
（1）有　（2）无
19. 村卫生室实行的管理机制
（1）乡村一体化管理　（2）乡管理　（3）村管理
（4）私人所有　（5）其他管理体制
20. 村卫生室平均每天的诊疗人次数（人次）

B　乙肝知识认知

1. 您认为乙肝属于法定传染病中的哪一类：
（1）甲类　（2）乙类　（3）丙类

2．您认为乙肝中的“大三阳”是指下列哪些指标呈阳性（可多选）：

（1）HBsAg（2）抗 -HBs（3）HBcAg（4）抗 -HBc

（5）抗 -HBe

3．您认为乙肝的传染源有哪些（可多选）：

（1）母婴传播（2）血液传播（3）性传播

（4）空气传播（5）粪 - 口传播（6）日常生活接触传播

4．您认为下列哪些属于乙肝高危人群（可多选）：

（1）HBsAg 阳性母亲所生新生儿（2）血液透析病人

（3）静脉内注射吸毒人员（4）同性恋者（5）医务人员

5．您认为乙肝的潜伏期一般为：

（1）10～90 天（2）50～150 天（3）90～200 天（4）200～270 天

6．您认为乙肝与其他病毒性肝炎间是否有交叉免疫：

（1）是（2）否

7．您认为乙肝疫苗强制接种的人群是：

（1）新生儿（2）病毒携带者（3）高危人群

8．您认为乙肝疫苗的保护期一般是：

（1）不到 1 年（2）1～5 年（3）6～10 年

（4）11～20 年（5）20 年以上或永久

9．您认为“接种疫苗应该用一次性自毁型注射器进行接种以保证接种安全”这种说法对吗？

（1）正确（2）错误

10．疫苗接种证需长期保存吗：

（1）需要（2）不需要

11．您认为村医是否应该接受预防接种相关方面的法律知识培训：

（1）应该（2）不应该

C　村卫生室预防接种服务情况

1．您所在的村卫生室是否进行乙肝预防接种（包括协助乡镇卫生院进行查漏补缺）？

（1）是（2）否（跳至 C3）

2．若进行，则进行预防接种的地点是：

（1）入户（2）村卫生室（3）村卫生室与入户相结合

3．您所在的村卫生室是否发现过可疑乙肝病人或病毒携带者：

（1）发现过（2）尚未发现（跳至 C5）

4．若发现，您是否有对其进行登记：

（1）是（2）否

5．您是否有对可疑的乙肝病人进行转诊：

（1）是（2）否（跳至 C7）

6．您将可疑的乙肝病人转诊至：

（1）乡、镇卫生院　（2）县级综合医院

（3）市级综合医院

7．您是否有督促乙肝病人定期复查：

（1）是　（2）否

8．您是否向村民讲解过乙肝防治知识：

（1）经常主动讲解　（2）有人问时讲解　（3）很少讲

（4）没讲过（跳至 C10）

9．您通过哪些方式对村民进行乙肝防治知识讲解：

（1）发放宣传资料　（2）黑板报　（3）入户宣传　（4）广播宣传

（5）给居民看病时提供咨询　（6）组织村民小组统一培训

10．您是否向村民宣传过国家针对乙肝的相关政策：

（1）经常主动宣传　（2）上级要求时宣传

（3）很少宣传　（4）没有宣传

11．如果您有对村民进行过乙肝相关的健康教育，您认为效果如何：

（1）非常好　（2）较好　（3）一般

（4）较差　（5）非常差

12．您是如何通知村民接种疫苗的：

（1）无　（2）通知单预约　（3）电话　（4）短信

（5）村医上门　（6）公示栏　（7）广播　（8）别人捎信

（9）其他 ________

13．您对这种通知方式的效果满意吗？

（1）很不满意　（2）不满意　（3）一般　（4）满意

（5）很满意

14．您接受过相关的预防接种方面的法律知识的培训吗：

（1）接受过　（2）没有

您对目前国家关于村级医疗卫生机构和村医的建设、发展和管理方面有什么意见和建议：

参 考 文 献

安徽省卫生计生委，2016．安徽省第二类疫苗集中采购和交易实施方案（试行）[S].

白剑峰，2009．首次中国居民健康素养调查：每百人不到A人有健康素养［N］. 人民日报，(2009-12-19).

曹桂珍，宋凯，2006．花溪区新生儿乙肝疫苗接种率及影响因素分析［J］. 中国预防医学杂志，7（3）：236-237.

曹惠霖，1996．乙型肝炎的流行状况［J］. 中国计划免疫，2（2）：89-90.

曾华堂，程锦泉，许舒乐，等，2013．二类疫苗纳入深圳市社会医疗保险支付范围的定性研究［J］. 中国社会医学杂志，30（6）：423-425.

常春，2015. 健康教育与健康促进伦理学问题的思考［J］. 医学与哲学，36(10A)：6-9.

常捷，候志远，岳大海，等，2014．0～3岁儿童：二类疫苗接种情况及影响因素［J］. 中国公共卫生，30（5）：579-582.

陈健，刘建华，蔡衍珊，等，2010．广州市新生儿乙肝疫苗首针及时接种率及其影响因素分析［J］. 华南预防医学，36（2）：11-14.

陈健，许建雄，蔡衍珊，等，2010．广州市2009年与2003年预防接种门诊状况比较［J］. 热带医学杂志，10（6）：727-729.

陈庆，花高荣，陈文化，2008．怀远县留守儿童免疫现状及其影响因素调查［J］. 中华全科医学，26（11）：50-52.

陈陶阳，曲春枫，姚红玉，2012．启东新生儿乙肝疫苗接种后长期免疫效果［J］. 江苏医药，38（14）：1701-1703.

陈小芳，刘海波，2016．跨理论模型在健康教育中的研究进展［J］. 医学与哲学，37（557）：75.

陈小芳，阮爱超，薛小玲，等，2016．跨理论模型建构的健康教育对促进高血压患者规律运动的效果分析［J］. 中华现代护理杂志，22（10）：1402-1405.

陈小芳，汪国成，薛小玲，等，2011．阶段性改变模式在高血压病人戒烟中的效果研究［J］. 中华护理杂志，46（8）：741-744.

陈小芳，薛小玲，汪国成,2013．跨理论模型对促进高血压患者低脂饮食的效果研究［J］. 护士进修杂志，28（20）：1830-1833.

陈英耀，王立基，王华，2000．卫生服务可及性评价［J］. 中国卫生资源，(6)：279-282.

陈园生，王富珍，郑徽，等，2012．我国六个区域2006年1-59岁人群乙型肝炎病毒感染现状及疫苗接种情况分析［J］. 中国疫苗和免疫，18（1）：14-18.

程小虎，张凯，1998．国外关于体育锻炼行为的研究理论和成果的综述［J］. 湖北体育科技，(1)：44-47.

崔富强，胡苑笙，卢永，等，2007．中国西部地区不同出生地点新生儿乙型肝炎疫苗首针及时接种情况分析［J］. 中国计划免疫，13（4）：313-315.

崔富强，王富珍，吴振华，等，2011. 中国 2005～2010 年报告乙型病毒性肝炎发病分析［J］. 中国疫苗和免疫，11（6）：483-486.

崔颖，2002. 澳大利亚的社区卫生服务与制约激励机制及其启发［J］. 中国全科医学，5（11）：927-930.

单芙香，刘刚，2009. 深圳市乙肝疫苗免疫效果及成本效益分析［J］. 中国公共卫生，25（4）：489-490.

邓秋云，2017. 成人乙肝疫苗接种及免疫效果概述［J］. 现代预防医学，44（14）：2647-2650.

邓元慧，张新庆，韩跃红，2017. 我国村医队伍发展的现状与问题［J］. 中国卫生事业管理，（2）：120-122，144.

杜红梅，李岩，崔智多，等，2001. 农村新生儿乙肝疫苗及时接种的影响因素［J］. 中国乡村医生杂志，17（9）：46.

段成荣，周福林，2005. 我国留守儿童状况研究［J］. 人口研究，29（1）：29-36.

段瑾，陈维欣，时念民，等，2016. 疫苗价值认知及二类疫苗接种影响因素研究进展［J］. 中国预防医学杂志，17（10）：776-778.

段梦娟，肖善良，郭柏松，等，2014. 以某县麻疹暴发调查为例对免疫规划基层落实影响因素的定性调查［J］. 中国疫苗和免疫，20（5）：425-428，458.

段平常，曹玲生，余文周，等，2017. 云南省边远山区保山市预防接种单位现况和接种服务模式分析［J］. 中国疫苗和免疫，23（1）：85-90.

敦哲，富继业，汪玉珍，等，2008. 提高成人乙肝疫苗接种率的策略探讨［J］. 现代预防医学，35（11）：2135-2138.

方晓义，蔺秀云，林丹华，等，2006. 保护动机对农村流动人口性病艾滋病高危性行为的预测［J］. 心理学报 38（6）：877-885.

高丽，李慧，孟蕾，等，2006. 边远地区乙肝疫苗首针及时接种率干预效果分析［J］. 中国公共卫生，22（10）：1255-1256.

高丽，吴小平，王平贵，等，2012. 甘肃省大学生乙肝疫苗接种与健康教育效果［J］. 中国公共卫生，28（8）：1121-1123.

葛阜阳，叶冬青，叶蓉蓉，等，2008. 巢湖市乙型肝炎疫苗接种率及相关知识调查［J］. 中国公共卫生，1：105-106.

葛江霞，2015. 斯坦福在中国发展全新乙肝防控体系［J］. 社会与公益，5（5）：88-91.

龚幼龙，2002. 卫生服务研究［M］. 上海：复旦大学出版社：10.

关旭静，漆琪，杨超美，等，2011. 四川省实施卫生部 / 全球疫苗免疫联盟提高边远少数民族地区新生儿乙型肝炎疫苗首剂及时接种率项目评价［J］. 中国疫苗和免疫，17（6）：540-544.

管庆虎，钮文异，刘铭，等，2012. 贵州农村新生儿乙肝疫苗首针接种健康教育干预效果评价［J］. 贵州医药，36（6）：564-566.

郭飏，2007. 预防接种服务的需要和需求及影响因素分析［J］. 中国计划免疫，13（2）：182-185.

郭晓芹，王海银，张清慧，等，2011. 乙型病毒性肝炎高危人群血清学感染状况及其危险因素研究［J］. 中国初级卫生保健，25（6）：89-91.

郭志平，黄志剑，李正中，等，2008．大学生新生锻炼行为阶段变化与心理因素研究［J］．中国体育科技，44（1）：36-39．

国家卫生和计划生育委员会．关于做好第二类疫苗采购和使用管理工作满足人民群众疫苗接种需求的紧急通知［EB/OL］．（2016-07-14）［2017-02-18］．http://so.nhfpc.gov.cn/.

韩俊，罗丹，2006．中国农村医疗卫生状况报告［EB/OL］．国研网（2006-03-15）．

韩俊锋，王子军，2010．我国2006～2008年学校突发传染病公共卫生事件分析［J］．中国学校卫生，31（4）：463-465．

韩胜昔，2014．基于社会性规制的药品安全监管制度研究［D］．上海：复旦大学．

韩真明，王青，王豫林，等，2014．提高偏远贫困山区新生儿乙肝疫苗首针及时接种率干预研究［J］．现代预防医，41（11）：2022-2024．

郝志宏，马文伟，2017．《2016疫苗流通管理条例》实施细则对生产企业的影响［J］．现代经济信息，（21）：73-74．

何庚声，李慧，崔富强，等，2002．甘肃省不同经济状况地区儿童计划免疫接种情况及影响因素分析［J］．中国计划免疫，8（4）：217-219．

何建军，张华莉，李建桥，2017．数字化预防接种门诊试点满意度调查［J］．现代医药卫生，33（1）：46-47，51．

胡建平，饶克勤，钱军程，等，2007．中国慢性非传染性疾病经济负担研究［J］．中国慢性病预防与控制15（3）：189-193．

胡晓鸣，2006．安亭镇社区合作医疗制度研究［D］．上海：复旦大学．

胡昱，谢淑云，2015．联合疫苗研发与应用进展［J］．浙江预防医学，27（12）：1226-1229，1232．

湖北省公共资源交易管理委员会，2016．湖北省评标（评审）专家及专家库管理办法［S］．

湖北省卫生计生委，2017．关于加强含腮腺炎成分疫苗预防接种工作的通知［Z］．

湖北省卫生计生委，湖北省公共资源交易监督管理局，2017．湖北省第二类疫苗集中采购实施方案（试行）［S］．

黄丽芳，周勇，郑金凤，等，2016．福建省乙肝高流行区育龄妇女乙肝知识、态度、行为与接种率调查［J］．预防医学论坛，22（8）：568- 573．

贾继东，庄辉，2004．中国慢性乙型肝炎治疗进展研讨会会议纪要［J］．中华肝脏病杂志，11：63-64．

姜日进，2011．门诊统筹：将管理和预防前置社区中国社会保障［J］．中国社会保障，1：80-81．

焦娜娜，2010．跨理论模型在长沙市社区控烟中的应用研究［D］．长沙：中南大学．

焦艳英，2016．10 000例新生儿首针乙肝疫苗接种分析［J］．中国实用医药，11（14）：276-277．

靳澎．我国乙肝病毒携带人数仍然庞大［N］．（2017-07-31）．家庭医生报．

凯伦·格兰兹，芭芭拉·瑞莫，2011．健康行为与健康教育：理论、研究和实践［M］．周华珍，孟静静，译．北京：中国社会科学出版社，2014：58-143．

阚褚明，胡命宝，赵伍西，2010．淮南市育龄妇女乙肝疫苗接种率及乙肝免疫现状调查［J］．中国实用医药，13：258-260．

蓝雨娜，2016．论二类疫苗流通领域存在的问题与对策分析［J］．法制博览，10：4-6．

 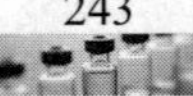

李慧，刘长江，李凤琴，等，2009．甘肃省贫困地区农村育龄妇女乙型病毒性肝炎防治知识知晓情况及影响因素分析［J］．中国疫苗与免疫，15（3）：263．

李建新，夏翠翠，2014．我国城乡老年人口医疗服务可及性差异研究——基于2011年中国老年健康影响因素跟踪调查数据［J］．中国卫生政策研究，7（9）：42-47．

李美燕，吴秋璟，2007．我国农村医疗卫生服务体系的现状及发展对策分析［J］．当代经济（11S）：26-27．

李晴，薛小玲，陈小芳，等，2012．跨理论模型和动机性访谈对PCI术后病人戒烟的影响［J］．护理研究，26（9）：2529-2531．

李小云，2011．跨理论模型及动机性访谈对住院冠心病患者抑郁管理的应用研究［D］．长沙：中南大学．

李筱永，陈秉喆，2011．基于宪政视角下的第二类疫苗监管机制的反思与重述［J］．医学与社会，10：72-74．

李孜，杨洁敏，2009．我国城市流动人口医疗保障模式比较研究——以上海、成都、北京、深圳为例［J］．人口研究，33（3）：99-106．

梁万年，王亚东，李航，2006．全国社区卫生服务现状调查——医院服务与社区卫生服务的可及性比较［J］．中国全科医学，9（11）：908-910．

林雄司，2013．关于二类疫苗在石楼镇儿童中普及率的调查［J］．医学理论与实践，26（21）：2923-2924．

凌波，2008．“重治疗、轻预防”何时能改？［N］．北京青年报．

刘爱萍，孙秀梅，2011．济宁市农村留守儿童预防接种情况调查及应对策略探讨［J］．济宁医学院学报，34（4）：276-278．

刘彩，2014．农村儿童乙肝疫苗首针及时接种现状及影响因素［J］．中国公共卫生，30（12）：1496-1499．

刘彩，王健，2011．基层卫生防疫“成本回收机制”研究［J］．中国卫生经济，2：45-47．

刘继莲，施永辉，2014．第二类疫苗管理现状的思考［J］．职业卫生与病伤，29（6）：464．

刘聚源，纪文艳，吴疆，2011．北京市老年人肺炎多糖疫苗接种成本效益分析［J］．中国公共卫生，27（2）：191-193．

刘民，刘改芬，王岩，等，2005．北京市老年人群流行性感冒疫苗免疫效果及成本效益评价［J］．中华流行病学杂志，26（6）：412-416．

刘秋艳，2009．新型农村合作医疗对卫生服务可及性影响研究［D］．福州：福建医科大学．

刘燕，胡晓江，彭向东，2016．北京市某高校大学生拒绝接种乙肝疫苗行为的质性研究［J］．医学与社会，29（4）：70-72．

刘宇，方刚，邱小彬，等，2009．四川省射洪县留守儿童现况及免疫状况分析［J］．预防医学情报杂志，25（12）：990-992．

楼青青，徐玉斓，杨丽黎，等，2007．阶段性改变模式在糖尿病患者行为改变中的应用［J］．中华护理杂志，42（5）：420-421．

罗艾，2014．青海藏区基本医疗服务可及性研究［D］．武汉：华中科技大学．

罗景虹，石美遐，王佩，2007．从疾病保险到健康保险（预防干预）的战略选择［J］．中国药物经济学（1）：9-14．

马安宁，2007．全面构建和谐卫生［J］．卫生经济研究（3）：3-4．

马俊凤，李杰，庄辉，2013．医务人员乙型肝炎病毒感染及疫苗免疫［J］．中国病毒病杂志，3（4）：297- 301．

马特，2009．我国疫苗价格管理研究——疫苗价格现状、问题及对策研究［J］．价格理论与实践，12：24-25．

苗艳青，张森，2008．新型农村合作医疗制度实施效果：一个供需视角的分析［J］．农业经济问题，（11）：71-78．

牟大超，孙明波，2016．联合疫苗的研究进展［J］．中国疫苗和免疫，22（6）：697-701．

宁鹏飞，邹曼思，丁玉珍，2017．冷链物流在疫苗流通环节中的应用［J］．天津中德应用技术大学学报，（5）：20-22．

潘雪娇，刘玮，涂秋风，2012．江西省 1990～2010 年乙型病毒性肝炎流行特征分析［J］．现代预防医学，39（14）：3675-3677．

潘雪娇，郑敏，涂秋风，等，2011．江西省乙肝高发地区育龄妇女 KAP 调查与分析［J］．中国妇幼保健，26（23）：3603-3605．

彭迎春，王晓燕，孙咏莉，等，2012．北京市某远郊县村民视角下的农村卫生服务现状分析［J］．医学与社会，25（2）：56-59．

彭卓维，曾科文，吴柱军，2006．中山市某区儿童乙肝疫苗接种率及其影响因素分析［J］．中国公共卫生管理，22：2．

漆光紫，黄高明，2008．广西农村居民卫生服务可及性及就诊行为调查分析［J］．中国卫生资源，11（7）：134-135．

齐慧颖，李瑞锋，2015．我国乡村医生队伍建设现状调查［J］．医学与社会，（6）：33-35．

齐小秋，王宇，卫生部疾病预防控制局，等，2011．全国人群乙型病毒性肝炎血清流行病学调查报告［M］．北京：人民卫生出版社：52-79．

钱小慧，2013．全过程视角的疫苗安全影响因素分析［D］．南京：南京中医药大学．

钱燕华，林玉娣，沈洪兵，等，2008．接种疫苗对成人乙型肝炎病毒感染的影响［J］．中华预防医学杂志，42（12）：930-931．

任苒，金凤，2007．新农合实施后卫生服务可及性和医疗负担的公平性研究［J］．中国卫生经济，（1）：27-31．

任学锋，李晋芬，2018．健康教育与健康促进的挑战与机遇［N］．中国人口报，（2018-06-21）（003）．

盛人云，2016．村医为何不自信［N］．青岛日报，（2016-11-13）（004）

石川尚子，郝利新，张振喜，等，2004．婴儿出生后 24 小时乙肝疫苗低接种率的原因及居民教育［J］．中国计划免疫，10（3）：138-141．

食品药品监管管理总局，国家卫生计生委，2016．关于贯彻落实新修订《疫苗流通和预防接种管理条例》的通知［Z］．

史肖月，吴秀华，郑文毅，2009．新生儿乙肝疫苗首针接种及时率影响因素分析［J］．中国卫生工程学，8（5）：305-306．

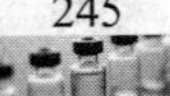

司琦，2006．影响大学生体育锻炼行为阶段变化的各心理因素的路径分析［J］．体育科学，26（8）：29-32．

司琦，2005．大学生体育锻炼行为的阶段变化与心理因素研究［J］．体育科学，25（12）：76-83．

司亚军，2012．我国疫苗安全监管法律问题研究［D］．上海：复旦大学硕士论文．

宋华琳，2016．推进我国疫苗监管制度的法律改革［J］．中国党政干部论坛，5：74-76．

苏锦英，高倩，2008．我国乡村医生医疗收入现状调查分析［J］．医学与社会，8：27-29．

谈逸云，申惠国，赵黎芳，等,2010．成人乙肝疫苗主动接种影响因素分析［J］．中国公共卫生,26(2)：218-219．

谭晓辉，蓝云巧，2012．论新形势下的多元共治社会管理模式［J］．西南民族大学学报，33（6）：47-48．

唐爱平，贾西凤，熊建芳，2007．新城区一般人群乙型肝炎病毒表面抗原阳性率及乙肝疫苗接种率调查［J］．实用预防医学，1：90-91．

唐继海，戴振威，沈永刚，等，2001．安徽省儿童计划免疫接种率及影响因素调查［J］．疾病控制，5（4）：327-329．

田茶，李军，韩彩芝，等,2007．新生儿乙肝疫苗免疫效果及影响因素分析［J］．中国公共卫生,23(6)：678 -679．

田嵩浩，徐浩，陈浩德，等，2017．山西省某高校大学生乙肝疫苗接种情况及影响因素［J］．职业与健康，3（22）：3123-3125．

田文艳，陆皓，曹健，等，2015．基于跨理论模型的健康教育对高原基层部队官兵吸氧依从性的影响研究［J］．中华护理杂志，50（12）：1506-1509．

王东海，涂秋凤，何伟，等，2001．江西省乙型肝炎疫苗接种率及影响因素分析［J］．中国计划免疫，7（4）：210-212．

王冬梅，2016．探析健康教育在传染病和计划免疫中的重要作用［J］．首都食品与医药，2：8．

王宏，2012．河北省农村医疗卫生服务可及性评价研究［D］．石家庄：河北经贸大学．

王怀，李辉，张卫，等，2010．北京市成人乙型肝炎疫苗免疫接种现况调查［J］．中国公共卫生，5：612-614．

王济川，郭志刚，2001．Logistic 回归模型——方法与应用［M］．北京：高等教育出版社：25-31．

王洁贞，李颖琰，施学中，2002．医学统计学［M］．郑州：郑州大学出版社：20-22,57-70．

王莉霞，张兴录，王克安，1998．免疫接种率的影响因素［J］．中国计划免疫，4（2）：112-115．

王名，蔡志鸿，王春婷，2014．社会共治：多元主体共同治理的实践探索与制度创新［J］．中国行政管理，（12）：16-19．

王平贵，高丽，安婧，等，2013．甘肃省新生儿乙肝疫苗首针及时接种率试点项目评价［J］．中国公共卫生，29（8）：1199-1202．

王伟，任苒，2011．卫生服务可及性概念与研究进展［J］．中国卫生经济，30（3）：47-49．

王晓军，2004．中国 GAVI 项目［J］．中国公共卫生管理，20（5）：410-412．

王艳，李文云，宋丹，等，2010．天津市河北区 15 岁以上乙肝高危人群疫苗接种率及知晓率调查［J］．口岸卫生控制，2：42-43．

王艳梅，朱宝，张量智，等，2015．成都市 116 家预防接种门诊基础设施现状评价［J］．现代临床医学，41（1）：68-70．

王志彬，王伟，郭万申，等，2013．河南省 9 个县农村地区儿童第二类疫苗接种率及影响因素调查［J］．微生物学免疫学进展，41（3）：53-42．

王志红，安海娟，张更路，2014．乡村医生培训工作现状及改进对策研究［J］．中国农村卫生事业管理，（4）：369-370．

卫生部，2008．卫生部公布全国人群乙肝血清流行病学调查结果　我国乙肝免疫预防工作取得显著成绩［J］．中华医药信息导报，（10）：6．

卫生部，2005．中国计划免疫工作成本和投入研究报告［R］．北京．

卫生部人才交流服务中心，2008．中国乡村医生历史回顾与现状研究［M］．北京：人民卫生出版社：33-41．

卫生部统计信息中心，2007．2006 年中国卫生事业发展情况统计公报［EB/OL］．卫生部网站（2007-05-09）．

吴丽萍，李亚洁，张缀琴，等，2009．行为转变理论在 2 型糖尿病患者足部自护行为中的应用［J］．中华护理杂志，44（12）：1086-1088．

吴茜琴，2011．村医医疗服务现状及其改进对策探析［J］．经济与法，1：260-261．

吴琼，侯志远，常捷，等，2014．国际卫生保健体系疫苗筹资机制借鉴［J］．中国卫生经济，33（8）：86-89．

吴伟慎，李超，王文权，等，2011．天津不同人群乙肝知识知晓及疫苗接种率分析［J］．中国公共卫生，27（4）：482-484．

吴兴华，2007．广西灵川伤寒 vi 疫苗支付意愿研究［D］．南宁：广西医科大学．

吴玉祥，2017．充分发挥健康教育的重要作用［N］．中国人口报，（2017-05-31）（003）．

吴志芳，钱晓华，赵戴君，等，2011．2001～2008 年上海市虹口区产院新生儿首针乙肝疫苗接种情况分析［J］．中国生物制品学杂志，24（3）：339-340，348．

武桂英，赵新平，赵耐青，等，2005．成人乙肝基因疫苗接种效果 Meta 分析与成人接种的必要性［J］．中国卫生统计，22（6）：359-361．

夏松青，2006．论村卫生室在农村卫生服务网络中的地位和作用［J］．卫生经济研究，（8）：24-26．

肖经建，2002．TTM：一种改变行为的方法［J］．消费经济，（4）：52-54．

谢小平，王从从，魏强，等，2010．基本医疗卫生制度对居民基本医疗服务可及性和利用的影响：基于甘肃的个案研究［J］．中国卫生经济，29（3）：23-25．

邢海燕，沈毅，赵华娟，等，2002．全省不同地区卫生服务可及性的对应分析［J］．中国卫生事业管理，12：739-740．

徐国和，2012．天津市免疫规划工作发展的 SWOT 分析［J］．职业与健康，28（8）：1004-1006．

徐凌中，立方亿，1998．经济学评价中支付意愿的测量方法［J］．国外医学（卫生经济分册），15（2）：63-65．

徐小炮，尹爱田，2006．我国社区卫生服务机构的 SWOT 分析［J］．社区医学杂志，4（8）：62-64．

徐州，陈家应，2008．南京居民医疗服务可及性与医疗费用负担分析［J］．南京医科大学学报（社会科

 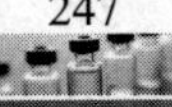

学版），8（3）：221-224.

许瑾，2005. 河北省正定县农村居民对菌痢疫苗接受性及影响因素研究［D］. 上海：复旦大学.

许晓茵，李功理，李伟强，等，2008. 番禺区人群B型流感嗜血杆菌（Hib）疫苗接种情况及影响因素调查［J］. 热带医学杂志，8（12）：1282-1284.

许秀柏，2016. 建议二类疫苗实施“零差价”［N］. 光华时报，(2016-04-02)(003).

轩志东，赵素琴，刘志勇，2011. 河南农村居民对新农合部分经费用于疾病预防控制工作同意度的调查分析［J］. 中国循证医学杂志，11（8）：873-880.

闫建强，王建军，2012. 父母外出务工对留守儿童疫苗接种影响分析［J］. 中国公共卫生管理，8（6）：712-714.

闫威，翟力军，周艳丽，2014. 北京市东城区第二类疫苗免疫接种知识调查［J］. 首都公共卫生，8（4）：165-168.

闫修荣，朱慧劼，秦玉玲，等，2015. 大学生乙肝疫苗接种率影响因素分析［J］. 中国实用医药，10（1）：240-242.

杨冰香，2009. 动机性访谈及阶段性干预对COPD住院病人抑郁情绪的影响［D］. 长沙：中南大学.

杨桂荪，张晋昕，聂运洲，等，2012. 佛山市流动儿童家长对第二类疫苗的认知及儿童疫苗接种情况调查［J］. 社区医学杂志，10（1）：59-60.

杨珉，李晓松，2007. 医学和公共卫生研究常用多水平统计模型［M］. 北京：北京大学医学出版社：72-73.

杨青，2010. 基于保护动机理论的综合护理干预对减轻2型糖尿病患者足底压力的研究［D］. 上海：复旦大学.

殷贞，李鹏，2016. 公卫服务带好村医一起干［N］. 健康报，(2016-10-20)(007).

尹爱红，康殿民，王听宇，等，2002. 山东省儿童乙肝疫苗接种率及其影响因素调查［J］. 预防医学文献信息，7（3）：231-235.

尹博，2007. 健康行为改变的跨理论模型［J］. 中国心理卫生杂志，21（3）：194-199.

游小梅，邓顺莲，廖春兰，等，2015. 儿童家长对预防接种不良反应认知现状及预防接种满意度调查［J］. 中国临床护理，7（5）：446-448.

余央央，2011. 城乡预防保健服务需求差异及其影响因素：基于中国跨省数据的实证分析［J］. 上海经济研究，10：46-57.

虞琳琳，2014. 基层预防接种工作存在的问题分析及管理措施［J］. 中医药管理杂志，22（7）：1166-1167.

袁平，金雅玲，郑景山，等，2016. 2014年中国第二类疫苗接种监测数据分析［J］. 中国疫苗和免疫，22（2）：143-148.

袁平，郑景山，曹雷，2014. 中国2013年第二类疫苗接种情况监测分析［J］. 中国疫苗和免疫，20（6）：499-506.

翟仁，2017. 明确村医身份稳定村医队伍［J］. 中国农村卫生，7（13）：14-15.

张翠云，张建华，滕文杰，等，2015. 基于文献分析的我国乡村医生领域问题研究［J］. 中国全科医学，

（31）：3846-3848.

张冬青，何坪，邓宇，2015．全国 7 个省 / 直辖市农村医生岗位工作任务调查分析［J］. 重庆医学，（2）：237-240.

张帆，侯艳红，2017．新《条例》下疫苗流通解读及思考［J］. 现代商贸工业，4：129-132.

张海霞，2013．乌兰浩特市 2011～2012 年新生儿首针乙肝疫苗接种情况分析［J］. 内蒙古医学杂志，45（6）：708-709.

张红妹，2008．浅析二类疫苗销售的现状与对策［J］. 卫生经济研究（4）：44.

张宏，万玫，陈哲娟，等，2015．我国东西部农村基层卫生人员薪酬待遇对比调查［J］. 中国卫生事业管理，32（5）：370-372.

张静，徐翠青，张建端，等，2006．武汉市 0～7 岁儿童计划免疫现状及影响因素［J］. 中国公共卫生，22（1）：89-90.

张连生，杨洁，朱玉婷，等，2012．湖北农村留守儿童心理健康状况及影响因素分析［J］. 中国公共卫生，28（2）：170-171.

张佩如，刘力铭，刘家洁，等，2017．四川省第二类疫苗采购平台的建立和实施效果分析［J］. 中国疫苗和免疫，23（3）：282-285.

张思锋，杨致忻，2011．新型农村合作医疗对农村居民卫生服务可及性的影响——基于陕西省的抽样调查［J］. 兰州大学学报（社会科学版），39（3）：97-103.

张先慧，李传彬，张学化，等，2012．2010 年济南市住院分娩产妇 HBsAg 检测与新生儿首针乙肝疫苗接种情况分析［J］. 预防医学论坛，18（1）：67-69.

张晓荣，吕兆丰，王晓燕，等，2013．北京市 M 县村级卫生人力资源配置可及性政策保障性分析［J］. 医学与社会，26（5）：15-17.

张晓曙，李慧，高丽，等，2011．甘肃省乙型肝炎疫苗接种与乙型肝炎病毒肝炎感染关系探讨［J］. 现代预防医学，38（3）：562-564.

张雪海，孟强，陈士华，等，2016．儿童家长对二类疫苗接受程度及影响因素分析［J］. 浙江预防医学，28（4）：336-339.

张振忠，2007．农村基层卫生资源合理配置的目标及下限研究［J］. 卫生经济研究，（3）：19-22.

章滨云，2013．村级医疗当上升为国家卫生战略［N］. 健康报（2013-8-19）（006）.

赵捷，单芙香，刘刚，2011．新生儿乙肝母婴阻断免疫策略及相关因素研究［J］. 现代预防医学，38（15）：2954-2957.

赵明江，罗微，陆喆，等，2018．湖北省第二类疫苗采购的组织和实施效果分析［J］. 中国疫苗和免疫. http://kns.cnki.net/kcms/detail/11.3744.R.20180305.1039.020.html.

赵倩倩，杨永利，施学忠，2011．河南省卫生系统反应性影响因素多水平模型分析［J］. 中国公共卫生，27（6）：762-764.

赵志广，许舒乐，曾华堂，等，2014．二类疫苗纳入深圳市社会医疗保险研究概述［J］. 中国社会医学杂志，31（2）：78-80.

郑慧贞，谢莘，2017．中国提供优质高效预防接种服务的对策探讨［J］. 中国疫苗和免疫，23（4）：466-470.

 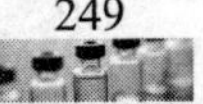

郑景山，蔡碧，李斌，等，2005．湖北省儿童乙肝疫苗接种率及影响因素分析［J］．公共卫生与预防医学，16（1）：4-6.

郑景山，曹雷，曹玲生，等，2013．2012 年中国第二类疫苗接种情况监测分析［J］．中华预防医学杂志，47（10）：928-932.

郑景山，曹雷，郭世成，等，2012．中国 1～2 岁儿童第二：类疫苗接种现况调查分析［J］．国疫苗和免疫，18（3）：233-237.

郑志刚，王华庆，朱徐，等，2008．少数民族地区留守儿童预防接种及监护人知识态度行为对照研究［J］．中国疫苗和免疫，14（2）：168-170.

中国政府网站 2012．儿童预防接种日——我国每年预防接种大约 10 亿剂次［EB/OL］．http://www.gov.cn/jrzg/2012-04/24/content_2121570.htm.

中华人民共和国财政部，2017．政府采购货物和服务招标投标管理办法［S］．

中华人民共和国国家统计局，2015．中国统计年鉴 2014［M］．北京：中国统计出版社：2289.

中华人民共和国国务院，2016．疫苗流通和预防接种管理条例［S］．（2016-04-23）.

中华人民共和国卫生部，2005．2004 年全国计划免疫审评报告［M］．北京：人民卫生出版社：18-20.

中华医学会肝病学分会，中华医学会感染病学分会，2006．慢性乙型肝炎防治指南［J］．中华预防医学杂志，40（2）：136-140.

中华医学会肝病学分会，中华医学会感染病学分会，2015．慢性乙型肝炎防治指南（2015 年）［J］．中华肝病学杂志，7（3）：1-18.

钟爽，2010．我国农村乡镇卫生院基本卫生服务功能开展现状及影响因素研究［D］．济南：山东大学.

周福林，段成荣，2006．留守儿童研究综述［J］．人口学刊，（3）：60-65.

周钦，秦雪征，袁燕，2013．农民工的实际医疗服务可及性——基于北京市农民工的专项调研［J］．保险研究，（9）：112-119.

周伟，崔颖，徐显娣，等，2012．我国中西部农村老年人的卫生服务可及性分析［J］．中国老年学，32（20）：4472-4474.

周永平，2017．让村医队伍成为“有源之水”［N］．健康报（2017-04-20）（007）.

周勇，郑金凤，杨莹，等，2000．福建省乙型肝炎疫苗接种率及其影响因素调查［J］．中国计划免疫，6（3）：129-131.

朱大伟，2013．使用者付费下农村地区成人乙肝疫苗利用、需求和接种机构选择研究［D］．山东大学.

朱大伟，郭娜，王健，2013．农村地区成人乙肝疫苗主动接种行为及意愿分析［J］．中国卫生统计，30（2）：203-205.

朱匡纪，蔡祖华，徐惠民，等，2007．农村公共卫生体系村级网底的建设［J］．浙江预防医学，19（1）：79，86.

朱秀兰，龚富强，刘国良，等，2006．影响乙肝疫苗接种相关因素分析［J］．中国热带医学，6（7）：1168-1169.

朱徐，张兴录，柴锋，等，1998．中国 10 个省乙型肝炎疫苗接种率及其影响因素［J］．中国计划免疫，4（4）：217-221.

朱徐，张兴录，王莉霞，2000．1999 年全国儿童计划免疫与乙型肝炎疫苗接种率及影响因素调查分析［J］．中国计划免疫，6（4）：193-197．

邹利荣，熊德仁，2012．在新型农村合作医疗政策下村级医疗服务的发展——关于黄梅县农村医疗服务的调查报告［J］．淮南师范学院学报，71（1）：41-45．

ABRAHAM C S, 1994. Exploring teenagers' adaptive and maladaptive thinking in relation to the threat of HIV infection [J]. Psychology and Health, 9 (4): 253-272.

ACADENY HEALTH, 2004. Glossary of terms commonly used in health care [R]. Washington DC: Academy Health.

ADAY L A, ANDERSEN R, 1974. A framework for the study of access to medical care [J]. Health services research, 9 (3): 208.

AJZEN, 1988. Attitudes, personality and behavior [M]. UK: Open University Press.

ALAVIAN S M, FALLAHINAN F, 2010. Implementing strategies for HB vaccination [J]. Saudi Journal of Kidney Diseases and Transplantation, 21 (1): 10-22.

AVEYARD P, MASSEY L, PARSONS A, et al, 2009. The effect of Tran-theoretical Model based interventions on smoking cessation [J]. Social Science medicine, 68 (3): 397-403.

BABBIE E T W, 2004. Belmont, Babbie: Survey Research [J]. In The practice of Social Research 10th edition: 242-280.

BANDURA A, 1982. Self-efficacy mechanism in human agency [J]. American Psychologist, 37 (2): 122-147.

BASSETT S F, PRAPAVESSIS H, 2011. A test of an adherence enhancing adjunct to physiotherapy steeped in the Protection Motivation Theory [J]. Physiotherapy Theory and Practice, 27 (5): 360-372.

BECK K H, LUND A K, 1981. The effects of health threat seriousness and personal efficacy upon intentions and behavior [J]. Journal of Applied Social Psychology, 11 (5): 401-415.

BECKER M H, 1974. The health belief model and personal health behavior [J]. Health Education Monographs, 2: 324-473.

BERNSTEIN I H, 2005. Likert Scale Analysis [J]. Encyclopedia of Social Measurement. 2: 497-504.

BLAIR S, SHAVE N, MCKAY J, 1985. Measles matters but do parents know? [J]. British Medical Journal, 290 (6468): 623-624.

BODENHEIMER H C, FULTON J P, KRAMER P D, 1986. Acceptance of HB vaccine among hospital workers [J]. American Journal of Public Health, 76 (11): 1339.

BOER H, EMONS P A, 2004. Accurate and inaccurate HIV transmission beliefs stigmatizing and HIV protection motivation in northern Thailand [J]. AIDS Care, 16 (2): 167-176.

BOND L, 1998. Vaccine preventable diseases and immunizations: a qualitative study of mothers' perceptions of severity, susceptibility, benefits and barriers [J]. Australian and New Zealand Journal of Public Health, 22 (4): 441-446.

BUCHANAN N, SPENCER R, 1983. Immunization non-compliance: time for action [J]. Medical Journal of Australia, 2 (8): 361-362.

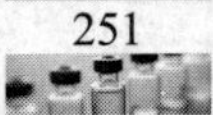

CARRON A V. HAUSENBLAS H A, ESTABROOKS P A, 2003. The psychology of physical activity [M]. New York: The McGraw HillHigher Companies: 165-166.

CHAMPION V L, 2006. Comparison of three interventions to increase mammography screening in low income African American women [J]. Cancer Detection and Prevention, 30 (6): 535-544.

CHAMPION V L, SCOTT C R, 1997. Reliability and validity of breast cancer screening breast scales in African American women [J]. Nursing Research, 46 (6): 331-337.

CHAMPION V, 2007. The effect of telephone versus print tailoring for mammography adherence [J]. Patient Education and Counseling, 65 (3): 416-423.

CHAMPION, VICTORIA L, 1984. Instrument development for health belief model constructs [J]. Advances in Nursingence, 6 (3): 73-85.

Champion, VICTORIA L, 1993. Instrument refinement for breast cancer screening behaviors [J]. Nursing Research, 42 (3): 139-143.

CHAN O K, SUEN S S H, LAO T H, et al, 2009. Determinants of hepatitis B vaccine uptake among pregnant Chinese women in Hong Kong [J]. International Journal of Gynaecology & Obstetrics the Official Organ of the International Federation of Gynaecology & Obstetrics, 106 (3): 1-235.

CHEN H, CANTRELL C R, 2006. Prevalence and factors associated with self-reported vaccination rates among US adults at high risk of vaccine-preventable hepatitis [J]. Current Medical Research and Opinion, 22 (12): 2489-2496.

CLARK D W, 1983. Dimensions of the concept of access to health care [J]. Bulletin of the New York Academy of Medicine, 59 (1): 5-8.

Copenhagen consensus. Outcome, the expert panel findings [EB/OL]. (2012-5-14). http://www.copenhagenconsensus.com/copenhagen-consensus_iii/outcome.

COSTUMBRADO J, STIRLAND A, COX G, et al, 2012. Implementation of a hepatitis A/B vaccination program using an accelerated schedule among high-risk inmates, Los Angeles County Jail, 2007- 2010 [J]. Vaccine, 30 (48): 6878-6882.

CRONBACH L, 1951. Coefficient alpha and the internal structure of tests [J]. Psychometrika, 16 (3): 297-334.

DALPHINIS J, 1986. Do immunization defaulters know enough about immunization? [J]. Health Visitor, 59 (11): 342-344.

DE V, DAVID A, 1990. Surveys in Social Research [J]. Bms Bulletin of Sociological Methodology, 15 (28): 76-77.

DENNIS D M, 2008. A protection motivation theory approach to home wireless network security in New Zealand: establishing if groups of concerned wireless network users exist and exploring characteristics of behavioral intention [D]. Victoria University of Wellington, 6: 27.

Department of Infectious Disease, 2012. Vaccine European new integrated collaboration effort project: France Immunization Program [R]. Saint Maurice: French Institute for Public Health Surveillance: 1-3.

DICLEMENTE C C, SCHLUNDT D, GEMMELL L, 2004. Readiness and stages of change in addiction treatment [J]. The American Journal on Addictions, 13 (2): 103-119.

DREEZE, JEAN S, AMARTYE K, et al, 1989. Hunger and public action [M]. Oxford: Oxford clarendon press: 206-210.

EROL S, ERDOGAN S, 2008. Application of a stage based motivational interviewing approach to adolescent smoking cessation: the transtheoretical model-based study [J]. Patient Education and Counseling, 72 (1): 42-48.

ETTER J F, PERNEGER T V, 2001. Effectiveness of a computer tailored smoking cessation program: a randomized trial [J]. Archives of Internal Medicine, 161 (21): 2596-2601.

EWART C, 1992. Role of physical self-efficacy in recovery from heart attack [J]. Self-efficacy: Thought control of action, 287-304.

FLOYD D L, PRENTICE-DUNN S, ROGERS R W, 2000. A meta-analysis of research on protection motivation theory [J]. Journal of Applied Social Psychology, 30 (2): 407-429.

FRUIN D J, PRATT C, OWEN N, 1991. Protection motivation theory and adolescents' perceptions of exercise [J]. Journal of Applied Social Psychology, 22 (1): 55-69.

GENICOT G, YOUNGER S D, SAHN D E, 2003. The demand for health care services in rural Tanzania [J]. Oxford Bulletin of Economics & Statistics, 65 (2): 241-260.

GOLDSTEIN ST, ZHOU F, HADLER S, et al, 2005. A mathematical model to estimate global hepatitis B disease burden and vaccination impact [J]. Inter J Epidemiol, 34 (10): 1329-1339.

GUGELMANN R J, FREED G L, DESGRANDCHAMPS D, et al, 1998. Hepatitis B vaccination: knowledge and acceptance by Swiss physicians [J]. Sozial-und Präaventivmedizin SPM, 43 Suppl 1 (Suppl1): S57-60, S130-133.

HARRINGTON P M, WOODMAN C, SHANNON W F, 1999. Vaccine, yes; injection, no: maternal responses to the introduction of Haemophilus influenzae type b (Hib) vaccine [J]. British Journal of General Practice the Journal of the Royal College of General Practitioners, 49 (448): 901-902.

HELMES A W, 2002. Application of the protection motivation theory to genetic testing for breast cancer risk [J]. Preventive Medicine, 35: 453-462.

HOCHBAUM G M, 1958. Public participation in medical screening programs: a socio-psychological study [M]. Washington D. C.: U. S. Dept. of Health, Education, and Welfare: 72-85.

Immunization Unit, 2012. Vaccine European new integrated collaboration effort project: Germany Immunization Program [R]. Berlin: Robert Koch Institute: 1-3.

JACKSON D J, MARTIN H L, BWAYO J J, et al, 1995. Acceptability of HIV vaccine trials in high-risk heterosexual cohorts in Mombasa, Kenya [J]. AIDS, 9 (11): 1279-1284.

JACKSON R, ASIMAKOPOULOUT K, SCAMMELL A, 2007. Assessment of the trans-theoretical model as used by dietitians in promo-ting physical activity in people with type 2 diabetes [J]. Journal of Human Nutrition and Dietetics, 20 (1): 27-33.

JAIN N, HENNESSEY K, 2009. HB Vaccination Coverage among U. S. adolescents, national immunization survey-teen, 2006 [J]. Adolescent Health, 44 (6): 561-567.

JAN K, BRUCE A, DIANE M, et al, 2005. Patient decision making: Strategies for diabetes diet adherence intervention [J]. Research in Social and Administrative Pharmacy (1): 389-407.

 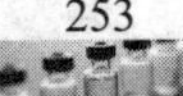

JANZ N K, BECKER M H, 1984. The health belief model: a decade later [J]. Health education quarterly, 11 (1): 1-47.

JEULAND M, LUCAS M, CLEMENS J, et al, 2010. Estimating the private benefits of vaccination against cholera in Beira, Mozambique: A travel cost approach [J]. Journal of Development Economics, 91 (2): 1-322.

JOHNSON S S, PAIVA A L, CUMMINS C O, et al, 2008. Trans-theoretical model-based multiple behavior intervention for weight management: effectiveness on a population basis [J]. Preventive Medicine, 46 (3): 238-246.

KALJEE L M, GENBERG B L, MINH T T, et al, 2005. Alcohol use and HIV risk behaviors among rural adolescents in Khanh Hoa province Viet Nam [J]. Health Education Research, 20 (1): 71-80.

KEHRER B H, ANDERSEN R, GLASER W A, 1972. A behavioral model of families' use of health services [J]. The Journal of Human Resources, 7 (1): 125.

KENKEL D S, 1994. The demand for preventive medical care [J]. Applied Economics, 26: 313- 325.

KIRK A F, MUTRIE N, MACINTYRE M D, et al, 2003. Increasing physical activity in people with type 2 diabetes [J]. Diabetes Care, 26 (4): 1186-1192.

KIRK A F, MUTRIE N, MACINTYRE M D, et al, 2004. Promoting and maintaining physical activity in people with type 2 diabetes [J]. American Journal of Preventive Medicine, 27 (4): 289-296.

KIRSCHT J P, 1974. The health belief model and illness behavior [J]. Health Education Monographs, 2 (4): 387-408.

KLEIN N, MORGAN K, WANSBROUGH-JONES M H, 1989. Parents' beliefs about vaccination: the continuing propagation of false contraindication [J]. British Medical Journal, 298 (6689): 1687.

KOYUN A, EROGLU K, 2016. The effect of trans-theoretical model-based individual counseling, training, and a 6-month follow-up on smoking cessation in adult women: a randomized controlled trial [J]. Turkish Journal of Medical Sciences, 46 (1): 105-111.

KUWABARA N, CHING M S, 2014. A review of factors affecting vaccine preventable disease in Japan [J]. Hawaii J Med Public Health, 73 (12): 376-381.

LAZCANO P E, 2001. Acceptability of a Human Papillomavirus (HPV) trial vaccine among mother of adolescents in Cuernavaca, Mexico [J]. Archives of Medical Research, 32 (3): 243-247.

LEE T S, KILBREATH S L, SULLIVAN G, et al, 2007. The development of an arm activity survey for breast cancer survivors using the Protection Motivation Theory [J]. Bmc Cancer, 7 (1): 75-80.

LEILANI G, 1997. Adolescents' cognitive appraisals of cigarette smoking: an application of the protection motivation theory [J]. Journal of Applied Social Psychology, 27 (22): 1972-1985.

LI J, BRENT T, 1993. Factors affecting uptake of measles, mumps, and rubella immunization [J]. British Medical Journal, 307: 168-171.

LIANG X, BI S, YANG W, et al, 2009. Epidemiological serosurvey of hepatitis B in China——declining HBV prevalence due to hepatitis B [J]. Vaccine, 27 (47): 6550-6557.

LIAU A, ZIMET G D, FORTENBERRY J D, 1998. Attitudes about Human Immunodeficiency Virus immunization [J]. Sex Transmission Diseases, 25 (2): 76-81.

LICHTENSTIEN E, HOLLIS J, 1992. Patent referral to smoking cessation programs: Who will follow through? [J]. Journal of Family Practice, 34 (6): 739.

LU L, WANG C, SUO L, et al, 2013. Varicella disease in Beijing in the era of voluntary vaccination, 2007～2010 [J]. The Pediatric Infectious Disease Journal, 32 (8): 314-318.

LU P J, EULER G L, 2011. Influenza, hepatitis B and tetanus vaccination coverage among health care personnel in the United States [J]. American Journal of infection Control, 39 (6): 488-494.

LUH D L, CHEN L S, YEN M F, et al, 2016. Effectiveness of ad vice from physician and nurse on smoking cessation stage in Taiwanese male smokers attending a community-based integrated screening program [J]. Tobacco Induced Diseases, 14 (1): 1-10.

MADDUX J E, ROGERS R W, 1983. Protection motivation and self-efficacy: a revised theory of fear appeals and attitude change [J]. Journal of Experimental Social Psychology, 19 (5): 1-479.

MARCUS B H, DUBBERT P M, FORSYTH L H, et al, 2000. Physical activity behavior change: Issues in adoption and maintenance [J]. Health Psychology, 19 (suppl 1): 31-41.

MARTIN G, 2002. What does “access to health care” mean [J]. Journal of Health Services Research & Policy, 7 (3): 186-188.

MASTRANGELO C M, 2011. Multilevel statistical models, 4th edition [J]. Journal of Quality Technology, 43 (4): 382-383.

MILNE S S, ORBELL P S, 2000. Prediction and intervention in health-related behavior: a meta-analytic review of protection motivation theory [J]. Journal of Applied Social Psychology, 30 (1): 106-143.

MITTON C, DIONNE F, MASUCCI L, et al, 2011. Innovations in health service organization and delivery in northern rural and remote regions: a review of the literature [J]. International journal of circumpolar health, 70 (5): 460-472.

NASSERI K, 1991. Primary health care and immunization in Iran [J]. Public Health, 105: 229-238.

NDIRANGU J, 2009. Levels of childhood vaccination coverage and the impact of maternal HIV status on child vaccination status in rural KwaZulu-Natal, South Africa [J]. Tropical Medical of International Health, 14 (11): 1383-1393.

NEW S J and SENIOR M L, 1991. “I don’t believe in needles”: Qualitative aspects of a study into the uptake of infant immunizations in two English health authorities [J]. Social Science & Medicine, 33: 509-518.

NORMAN P, SEARLE A, HARRAD R, et al, 2003. Predicting adherence to eye patching in children with amblyopia: An application of protection motivation theory [J]. British Journal of Health Psychology, 8 (Pt1): 67-82.

NORRIS T L, AIKEN M, 2006. Personal access to health care: a concept analysis [J]. Public health nursing (Boston, Mass) , 23 (1): 59-66.

ORENSTEIN W A, DOUGLAS R G, RODEWALD L E, et al, 2005. Immunizations in the United States: success, structure, and stress [J]. Health Affairs (Millwood), 24 (3): 599-610.

PEARSON M, 1993. Primary immunizations in Liverpool: is there an gap between consent and completion? [J]. Archives Disease in Children, 69 (1): 15-19.

PECHANSKY R, THOMAS W, 1981. The concept of access: definition and relationship to consumer satisfaction

 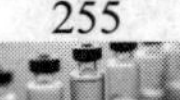

[J]. Medical Care, 19 (2): 127-140.

PETERS D H, GARG A, BLOOM G, et al, 2008. Poverty and access to health care in developing countries [J]. Annals of the New York Academy of Sciences, 1136 (1): 161-171.

PHELPS C E, 1978. Illness prevention and medical insurance [J]. Journal of Human Resources, 13: 183-207.

PILL R, 1984. Accessibility and utilization: geographical perspectives on health care delivery [J]. Journal of the Royal College of General Practitioners, 34 (265): 452.

PROCHAKA J O, VELICER W F, FAVA J L, et al, 2001. Counselor and stimulus enhancement of a stage-matched expert system intervention for smokers in a managed care setting [J]. Preventive Medicine, 32 (1): 23-32.

PROCHASKA J O, DICLEMENTE C C, 1983. Stages and processes of self-change of smoking: toward an integrative model of change [J]. Journal of Consulting and Clinical Psychology, 51 (3): 390-395.

PROCHASKA J O, DICLEMENTE C C, VELICER W F, et al, 1993. Standardized, individualized, interactive, and personalized self-hell programs for smoking cessation [J]. Health Psychology, 12 (5): 399-405.

PROCHASKA J O, GOLDSTEIN M G, 1991. Process of smoking cessation. Implications for clinicians [J]. Clinics in Chest Medicine, 12 (4): 727.

PROCHASKA J O, NORCROSS J C, FOWLER J L, et al, 1992. Attendance and outcome in a worksite weight control program: Processes and stages of change as process and predictor variable [J]. Addictive Behaviors, 17 (1): 35-45.

PROCHASKA J O, VELICER W C, ROSSI J S, et al, 2005. Stage-based expert system to guide a population of primary care patients to quit smoking, eat healthier, prevent skin cancer, and receive regular mammograms [J]. Preventive Medicine, 41 (2): 406-416.

PROCHASKA J O, VELICER W F, 1997. The transtheoretical model of health behavior change [J]. American Journal of Health Promotion, 12 (1): 38-48.

RASBASH J, STEELE F, BROWNE W J, et al, 2005. A User' s Guide to MLwiN [J]. Bristol: Centre for Multilevel Modeling, University of Bristol, UK: 6-7, 131.

RIEMSMA R P, PATTENDEN J, BRIDLE C et al, 2003. Systematic review of the effectiveness of stage based interventions to promote smoking cessation [J]. BMJ, 326 (7400): 1175-1177.

RIEMSMA R P, PATTENDEN J, BRIDLE C, et al, 2001. A systematic review of the effectiveness of interventions based on a stages-of-change approach to promote individual behavior change [J]. Health technology assessment (Winchester, England) , 6 (24): 1-231.

RIMER B K, 2002. Effects of a mammography decision-making intervention at 12 and 24 months [J]. American Journal of Preventive Medicine, 22 (4): 247-257.

RIPPETOE S, ROGERS R W, 1987. Effects of components of protection motivation theory on adaptive and maladaptive coping with a health threat [J]. Journal of Personality and Social Psychology, 52 (3): 596-604.

ROGERS R W, 1975. A protection motivation theory of fear appeals and attitude change [J]. Journal of Psychology, 91 (1): 93-114.

RONIS D L, 1992. Conditional health threats: health beliefs, decisions, and behaviors among adults [J]. Health

Psychology, 11 (2): 127-134.

SANCHEZ R M, CICONELLI R M, 2012. The concepts of health access [J]. Revista Panamericana De Salud Pública, 31 (3): 260-268.

SANSOM S, RUDY E, STRINE T, et al, 2003. Hepatitis A and B vaccine in a sexully transmitted disease clinic for men who have sex with men [J]. Sexually Transmitted Diseases, 30 (9): 685-688.

SAYWELL R M, CHAMPION V L, ZOLLINGER T W, et al, 2003. The cost effctiveness of 5 interventions to increase mammography adherence in a managed care population [J]. The American Journal of Managed Care, 9 (1): 33-44.

SCHENKEL K, 2008. Viral hepatitis in Germany: poor vaccination coverage and little knowledge about transmission in target groups [J]. BMC Public Health, 8: 132.

SCOGNAMIGLIO P, 2009. Lack of implementation of HB Virus (HBV) vaccination policy in household contacts of HBV carriers in Italy [J]. BMC Infectious Disease, 9: 86.

SENIOR M L, NEW S J AND GATTRELL A C, et al, 1993. Geographic influences on the uptake of infant immunizations: 2. disaggregate analyses [J]. Environment and Planning, 25: 467-476.

SICONOLFI D E, HALKITIS P N, 2009. Hepatitis vaccination and infection among gay, bisexual, and other men who have sex with men who attend gyms in New York city [J]. American Journal of Men's Health, 3 (2): 141-149.

SKINNER C S, STRECHER V J, HOSPERS H, 1994. Physicians recommendations for mammography: do tailored messages make a different? [J]. American Journal of Public Health, 84: 43-49.

STAINBACK R D, ROGERS R W, 1983. Identifying effective components of alcohol abuse prevention programs: effects of fear appeals, message style and source expertise [J]. International Journal of Addictions, 18 (3): 393-405.

STANTON B, 1989. Increased protected sex and abstinence among Namibia youth following a HIV risk-reduction intervention: a randomized, longitudinal study [J]. AIDS, 12 (5): 2473-2480.

TANG C W, HUANG S H, WENG K P, et al, 2011. Parents' views about the vaccination program in Taiwan [J]. Pediatrics & Neonatology, 52 (2): 98-102.

TANNER J E, HUNT J B, EPPRIGHT D R, 1991. The protection motivation model: a normative model of fear appeals [J]. Journal of Marketing, 55 (3): 36-45.

TAYLOR A H, 1996. Threat and coping appraisal as determinants of compliance with sports injury rehabilitation: an application of protection motivation theory [J]. Journal of Sports Sciences, 14 (6): 471-482.

THEETEN H, 2009. Coverage of recommended vaccines in children at 7-8 years of age in Flanders, Belgium [J]. Acta Pediatric, 98 (8): 1307-1312.

TOKARS J I, MILLER E R, ALTER M J, et al, 1998. National surveillance of dialysis associated diseases in the United States1997 [Z]. Atlanta: Centers for Disease Control.

TRIANDIS H C, 1964. Exploratory factor analyses of the behavioral component of social attitudes [J]. Journal of Abnormal and Social Psychology, 68 (4): 420-430.

TSUTSUI Y, BENZION U, SHAHRABANI S, et al, 2010. A policy to promote influenza vaccination: a behavioral economic approach [J]. Health policy, 97 (2-3): 238-249.

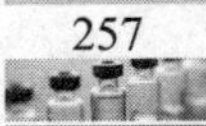

VANDERMEULEN C, 2008. Vaccination coverage in 14-year-old adolescents: documentation, timeliness, and sociodemographic determinants [J]. Pediatrics, 121 (3): 428-434.

VELICER W F, 2008. Theory testing using quantitative predictions of effect size [J]. Applied Psychology: An International Review, 57 (4): 589-608.

VELICER W F, FAVA J L, PROCHASKA J O, et al, 1995. Distribution of smokers by stage in three representative samples [J]. Preventive Medicine, 24 (4): 401-411.

VELICER W F, PROCHASKA J O, ROSSI J, et al, 1996. A criterion measurement model for addictive behaviors [J]. Addict Behavior, 21: 555-584.

Weinstein N D, 1993. Testing four competing theories of health-protective behavior [J]. Health Psychology, 12 (4): 324-333.

WEINSTEIN N D, ROTHMAN A J，SUTTON S T, 1998. Stage theories of health behavior: conceptual and methodological issues [J]. Health Psychology, 17(3): 290-299.

WEINSTOCK M A, ROSSI J S, REDDING C A, et al, 1998. Randomized trial of intervention for sun protection among beachgoers [J]. Journal of Dermatological Science, 1998, 16: S118.

WHO, 2004. HB vaccines [R]. Weekly Report. 79 (28): 255-263.

WHO, 2008. Worldwide implementation of hepatitis B vaccination of newborns, 2006 [J]. WER, 83 (48): 429-434.

WHO, 2015. The third hepatitis B expert resource panel consultation RS/2015/GE/64 (kor) [Z]. Geneva: World Health 0rganization.

WHO, 2019. Hepatitis B [EB/OL]. http://www.who.int/en/news-room/fact-sheets/detail/hepatitis-b.

World Health Organization, 2000. Health system: improving performance [R]. Geneva: WHO.

WU Y, STANTON B F, LI X, et al, 2005. Protection motivation theory and adolescent drug trafficking: relationship between health motivation and longitudinal risk involvement [J]. Pediatric Psychology, 30 (2): 127-137.

YMBA A, PERREY C, 2003. Acceptability of tetanus toxoid vaccine by pregnant women in two health centres in Abidjan (Ivory Coast) [J]. Vaccine, 21 (24): 3497-3500.

ZHENG J, ZHOU Y, WANG H, et al, 2010. The role of the China experts advisory committee on mmunization program [J]. Vaccine, 28: A84-A87.

ZHOU Y, WANG H, ZHENG J, et al, 2009. Coverage of and influences on timely administration of HB vaccine birth dose in remote rural areas of the People’s Republic of China [J]. American Journal Tropical Medical Hygiene, 81 (5): 869-874.

ZIMET G D, BLYTHE M J, FORTENBERRY J D, 2000. Vaccine characteristics and acceptability of HIV immunization among adolescents [J]. STD&AIDS, 11 (3): 143-149.

ZIMET G D, FORTENBERRY J D, FIFE K H, et al, 1997. Acceptability of genital herpes immunization [J]. Sex Transmission Diseases, 24 (10): 555-560.

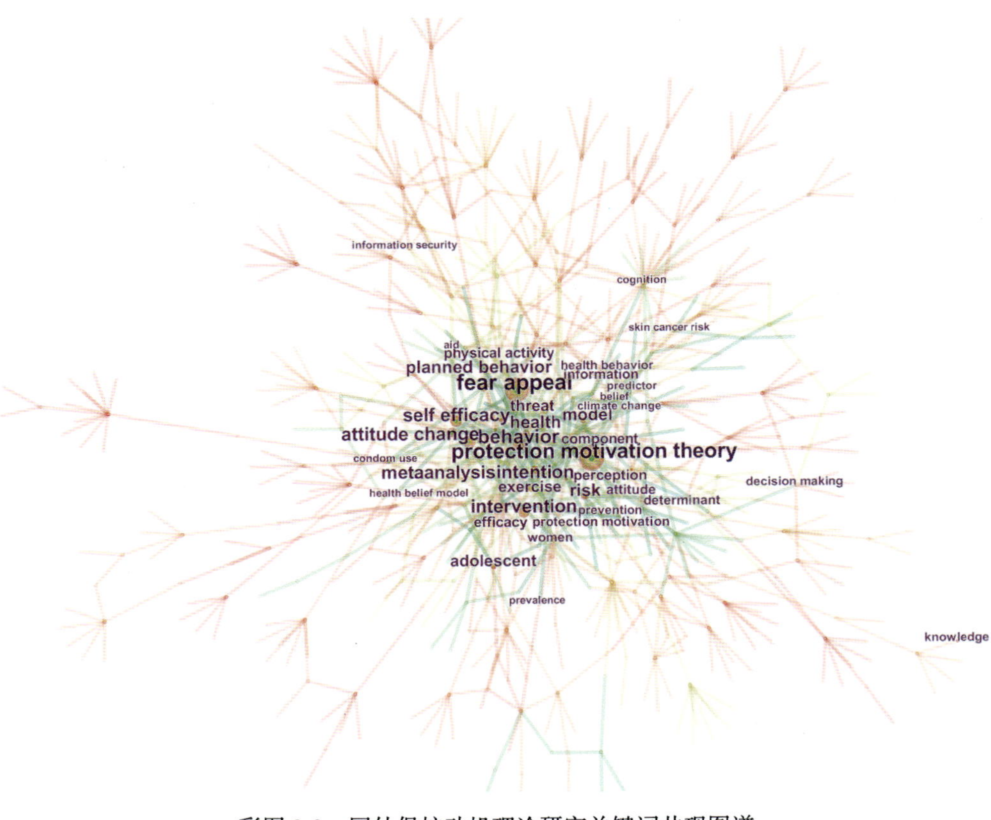

彩图 3-3　国外保护动机理论研究关键词共现图谱

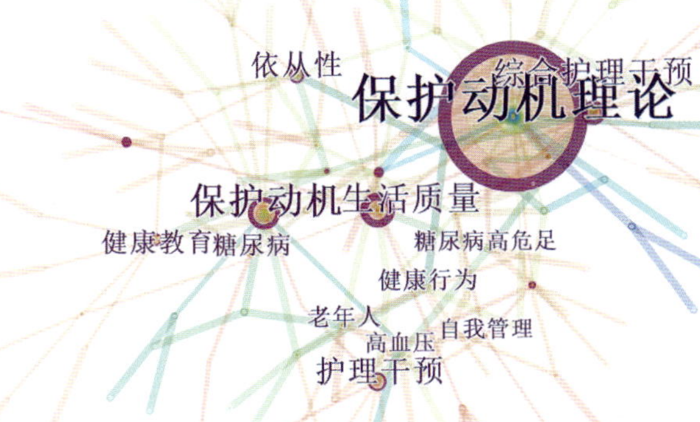

彩图 3-4　国内保护动机理论研究关键词共现图谱

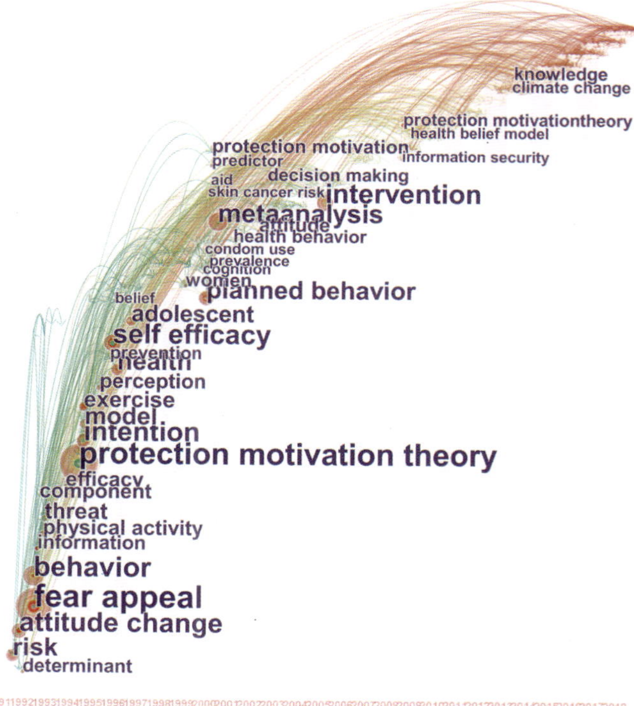

彩图 3-5　国外文献中保护动机理论研究的时间区域图

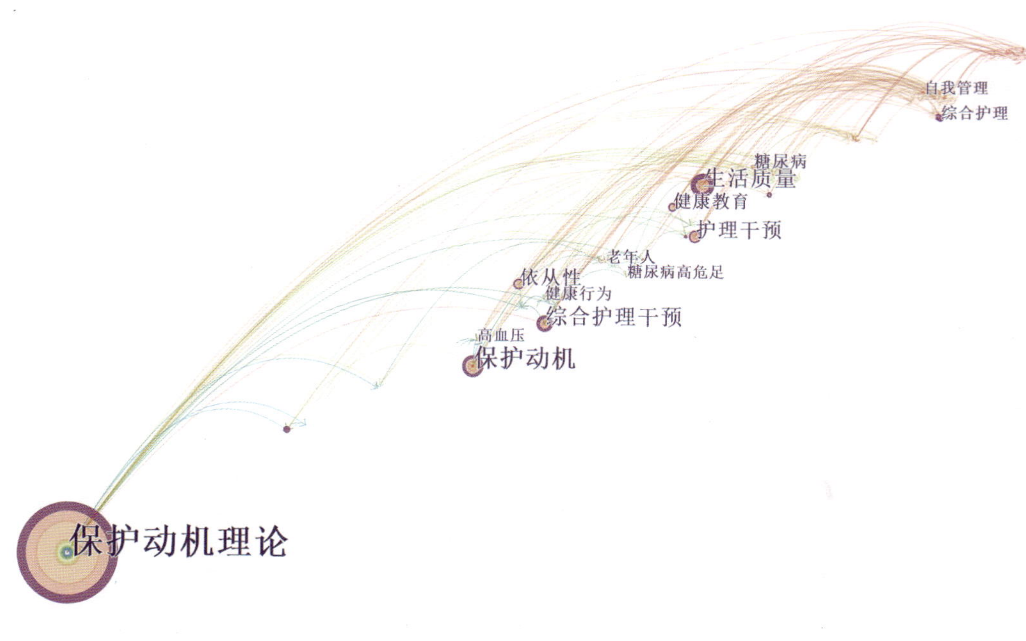

彩图 3-6　国内文献中保护动机理论研究的时间区域图